# 全国高等职业技术教育 卫生部规划教材

供临床、护理、医学影像技术、口腔医学技术、药学、检验等专业用

# 病 理 学

## （第 2 版）

主　编　丁运良

副主编　杨　红　周　洁

编　者　（以姓氏拼音为序）

陈光平　丽水学院医学院

陈家让　临汾职业技术学院

丁运良　商丘医学高等专科学校

方义湖　江西医学院上饶分院

马海芬　青海卫生职业技术学院

徐　虹　黑龙江省卫生学校

杨　红　重庆医药高等专科学校

张喜凤　商丘医学高等专科学校

周　洁　江西护理职业技术学院

人民卫生出版社

图书在版编目（CIP）数据

病理学/丁运良主编. —2 版. —北京：人民卫生出版社,2010.3

ISBN 978-7-117-12500-0

Ⅰ. 病… Ⅱ. 丁… Ⅲ. ①病理学-高等学校：技术学校-教材 Ⅳ. ①R36

中国版本图书馆 CIP 数据核字(2009)第 230405 号

门户网：www.pmph.com 出版物查询、网上书店
卫人网：www.ipmph.com 护士、医师、药师、中医师、卫生资格考试培训

# 病　理　学
## 第 2 版

主　　编：丁运良
出版发行：人民卫生出版社(中继线 010-59780011)
地　　址：北京市朝阳区潘家园南里 19 号
邮　　编：100021
E - mail：pmph @ pmph.com
购书热线：010-67605754　010-65264830
　　　　　010-59787586　010-59787592
印　　刷：三河市潮河印业有限公司
经　　销：新华书店
开　　本：787×1092　1/16　印张：14.25　插页：6
字　　数：356 千字
版　　次：2003 年 12 月第 1 版　2024 年 7 月第 2 版第 32 次印刷
标准书号：ISBN 978-7-117-12500-0/R·12501
定价(含光盘)：33.00 元

打击盗版举报电话：010-59787491　E-mail：WQ @ pmph.com
(凡属印装质量问题请与本社销售中心联系退换)

# 全国高等职业技术教育第2轮卫生部规划教材
# 修 订 说 明

为适应我国医学专科教育改革和基层卫生工作改革发展的需要，卫生部教材办公室2009年决定对全国高等职业技术教育卫生部规划教材进行第2轮修订，本次修订的是本系列教材的公共基础课和临床基础课教材，共14门。临床课教材不再修订，学校可采用第6轮高职高专临床医学专业卫生部规划的临床课教材（3年制）。

2009年5月，卫生部教材办公室在湖北省襄樊市主办了全国高等职业技术教育第2轮卫生部规划教材主编人会议，此次会议上进一步明确了编写原则，即以专业培养目标为导向，以职业技能的培养为根本，基本理论和基本知识以"必须、够用"为度，继续坚持"三基、五性、三特定"的原则。

本系列教材主要适合于"五年一贯制"医学类专科学校使用。

全国高等职业技术教育第2轮卫生部规划教材（供临床、护理、医学影像技术、口腔医学技术、药学、检验等专业用）共14门课：

1.《语文》　　　　　　　　**主编**　王　峰　　　　　　**副主编**　禹　琳　丁慎国
2.《英语》　　　　　　　　**主编**　段晓静　　　　　　**副主编**　于　红　赵　旦
3.《数学》　　　　　　　　**主编**　张爱芹　　　　　　**副主编**　张洪红　周汉伟
4.《物理》　　　　　　　　**主编**　楼渝英　　　　　　**副主编**　肖擎纲　朱世忠
5.《化学》　　　　　　　　**主编**　杨艳杰　　　　　　**副主编**　何丽针
6.《计算机应用基础》　　　**主编**　陈昊兴　　　　　　**副主编**　徐晓丽
7.《体育与健康》　　　　　**主编**　成明祥　　　　　　**副主编**　张晓云　焦方芹
8.《医学生物学》　　　　　**主编**　康晓慧　　　　　　**副主编**　张淑玲　王学民
9.《系统解剖学与组织胚胎学》**主编**　刘文庆　吴国平　**副主编**　全晓红　秦　毅
10.《生理学》　　　　　　　**主编**　彭　波　　　　　　**副主编**　潘丽萍　王加真
11.《生物化学》　　　　　　**主编**　何旭辉　　　　　　**副主编**　赵汉芬　朱　霖
12.《病原生物与免疫学》　　**主编**　许正敏　杨朝晖　　**副主编**　姜凤良　吴松泉
13.《病理学》　　　　　　　**主编**　丁运良　　　　　　**副主编**　杨　红　周　洁
14.《药理学》　　　　　　　**主编**　谭安雄　　　　　　**副主编**　李秀丽　郭春花

# 前　言

　　高等职业教育是我国高等教育的重要组成部分。根据教育部 21 世纪高等教育课程改革的总体要求,本教材经过几年来全国医学高职高专广大师生使用,受到好评。同时,对在使用中存在的不足进行修改,使第 2 版《病理学》教材更完善。在本版编写过程中,仍然力争教材精选内容、层次分明、图文并茂、通俗易懂,使教材突出体现"三基"(基本知识、基本理论、基本实践技能)、"三特"(特定对象、特定要求、特定限制)和"五性"(思想性、科学性、启发性、先进性、实用性)。以培养高等实用型技术人才为根本任务,以适应社会需要为目标。本教材不仅适用于普通专科临床、护理、医学影像技术、口腔医学技术、药学、检验等专业使用,也可作为医师资格考试等的参考教材。

　　第 2 版《病理学》共 22 章,前 13 章为总论部分,重点叙述疾病的基本形态、功能、代谢变化;后 9 章为各论部分,主要叙述一些常见病、多发病的病因、发病机制、病理变化、病理临床联系、结局等。为了使学生达到基础理论与临床实践密切结合,培养实用型技术人才,每章后增加了复习思考题;为了使学生认识到疾病预防的重要性,以防为主,每章疾病后增加了预防原则;为了提高学生的兴趣,增加了知识卡片;同时,为了交给学生一个"学习包",教材后增加了参考文献。在图的选取和采用方面,根据特定对象和要求,尽量使用典型图,以肉眼图、光镜下图为主,少用电镜下图,简单容易看懂;并采用病理变化的肉眼与肉眼图比较、肉眼与镜下比较、镜下与镜下比较;在内容上强调职业需求,尽量将行业领域中新知识、新技术、新方法、新思想等编写在教材内。以达到适应本专业需要,多余者则为自修内容。

　　本书在编写过程中,得到了各编者所在院校领导的大力支持,参考并吸收了高等医学院校有关教材的新知识,在此一并致谢。

　　尽管本书的编写者皆为具有多年教学、临床病理诊断经验和有多次编写卫生部和教育部规划教材经历的专家、教授。但是,限于时间紧迫,水平和经验所限,不足之处,敬请广大教师、学生见谅,欢迎随时提出宝贵意见和建议,以利于修改完善。

丁运良

2009 年 11 月于商丘

# 目 录

# 绪 论

病理学(pathology)是研究疾病的病因、发病机制、病理变化(形态、功能和代谢的改变)、病理临床联系及结局的一门医学基础学科。通过学习病理学来认识和掌握疾病的本质及其发生、发展规律,为疾病的预防、诊断、治疗提供科学的理论基础。

## 一、病理学的内容及任务

本书共有 22 章,第 1~13 章为总论,为各类不同疾病的共同病理变化,又称普通病理学。总论内容包括疾病概论、细胞组织的适应、损伤与修复、局部血液循环障碍、炎症、肿瘤、缺氧、休克等,有利于加深对各论具体疾病的理解。第 14~22 章为各论内容,如慢性支气管炎、动脉粥样硬化、肝硬化、肾功能不全、结核病、性传染病等,阐述了各系统常见疾病的特殊规律。总论和各论之间有着十分密切的内在联系。随着科学的发展,病理学出现了一些新的分支,如免疫病理学、分子病理学、遗传病理学、定量病理学等,使病理学从器官、组织、细胞和亚细胞水平到分子水平,从定性走向了定量,进一步揭示了疾病的本质。

## 二、病理学在医学中的地位

病理学是沟通基础医学(人体解剖学及组织胚胎学、生理学、生物化学、病原微生物与免疫学等)和临床医学(内科学、外科学、妇科学、产科学、儿科学、五官科学、中医学、危急重症监护等)的桥梁课,起着承前启后的作用。病理学是临床医学的重要基础。临床医学运用病理学的尸体剖检、活体组织检查、动物实验、组织和细胞培养等方法,为明确死亡原因、临床各种疾病的诊断、新药物的研制等提供了科学依据,从而提高了疾病的防、治水平。因此,病理学也是临床医学的重要学科。总之,病理学无论在医学教育、临床医疗,医学科学研究等方面都扮演着重要角色。所以,美国的著名医生和医学史专家 William Osler 称"病理学为医学之本"。

## 三、病理学的研究方法及其在临床医学中的应用

### (一) 人体病理学的研究方法及其在临床医学中的应用

1. 尸体剖检(autopsy) 即对死亡者的遗体进行病理解剖检验,简称尸检。通过肉眼或借助于放大镜、量尺、磅秤、显微镜等工具对所检大体标本及其病变性质(大小、形状、色泽、重量、质地、表面及切面、与周围组织关系等)进行观察、测量、取材和记录等。其目的是:①确定疾病诊断,查明死因,提高医疗技术水平;②及时发现传染病、地方病和新发生的疾病,为防病治病提供依据;③接受并完成医疗事故的鉴定、明确责任;④广泛收集病理学教学标本,供教学使用。尸检能促使医学和医学教育事业的发展。

2. 活体组织检查(biopsy) 即用手术、钳取和穿刺针吸等方法,取出活体内病变部位

组织,制成组织切片,常规苏木素-伊红染色(HE染色)进行病理诊断,简称活检。活检也可以特殊染色(组织化学和细胞化学,运用化学试剂与组织、细胞中某种化学成分起特异性化学反应而显色,从而显示病变组织、细胞的化学成分,如蛋白质、脂类、糖类等;免疫组织化学观察,则是利用抗原抗体高度特异性的结合反应,检测组织或细胞中未知的抗原或抗体、激素、细胞骨架蛋白等。常应用于病理学研究、诊断和鉴别诊断)。临床常应用活检,确定疾病的诊断,了解病变范围、发展趋势,验证及观察疗效,估计病人的预后。特别是对良、恶性肿瘤的诊断具有十分重要的意义。活检时,应注意部位准确,切忌挤压组织,已取组织应及时放入盛有固定液(4%的中性甲醛)的容器内。标本容器上要注明病人姓名、标本名称,认真填写病理申请单等,以利于病理诊断。

3. 细胞学(cytology)检查 即通过各种方法采集病变组织的细胞,涂片染色后进行显微镜观察,做出细胞学诊断。临床常用的细胞学检查有体表病变的印片(体表溃疡等)、与外界相通内脏器官的刷片、刮片(食管、阴道、肺等)及深部组织的针吸涂片(乳腺、淋巴结、肝等)等。此方法具有设备简单、操作简便、病人痛苦小等优点。主要用于疾病诊断、健康普查、对激素水平测定(阴道脱落细胞涂片)及为细胞培养提供标本等。

**(二)实验病理学的研究方法及其在临床医学中的应用**

1. 动物实验(animal experiment) 即在实验动物身上复制某些人类疾病的模型,通过疾病复制,研究疾病的病因、发病机制、病理变化和转归,验证药物疗效等。但应注意动物和人之间存在种种差异,不能将动物实验结果不加分析地直接应用于人体,只能作为研究人体疾病的参考。

2. 组织和细胞培养(tissue and cell culture) 即自人体或动物体内取出某种组织或细胞,在体外用适宜的培养基进行培养,动态观察在各种疾病因素作用下,细胞、组织病变的发生和发展,如抗癌药物对肿瘤细胞生长的影响等。对研究肿瘤细胞的生物学特性和分子水平的变化起到重要作用。

## 四、病理学的学习方法

病理学是一门理论性和实践性较强的学科。学习时,要注意从分子、细胞、组织、器官、系统、机体、心理、家庭、社会等层次综合分析和认识疾病的发生、发展和转归的规律。应注意以下几点:

1. 重视病理学总论与各论之间的密切联系 病理学总论是学习各论的基础,学习各论的同时,要不断地复习总论,应注意两者的密切结合。

2. 重视病理学理论课学习与实验课的联系 注意大体标本、病理切片、动物实验的观察,做到理论联系实际。

3. 注意动态认识疾病的形态、功能、代谢的变化 同一疾病的不同时期,其病理变化不同,观察大体和切片标本均只是病理过程中某一时期的病理变化,应注意动态认识病理变化。

4. 重视形态、功能和代谢三者之间的相互联系 通过形态、结构的改变,去理解功能、代谢的变化,再由功能、代谢的变化,去联想形态的改变,全面认识病变实质。

5. 重视病变局部和整体的联系 局部病变可累及全身,但又受整体所制约;全身性疾病可以局部病变表现为主。因此,在认识和处理疾病时,既要注意局部,也不能忽视整体。

6. 重视病理变化与临床联系 应用病理学知识解释临床表现,由临床表现联系其病理变化。

7. 重视病理学与相关学科的联系　必须掌握正常人体形态、功能和代谢特点，以正常为标准，判断患病机体的各种变化，理解其发生机制。

总之，在学习病理学时，要注意独立思考、综合分析、认识疾病的病因、发病机制、病理变化、病理临床联系、病理过程和转归，通过标本观察、动物实验、多媒体教学等手段，提高学习效果。

> **《洗冤集录》**——我国古代最具科学价值的系统的法医学专著，由宋代宋慈所撰，刊于 1247 年，原书 10 余卷。书中比较系统地介绍了法医检验、鉴别中毒等有关解剖、病理、正骨、外科手术等内容。从 13 世纪到 19 世纪末，在国内沿用 600 多年，它比国外最早的法医学著作早 350 年，先后被译成朝、日、英、德、俄等多国文字，国、内外法医学界影响重大。

## 五、病理学的发展简史

人类自诞生之日起始终与疾病共存，公元前，我国秦汉时期的医学巨著《黄帝内经》、隋唐时代巢元方的《诸病源候论》、南宋时期宋慈的《洗冤集录》等对病理学的发展做出了重大贡献。半个多世纪以来，我国现代病理学家对长期危害人民健康的传染病、地方病、寄生虫病、恶性肿瘤以及心血管疾病等进行了广泛深入地研究，取得了丰硕成果；在人才培养方面，通过多种形式，培养造就了一大批病理学工作者；为我国病理学事业的发展作出了巨大贡献。

在西方，公元前五世纪古希腊名医 Hippocrates 等提出了火、水、空气和土地四大元素为基础的体液学说，首创了液体病理学。直到 1761 年，意大利医学家 Morgagni(1682～1771)医生，通过 700 多例尸体解剖，创立了器官病理学(organ pathology)。19 世纪中叶，随着显微镜的发明和使用，德国病理学家 Rudolf Virchow(1821～1902)创立了细胞病理学(cytopathology)，这一理论的提出，对医学科学的发展有着划时代的意义。

随着科学发展，逐渐完善了病理学学科体系，如肉眼观察器官病变，称为解剖病理学；借助于显微镜进行的组织学或细胞学研究，称为组织病理学或细胞病理学；用电子显微镜技术观察病变超微结构，称为超微结构病理学。近 30 多年来，随着免疫学、细胞生物学、分子生物学、细胞遗传学的进展以及免疫组织化学和分子生物学等理论和技术应用，又极大地推动了传统病理学的发展。

### 复习思考题

1. 名词解释　病理学、尸体剖检、活体组织检查、细胞学检查、病理变化
2. 试述病理学的研究方法及在临床医学中的应用。
3. 简述病理学在医学中的地位。
4. 简述病理学的学习方法。

（丁运良）

# 第 一 章

# 疾 病 概 论

## 一、健康、亚健康与疾病

1. **健康的概念**　根据现代生物-心理-社会医学模式,世界卫生组织(World Health Organization,WHO)将健康定义为:健康(health)不仅是没有疾病或病痛,而且是保持躯体上、心理上及社会适应上完好状态,包括生理健康和心理健康。生理健康是指人体组织结构和生理功能正常;心理健康是指人的精神、情绪和意识方面的良好状态,包括智力发育正常,情绪稳定乐观,行为规范协调,精力充沛,适应环境,能从容应付日常生活和工作压力,人际关系协调等;社会适应是指能够按照社会道德行为规范准则约束自己,在社会生活中的和谐状态,以及自身价值的实现和对社会的贡献。

2. **疾病的概念**　疾病(disease)是指机体在病因和条件的共同作用下,自稳调节紊乱而发生的异常生命活动。机体出现功能、代谢和形态结构的变化,表现出一系列临床症状和体征(躯体的、心理和社会行为)。症状是指疾病过程中病人主观感觉到的异常现象,如恶心、头痛、烦躁、焦虑等。体征是指体格检查时所客观发现的病理状况,如心脏杂音、肝大、X线检查发现的占位性病变等。

3. **亚健康的概念**　亚健康(sub-health)是指介于健康与疾病之间的生理功能低下状态,有"次健康"、"中间状态"、"灰色状态"等之称。虽然临床检查无明显器质性病变,但常表现为倦怠乏力、精神不振、烦躁易怒、食欲缺乏、头晕目眩、失眠焦虑等。引起亚健康的原因可能与工作学习负荷过大、心理应激、不良生活习惯、环境污染等多种因素有关。如果不及时调整,亚健康可转向疾病。因此,加强体育锻炼,养成良好的饮食和生活习惯,改善心理调节,提高免疫力,并及时采取干预措施,可以预防疾病。

## 二、病　因　学

病因学(etiology)是研究疾病发生原因与条件的科学。

1. **疾病发生的原因**　疾病发生的原因称为致病因素,简称病因。它是引起疾病发生必不可少的、决定疾病特异性的因素。原因很多,主要有以下几类:

(1) 生物因素:最常见的病因,包括细菌、病毒、真菌、支原体、立克次体、寄生虫(原虫、线虫、蠕虫)等。常通过一定的门户、一定的传播途径引起一定部位的感染性疾病,其致病作用主要取决于病原体侵入机体的数量、毒力、侵袭力以及机体的抵抗力。

(2) 物理因素:如机械力、高温、冷冻、电离辐射及气压变化等。其致病作用主要取决于致病因素作用于机体的强度、部位及持续时间。其致病特点往往是潜伏期一般较短或没有;

无明显器官组织选择性,如刀割伤、子弹贯通伤等。

(3) 化学因素:如强酸、强碱、化学毒物以及动植物毒性物质(如白毒伞)等。其致病作用与毒物的性质、剂量、作用部位和机体的功能状态有关。

(4) 遗传因素:是指通过染色体异常和基因突变直接引起疾病或使机体获得遗传易感性(即遗传决定的易于罹患某种疾病的易感性)。染色体异常可表现为染色体数目异常和结构畸变,如常染色体数目异常(47, trisomy21)导致 Down's 综合征;性染色体畸变(47, XXY)导致 Klinefelter's 综合征(两性畸形)。基因突变(基因缺失、点突变、插入和融合等)可引起相应的分子病,如位于 X 染色体上的凝血因子Ⅷ基因突变可引起血友病。而高血压、精神分裂症、糖尿病、癌症等可能是多个基因的变异,这类疾病有一定的遗传易感性,其发病常常是遗传因素与环境因素共同作用的结果。

(5) 先天性因素:是指能影响胎儿生长发育,导致胎儿损害的因素。由先天性因素引起的疾病称为先天性疾病,如先天性心脏病等。

(6) 营养因素:机体营养物质的缺乏可导致疾病,如维生素 A 缺乏可引起夜盲症,维生素 D 缺乏引起佝偻病。而营养物质摄入过剩也会导致疾病,如脂肪摄入过多导致肥胖症等。

(7) 免疫因素:免疫功能异常可导致免疫性疾病,包括:①变态反应性疾病:机体对某些抗原物质异常强烈的免疫反应,导致细胞损伤和功能障碍而发生的疾病,称变态反应性疾病。如机体对某些药物(青霉素、磺胺类)、花粉或某些食物(鱼、牛奶)引起的荨麻疹、支气管哮喘等;②自身免疫性疾病:机体对自身抗原产生免疫反应并引起自身组织的损伤,如类风湿性关节炎、系统性红斑狼疮等;③免疫缺陷病:由于免疫系统发育不全或遭受损害所致的免疫功能缺陷引起的疾病。包括先天性(先天性胸腺发育不全 DiGeorge 综合征)和后天获得性(艾滋病)两种。

(8) 精神、心理及社会因素:社会环境、精神、心理等因素与疾病的发生有着密切关系,如高血压病、消化道溃疡等就与长期处于高度紧张和精神压力有关。

2. 疾病发生的条件　是指在病因作用于机体的前提下,能影响疾病发生、发展的各种因素,如环境因素和机体状况(年龄、气温、营养状况)等。其中能促进疾病发生的因素,统称为危险因素,如吸烟、高脂血症、高血压、糖尿病被认为是动脉粥样硬化的危险因素。

## 三、发病学

发病学(pathogenesis)是研究疾病发生的基本机制及发生、发展、转归规律的科学。

1. 疾病发生、发展的一般规律

(1) 损伤与抗损伤反应贯穿疾病的始终:损伤反应包括初始病因作用于机体所引起的原发性损伤以及疾病过程中所产生的继发性损伤;而抗损伤反应则是机体针对损伤产生的防御反应。损伤与抗损伤反应相互抗争,两者的力量对比决定着病程发展的方向和转归。如创伤造成血管破裂、出血,血容量减少等,机体则通过一系列的抗损伤反应来维持机体正常的代谢功能。如通过反射性引起交感神经兴奋,外周血管收缩,增加回心血量以维持一定的血压水平;通过心率加快,心肌收缩力加强等代偿作用使心输出量增加,以保证心、脑等生命器官的血液供应。如果损伤反应较轻,通过上述抗损伤反应和有效治疗,机体可恢复健康。反之,抗损伤反应低下,又未进行恰当治疗,则病情持续恶化,甚至危及生命。

（2）因果交替转化：因果转化规律是疾病发生发展中的一个基本规律。即致病原始因素（因）作用于机体后产生一定的损伤"果"，这些"果"在一定条件下又可作为新的因素（新的"因"）引起另一些新的损伤（新的"果"），从而促使疾病不断发展。疾病可以向两种方向发展：①良性循环：如大叶性肺炎时，致病菌进入肺组织，引起肺部的充血水肿，大量的中性白细胞和纤维素渗出。这些变化有吞噬消灭细菌的作用，有利于炎症痊愈。②恶性循环：如大叶性肺炎时，过多纤维素的渗出，可使肺组织发生肺肉质变，从而影响肺的结构和功能。因此，临床上需仔细观察，认真分析病情变化，采取及时有效的措施，针对疾病过程中的主导环节，积极终止恶性循环，促使疾病向良性循环方向发展。

（3）局部与整体相互影响：任何疾病不仅有局部的表现，也都可通过神经-体液等途径引起不同程度的整体反应，两者相互影响，相互促进。如冠状动脉粥样硬化虽然是局部病变，但它能使心肌缺血缺氧而影响心脏功能，导致心输出量减少，使全身供血不足；糖尿病是一种全身性疾病，但它可引起皮肤疖、痈和糖尿病足等局部病变。正确认识局部与整体的相互关系，客观全面分析疾病的发生发展，对提高疾病的诊断和治疗水平具有重要意义。

2. 疾病发生的基本机制　不同疾病发生机制不同，但都存在着基本机制，包括：

（1）神经机制：许多致病因素可通过影响神经系统而导致疾病的发生：①直接损害神经系统，如脊髓灰质炎病毒能直接损害运动神经元，导致小儿麻痹症；②神经反射引起相应组织器官的功能和代谢变化，如腹部钝击伤引起迷走神经反射，可致心搏骤停；③影响神经递质的合成、释放、分解或影响神经递质与受体结合来阻断神经冲动的正常传递而导致疾病，如有机磷农药中毒等；④大脑皮质功能紊乱而致病，如长期精神紧张、焦虑等引起大脑皮质功能紊乱，导致全身细、小动脉痉挛硬化而发生高血压。

（2）体液机制：体液是维持机体内环境稳定的重要因素，许多致病因素可直接或间接通过改变体液的量、成分或体液调节，导致内环境紊乱而引起疾病，如严重脱水可引起循环血量的减少而导致休克。体液调节紊乱常由各种体液因子和细胞因子的质（活性）、量变化所引起。体液因子有组胺、儿茶酚胺、前列腺素、活化的凝血因子、纤溶物质等；细胞因子有白介素、肿瘤坏死因子等，这些因子分别通过内分泌、旁分泌和自分泌方式作用于靶细胞受体而发挥相应作用。

（3）细胞机制：致病因素可通过直接或间接损伤组织细胞，引起细胞自稳调节紊乱而导致疾病。损伤方式有三种：①直接损伤细胞，造成细胞代谢紊乱、功能障碍，如创伤、烧伤等；②细胞膜功能障碍，导致细胞内、外离子失衡，细胞稳态紊乱而致疾病，如缺氧导致细胞膜上钠钾泵功能异常，而致细胞水肿；③细胞器功能障碍，引起组织损伤而致疾病，如细菌毒素、大剂量的放射线可通过生成过多的氧自由基而抑制线粒体功能，引起细胞生物氧化障碍而致病。

（4）分子机制：任何疾病都可表现出分子水平上的异常。①分子病：是指由于 DNA 遗传变异所引起的一类以蛋白质异常为特征的疾病。主要包括四类：酶缺陷病，如白化病；蛋白质缺陷病，如地中海贫血；膜病，即由于基因突变引起细胞膜特异性载体蛋白缺陷而造成膜转运障碍的疾病，如遗传性红细胞增多症；受体缺陷病，如家族性高胆固醇血症；重症肌无力等。②基因病：主要是指基因突变、缺失或其表达调控障碍而引起的疾病。如果由一个致病基因引起的基因病称为单基因病，例如多囊肾；由多个基因共同控制其表达的疾病称为多基因病，例如高血压病、冠心病及糖尿病等。

> **人类基因组计划(human genome project, HGP)**：是指研究和测定人类基因组碱基对的序列，寻找人类基因及在染色体上的位置，破译人类全部遗传信息。它的实施极大地推动了生物学，生物技术，制药工业以及医学等领域的发展。不仅为一大批单基因遗传病的基因诊断和基因治疗奠定了基础，也使对某些疾病(肿瘤、糖尿病、高血压病和老年性痴呆等)相关基因或易感基因的找寻及基因诊断、治疗成为可能。

## 四、疾病的经过与转归

疾病是一个逐渐发生、发展的过程，将其分为四个阶段。

1. **潜伏期**　是指病因侵入机体后到最初症状出现前的一段时间。此期患者无明显自觉症状。其长短取决于病因、疾病的类型以及机体自身状况。有的疾病潜伏期很短，甚至没有(如创伤、烧伤)；有的可长达几十年。正确认识疾病的潜伏期对疾病的防治有重要意义。

2. **前驱期**　是指出现最初症状到出现某些特异症状之前的一段时间。患者主要表现为全身不适、乏力、头痛、食欲缺乏、低热等非特异性症状。尽早发现前驱症状，有利于疾病的早期诊断和治疗。

3. **症状明显期**　是指疾病出现特征性临床表现时期。此期所出现的典型症状与体征常常是某种疾病的诊断依据。如脑膜炎患者出现的颈强直、Kernig 征阳性等脑膜刺激征。此期的长短，主要取决于疾病的特异性和个体的反应性。

4. **转归期**　是疾病发展的最后阶段。包括康复与死亡。疾病的转归主要取决于疾病过程中损伤与抗损伤反应以及是否得到及时治疗。

(1) 康复分为完全康复和不完全康复两种：①完全康复是指病因去除，患者的临床症状和体征已经消失，机体形态结构、代谢、功能和自稳调节及心理和社会适应能力均已恢复正常，又称完全痊愈。例如，天花、麻疹等痊愈后机体可获得特异性免疫。②不完全康复：是指损伤性变化虽然得到控制，主要症状和体征消失，但体内仍存在不可恢复的病变和后遗症，需要机体通过代偿才能维持相对正常生命活动，如风湿性心瓣膜病引起的心功能不全。不完全康复又称不完全痊愈。

(2) 死亡：是生命活动的终结，也是生命最终的必然结果。可分为生理性死亡和病理性死亡。传统医学将死亡过程分为三个阶段：①濒死期：又称临终状态或濒临死亡阶段，主要是脑干以上中枢功能抑制或丧失，而脑干以下的中枢因失去上位中枢的调控而功能紊乱，主要表现为意识模糊或消失、各种反射迟钝、各系统功能严重障碍、心跳减弱、血压降低、呼吸微弱或出现不规则呼吸等。濒死期时间的长短因人因病而异。②临床死亡期：此期持续时间较短，一般 5~6 分钟。其特点是延髓以上中枢神经处于深度抑制状态，主要标志是自主呼吸和心跳停止、反射消失。但组织细胞内仍然进行着微弱的代谢活动。濒死期和临床死亡期都属于死亡的可逆阶段，如能及时采取积极有效的抢救，病人有复活的可能。③生物学死亡期：是死亡过程的最后阶段。机体各重要器官的新陈代谢相继停止，随即出现尸斑、尸僵和尸冷，最终腐烂、分解。

死亡是机体作为一个整体功能的永久停止。但各个器官组织并非同时发生死亡。目前以脑死亡作为判断死亡的重要标志。脑死亡(brain death)诊断标准有：①不可逆的昏迷和大脑无反应性；②呼吸停止，人工呼吸 15 分钟仍无自主呼吸；③瞳孔散大及固定；④脑神经反射(瞳孔反射，角膜反射，咳嗽反射，吞咽反射等)消失；⑤脑电波消失；⑥脑血液循环完全停止。

确定脑死亡的意义：①脑死亡一旦确立，就能精确地判断患者死亡时间，提供死亡的法律依据；②它可以协助医务人员确定终止复苏抢救的界限，减少无为的人力、物力消耗；③也能为器官移植争取良好的时机和提供法律根据。

脑死亡和"植物状态"是两个不同的概念。植物人（植物状态）是指因颅脑严重病变（外伤或大脑缺血缺氧等）导致脑认知功能完全丧失，无任何言语、意识、思维，但仍可有自主呼吸、脉搏、血压、体温等，能吞咽食物、睡眠-醒觉周期及新陈代谢、生长发育等躯体的基本功能。

## 复习思考题

1. 名词解释　健康、疾病、基因病、不完全康复
2. 如何正确认识病因和诱因在疾病过程中的辨证关系？
3. 什么是脑死亡？判断脑死亡的标准和意义是什么。

（杨　红）

# 第 二 章

# 细胞、组织的适应、损伤与修复

在生命活动过程中,机体细胞、组织不断地接受内、外环境变化的刺激,并通过自身的反应和调节机制,以适应其改变。当刺激超过一定界限,则可出现细胞和组织的适应、损伤与修复。

## 第一节 细胞、组织的适应

适应(adaptation)是指细胞、组织或器官对于内、外环境中各种有害因素刺激而产生的非损伤性应答反应。适应在形态学上表现萎缩、肥大、增生、化生。

## 一、萎 缩

萎缩(atrophy)是指已发育正常的细胞、组织或器官的体积缩小。器官、组织的萎缩除实质细胞体积缩小外,往往伴有细胞数目减少。而组织、器官没有发育或发育不良则不属于萎缩的范畴。

### (一)原因及类型

萎缩可分为生理性萎缩和病理性萎缩两大类。生理性萎缩与年龄有关,如青春期后的胸腺萎缩,女性停经后的卵巢、子宫、乳腺萎缩等。病理性萎缩常见有几种类型:

1. 营养不良性萎缩 分全身性和局部性两种。

(1)局部营养不良性萎缩:常见于血液供应不足,如脑动脉粥样硬化,引起脑萎缩等。

(2)全身营养不良性萎缩:常见于消化系统疾病、慢性消耗性疾病及恶性肿瘤等,由于蛋白质等营养物质摄入不足引起全身器官萎缩,这种萎缩常按顺序发生,即脂肪组织首先发生萎缩,其次是肌肉,再其次是肝、脾、肾等器官,而心、脑的萎缩发生最晚。

2. 压迫性萎缩 器官或组织长期受压后可导致萎缩,如尿路阻塞时,尿液潴留可引起肾盂积水,压迫肾实质,造成萎缩等(图2-1)。

3. 失用性萎缩 如骨折病人等,长期不活动,神经感受器失去了正常的刺激,导致局部组织的物质代谢障碍,引起骨骼肌和骨组织的萎缩。

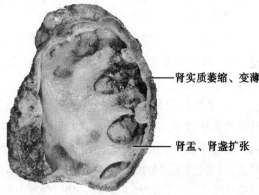

——肾实质萎缩、变薄

——肾盂、肾盏扩张

图 2-1 肾盂积水

4. 去神经性萎缩 常见于脑、脊髓或神经损伤所致的肌肉萎缩,如脊髓灰质炎患者的下肢肌肉萎缩。

5. 内分泌性萎缩 由于某内分泌器官功能低下,激素分泌减少引起相应靶器官的萎缩,称内分泌性萎缩。如脑垂体功能严重受损,激素分泌减少可引起甲状腺、肾上腺、性腺等萎缩。

**(二)病理变化**

肉眼观,器官体积缩小,重量减轻,颜色变深,质地变硬,包膜皱缩、变厚。脑萎缩时,除体积缩小、重量减轻外,脑回变窄,脑沟变宽,切面皮质变薄(图 2-2)。镜下观,实质细胞体积变小,数目减少,胞质与核均较浓染,间质结缔组织增生。

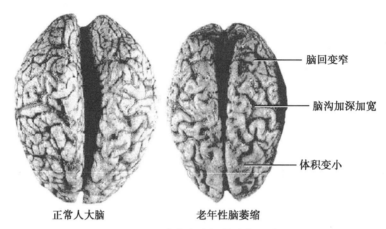

正常人大脑        老年性脑萎缩

图 2-2 正常人大脑与萎缩的大脑

**(三)对机体的影响及结局**

萎缩的器官、组织或细胞对氧和营养物质的需求减少,以适应低水平代谢生存环境。但其功能降低对机体是不利的,如肌肉萎缩时,收缩力降低;脑萎缩时,思维能力减弱,记忆减退。萎缩是可复性变化,轻度萎缩,当原因去除后,可逐渐恢复正常,如病变持续进展,可发展成坏死。

# 二、肥 大

肥大(hypertrophy)是指细胞、组织或器官的体积增大。组织、器官的肥大除有实质细胞的体积增大外,可伴有细胞的数量增多,合成代谢旺盛,功能增强。

肥大可分为两种类型:

1. 内分泌性肥大 是指由内分泌器官分泌激素增多或某些激素的代谢紊乱引起的相应组织、器官的肥大。如妊娠时的子宫肥大、哺乳期的乳腺肥大等。

2. 代偿性肥大 是指某些组织、器官为了适应长期负荷过重而发生的肥大。如高血压病时引起的左心室肥大(图 2-3)、一侧肾摘除后对侧肾的肥大。肥大的细胞合成代谢增加,功能增强,通常具有代偿意义。若肥大的器官超过其代偿限度时,便会出现失代偿,导致相应器官功能不全。

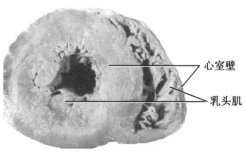

图 2-3 左心室肥大

## 三、增　生

增生（hyperplasia）是指器官或组织的实质细胞数量增多。增生可分为生理性和病理性增生。如女性青春期、哺乳期乳腺的增生，育龄妇女增殖期子宫内膜的增生等，均属生理性增生。病理性增生可分为三种类型：①内分泌性增生：见于内分泌功能紊乱引起的增生，如雌激素分泌过多所致的子宫内膜增生过长，老年男性的前列腺增生等；②再生性增生：见于肝切除或肝细胞损伤后的肝细胞再生，溶血性贫血时，骨髓增生等；③代偿性增生：是指器官、组织受损后，机体为代替补偿病变器官的功能而发生的原器官、组织或其他器官、组织细胞数量的增多。如部分肝脏切除后，体内一部分肝细胞发生增生。

实质细胞数量增多，常伴有组织、器官的功能增强；间质的过度增生会引起组织器官硬化等不良后果。大部分病理性细胞增生（如炎性增生）会随原因的去除而停止，若细胞增生过度则可在非典型增生的基础上演变为肿瘤性增生。

## 四、化　生

化生（metaplasia）是指一种已分化成熟的组织为适应机体需要，而转变成另一种分化成熟组织的过程。化生并不是由原来的成熟细胞直接转变所致，而是由该处具有分裂增殖和多向分裂能力的幼稚未分化细胞、储存细胞或干细胞横向分化的结果。化生主要发生在同源组织之间，如柱状上皮能化生为鳞状上皮，而不能化生为结缔组织。

常见的化生有：

1. 鳞状上皮化生　最为常见（图 2-4）。如慢性支气管炎时，支气管假复层纤毛柱状上皮转变为复层鳞状上皮（简称鳞化）。但若持续存在，则有可能发展为鳞状细胞癌。

2. 肠上皮化生　较常见，如慢性萎缩性胃炎时，部分胃粘膜上皮转变为含有潘氏细

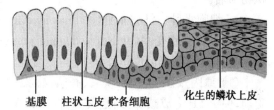

基膜　柱状上皮　贮备细胞　　化生的鳞状上皮

图 2-4　柱状上皮化生为鳞状上皮

胞、杯状细胞的肠型黏膜上皮，称肠上皮化生。肠上皮化生可成为肠型胃癌的发生基础。

3. 间叶组织的化生　间叶组织中幼稚的成纤维细胞在损伤后，可转变为成骨细胞或软骨母细胞，称为骨或软骨化生。

# 第二节　细胞、组织的损伤

损伤（injury）是指细胞、组织遭到不能耐受的有害因子刺激后，引起细胞及其间质的异常代谢、功能和形态变化。若细胞损伤是不可逆的（细胞死亡等），称不可逆性损伤。轻度的损伤可表现为变性，严重者细胞死亡。

## 一、原因及机制

### （一）缺氧

缺氧是引起细胞和组织损伤的重要和常见因素。缺氧导致 ATP 生成减少，引起细胞和组织的损伤。

**(二)生物因素**

包括细菌、病毒、真菌、原虫、立克次体和寄生虫等,细菌通过其释放内、外毒素,病毒通过干扰细胞代谢,真菌、原虫和寄生虫等通过代谢产物、分泌物引起直接损伤或变态反应等。

**(三)物理因素**

包括机械性、高温、低温、电流、射线等因素。机械性损伤可使组织断裂和细胞破裂,高温使细胞内蛋白质和酶变性,低温引起血管收缩导致组织缺血等。

**(四)化学因素**

各种毒物能与细胞和组织发生化学反应,从而造成机体损害。①化学毒物本身直接损伤细胞;②代谢产物对细胞的细胞毒作用;③诱发过敏反应造成免疫损伤;④诱发 DNA 损伤。

**(五)免疫因素**

如变态反应、自身免疫反应、免疫缺陷等均造成组织损伤。

**(六)遗传因素**

遗传性疾病可以染色体畸变或基因突变而引起细胞结构、功能、代谢等异常。

# 二、类型及形态学变化

**(一)变性**

变性(degeneration)是指细胞或组织因受损伤而发生代谢障碍所致细胞或细胞间质内出现一些异常物质或正常物质数量显著增多。变性有多种类型,常以显著增多或异常的沉积物命名。

1. **细胞水肿** 细胞水肿(cellular swelling)是指细胞内水、钠增加所致的细胞肿胀和功能下降,又称为水变性(hydropic degeneration),是最常见、较轻的变性,好发于代谢旺盛、线粒体丰富的器官,如心、肝、肾等的实质细胞。

(1)原因及发生机制:缺氧、高热、感染和中毒等引起细胞膜受损,通透性增高;线粒体受损,使 ATP 生成减少,细胞膜 $Na^+-K^+$ 泵功能发生障碍,细胞内的钠不能及时运转到细胞外,引起细胞内钠离子和水增多。

(2)病理变化:肉眼观,脏器体积增大,包膜紧张,切面外翻,颜色较苍白而无光泽,似沸水烫过。光镜下,细胞体积增大,胞质内出现许多红染的细小颗粒,进一步发展可使细胞体积明显增大,胞质疏松淡染,称胞质疏松化;重度的细胞水肿,使整个细胞膨大如气球,胞质透明,称气球样变(彩图 2-5)。

(3)病理临床联系:萎缩细胞的功能降低,如心肌细胞水肿可使心肌的收缩力降低。细胞水肿是一种可复性损伤,当原因去除后,其功能、结构均可逐渐恢复正常,病变可进一步发展,形成脂肪变性甚至坏死。

2. **脂肪变性** 脂肪变性(fatty degeneration)是指中性脂肪(即甘油三酯)蓄积于非脂肪细胞质中。多发生于肝、肾、心等器官。

(1)肝脂肪变性:最为常见,因肝细胞是脂肪代谢的场所。其机制如下:①脂蛋白的合成障碍,肝细胞不能将甘油三酯合成脂蛋白运出肝;②中性脂肪合成过多,某些疾病(糖尿病);③脂肪酸氧化受损,使脂肪在肝细胞内蓄积。

病理变化:肉眼观,轻度者无明显改变。中、重度者肝体积增大,边缘变钝,颜色变淡黄,质较软,切面隆起,边缘外翻,触摸有油腻感。镜下观,肝细胞的胞质中出现大小不等的脂肪滴,大者可充满整个细胞而将细胞核挤到一侧。在 HE 染色的切片中,脂滴在制作切片中被酒精、二甲苯等脂溶剂溶解,脂肪滴呈空泡状(图2-6)。在冷冻切片、苏丹Ⅲ(橘黄色)或锇酸(黑色)等特殊染色,可将脂肪与其他物质区别开来。

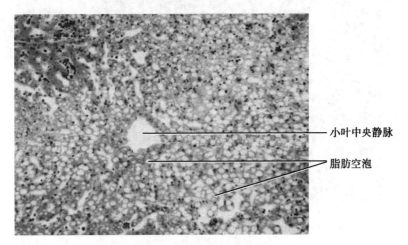

**图2-6　肝细胞脂肪变性**

　　轻度的肝细胞脂肪变性,临床上常无症状,重度者可伴有肝功能的异常。病因消除后,病变的肝细胞可恢复正常。若持续发展,肝细胞则逐渐坏死,间质纤维组织增生,最终可发展成为肝硬化。

　　(2)心肌脂肪变性:多发生在左心室的心内膜下,常由严重贫血和中毒引起。肉眼观,心内膜下,尤其是乳头肌处出现横行的黄色条纹,与正常的暗红色心肌相间排列,状似虎皮斑纹,故有"虎斑心"之称。镜下观,脂肪空泡较细小,常位于心肌细胞核附近。

　　轻度脂肪变性,原因消除后,细胞可恢复正常。当细胞严重脂肪变性,则功能降低,甚至发生坏死。引起心肌收缩力减弱,甚至心力衰竭。

　　3.玻璃样变　玻璃样变(hyaline change)是指细胞或细胞间质中出现均质性玻璃样物质或组织发生均质性玻璃样改变,又称透明变性。常见的玻璃样变有以下三种:

　　(1)纤维结缔组织玻璃样变:常见于增生的纤维结缔组织,如瘢痕组织、动脉粥样硬化的纤维斑块、纤维化的肾小球等。镜下观,纤维细胞明显减少,胶原纤维肿胀增粗并互相融合,形成梁状、片状或带状的均质红染的半透明状结构。肉眼观,病变组织呈灰白透明状,质地坚韧,缺乏弹性。

　　(2)血管壁玻璃样变:又称细动脉硬化,常见于高血压病时的肾、脑、脾及视网膜等脏器的细动脉。其发生是由于细动脉的持续性痉挛,使内膜通透性增高,血浆蛋白渗入内膜,在内皮下凝固,形成均匀红染的无结构状物质(图2-7)。表现为血管壁增厚、变硬、弹性减弱、脆性增加、管腔变狭窄、甚至闭塞,易导致血管破裂出血。

　　(3)细胞质内玻璃样变:细胞质内出现均质红染的圆形小体。常见于肾小球肾炎或其他疾病伴有明显蛋白尿时,被肾小管上皮细胞吞饮并在胞质内融合而成。肾近曲小管上皮细胞质内可出现大小不等的圆形红染小滴。

　　4.黏液样变性　黏液样变性(mucoid degeneration)指组织间质内出现类黏液积聚。多见于间叶性肿瘤、风湿病、动脉粥样硬化、甲状腺功能低下等。镜下观,病变处的间质较疏松,染成淡蓝色的胶状液体,其中散在一些多角形、星芒状细胞。

　　5.病理性色素沉着　病理性色素沉着(pathologic pigmentation)是指各种有色物质

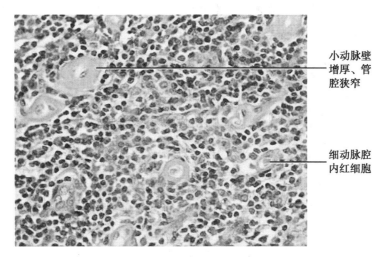

小动脉壁增厚、管腔狭窄

细动脉腔内红细胞

图 2-7　细小动脉玻璃样变

（色素）在细胞内、外的蓄积，包括机体产生的内源性色素（如含铁血黄素、胆色素、黑色素、脂褐素）和进入机体的外源性色素（如炭末及文身的色素）。

（1）含铁血黄素（hemosiderin）：为铁蛋白微粒积聚而成的一种棕黄色颗粒，是巨噬细胞吞噬红细胞后，血红蛋白被巨噬细胞溶酶体降解转变而成。正常情况下见于有红细胞破坏的肝、脾和骨髓的巨噬细胞内。病理情况下见于陈旧性出血、慢性淤血组织内。

（2）胆红素（bilirubin）：为棕黄色或黄绿色颗粒，也是血红蛋白在吞噬细胞内形成的一种不含铁的可溶性蛋白质分解产物。血中胆红素过多，可将组织染成黄色，称为黄疸。胆管阻塞或肝病时，肝细胞和毛细胆管中，可见较多胆红素，称为淤胆。新生儿由于血-脑脊液屏障不健全，大量胆红素可进入脑细胞内，见多个神经核明显黄染，称为核黄疸，出现神经症状。

（3）黑色素（melanin）：是由黑色素细胞产生的大小、形状不一的黑褐色细小颗粒。正常人存在皮肤、毛发、巩膜及脉络膜等处。病理情况下黑色素沉积见于肾上腺皮质激素分泌减少，促进黑色素细胞产生过多的黑色素。局限性黑色素增多主要见于色素痣、黑色素瘤等。

（4）脂褐素（lipofuscin）：细胞内自噬溶酶体中不能被消化的细胞器碎片所形成的不溶性残存小体，呈黄褐色颗粒。磷脂和蛋白质混合物。见于老年人或一些慢性消耗性疾病患者的肝细胞、肾上腺皮质网状带细胞以及心肌细胞质内。

6. 病理性钙化　病理性钙化（pathologic calcification）是指骨和牙之外的其他软组织内出现固体钙盐的沉积。沉积的钙盐主要是磷酸钙，其次是碳酸钙。在 HE 染色呈蓝色颗粒或片块状。肉眼观，呈灰白颗粒状，质坚硬，触之有砂砾感。病理性钙化可分为两种：①营养不良性钙化：继发于变性、坏死组织或其他异物内，如结核坏死灶、动脉粥样硬化斑块、血栓、寄生虫及虫卵等。②转移性钙化：是由于骨钙大量溶解进入血液形成高血钙，在多数组织内钙盐沉积。见于甲状旁腺功能亢进、骨肿瘤造成骨质严重破坏、维生素 D 摄入过多等。

**（二）细胞死亡**

细胞死亡（cell death）是指细胞受到严重损伤累及细胞核，代谢停止，形态破坏和功能丧失等不可逆性变化。包括坏死和凋亡。

1. 坏死　坏死（necrosis）是指活体内局部组织、细胞的死亡。组织坏死后，不仅结构自溶、功能丧失，还可引起急性炎症反应，渗出的中性粒细胞释放的溶解酶可加速坏死溶解。

（1）基本病理变化：包括细胞核，细胞质及间质三部分变化。在细胞死亡几小时后才能在光镜下见到。

1）细胞核的变化：是判断坏死的主要形态标志：①核固缩：细胞核染色质浓缩，核的体积缩小，染色变深；②核破裂：核膜破裂，核染色质崩解为小碎片分散在胞质中；③核溶解：染色质的 DNA 被 DNA 酶分解，核失去对碱性染料的亲和力，染色变淡，只能见到核的轮廓甚至核完全消失（图 2-8）。

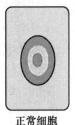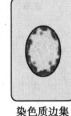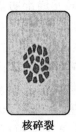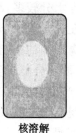

正常细胞　　　染色质边集　　　核固缩　　　核碎裂　　　核溶解

图 2-8　细胞坏死的形态学变化模式图

2）细胞质的变化：坏死细胞的胞质嗜酸性增强，这是由于胞质 RNA 丧失及蛋白变性，使胞质与酸性染料伊红的亲和力增高，胞质的微细结构被破坏，而使胞质呈颗粒状。以后胞膜破裂，整个细胞迅速溶解、吸收而消失。

3）间质变化：各种溶解酶作用下，基质解聚，胶原纤维肿胀、崩解、液化。

最后坏死的胞核、胞质及间质融合成一片模糊的颗粒状、无结构的红染物质。

临床上，将这种已失去生活能力的组织，称失活组织。坏死组织范围较小，肉眼常不能辨认，范围较大时，肉眼较易辨认，其特点是：①失去原组织的光泽，颜色变苍白、混浊；②失去原组织的弹性，捏起或切断后组织回缩不良；③失去正常组织的血液供应，摸不到动脉搏动，针刺或清创切开时，无新鲜血液流出；④失去正常组织的感觉和运动功能等。

（2）坏死的类型：根据坏死的形态变化可分为凝固性坏死、液化性坏死和纤维素样坏死、坏疽等类型。

1）凝固性坏死（coagulation necrosis）：坏死过程是以蛋白质变性、凝固为主，使坏死组织变成灰白或黄白色、质地比较坚实的凝固体，坏死灶与周围健康组织常有一暗红色（出血）分界线。镜下可见坏死区域细胞结构消失，但细胞外形和组织的轮廓仍然较长时间地保存。多见于心、脾、肾和肝等实质器官。结核菌引起的坏死，坏死组织呈灰白或微黄色（坏死组织内含有较多的脂质），质地松软，细腻状似干奶酪。

2）液化性坏死（liquefaction necrosis）：是指坏死组织因酶消化、分解而变为液态。主要发生在脂质含量高而蛋白含量少（脑）和蛋白酶含量最多的组织（胰腺）。脑组织坏死、液化，又称脑软化。化脓性炎症渗出的中性粒细胞能产生大量蛋白水解酶，将坏死组织溶解发生液化。阿米巴脓肿也属于液化性坏死。

3）纤维素样坏死（fibrinoid necrosis）：是发生在间质结缔组织及小血管的一种坏死，病变部位染色性质变成纤维素的着色性质，即伊红染成鲜红色或磷钨酸苏木素染成紫蓝色而得名。常发生自身免疫性疾病，如风湿病、系统性红斑狼疮及急性肾小球肾炎等。

4）坏疽（gangrene）：是指较大范围的组织坏死后，由于继发了不同程度的腐败菌感染而使坏死组织呈黑色或污秽绿色等特殊形态改变。坏死组织经腐败菌分解产生 $H_2S$，与血红蛋白降解产生的铁结合，形成硫化铁，使坏死组织呈黑色或污绿色。坏疽分三种类型：①干性坏疽：常见于动脉阻塞而静脉回流通畅的四肢末端，加上空气干燥使体表水分蒸发，故坏死局部干燥皱缩，呈黑褐色，质较硬，与周围组织有明显界线。由于坏死组织比较干燥，不利于腐败菌生长繁殖，故病变发展速度缓慢，全身感染中毒症状一般较轻（图 2-9）。②湿性坏疽：多发生在与外界相通的内脏，如肺、肠、子宫等。由于淤血，局部含水分较多，故病变局部明显肿胀，呈黑色或污绿色，与正常组织的界限不明显。由于局部含水分较多，利于腐败菌的繁殖生长，故病变发展速度较快，坏死组织被腐败菌分解产生吲哚等物质而有恶臭味，组织坏死腐败所产生的毒性产物及细菌毒素被吸收后，引起全身中毒症状。③气性坏疽：主要见于深达肌肉的开放性创伤，特别是战伤，合并产气荚膜杆菌等厌氧菌感染。腐败菌引起组织坏死并产生大量气体，使病变区明显肿胀，呈蜂窝状、暗棕色，按之有捻发感，有恶臭味，病变发展迅速，患者常有全身中毒症状，可因迅速中毒而死亡。三种坏疽的区别（表 2-1）。

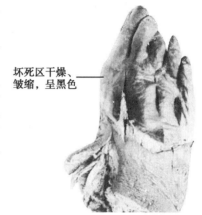

坏死区干燥、皱缩，呈黑色

图 2-9 足干性坏疽（大体）

表 2-1 三种坏疽的区别

| 区别项目 | 干性坏疽 | 湿性坏疽 | 气性坏疽 |
| --- | --- | --- | --- |
| 发病条件 | 动脉阻塞、静脉回流畅通、腐败菌感染较轻 | 动静脉同时阻塞、腐败菌感染较重 | 深部肌肉损伤合并厌氧菌感染 |
| 好发部位 | 四肢末端 | 与外界相通的内脏器官 | 战伤、深部肌肉 |
| 病变特点 | 干、黑、硬、皱，与周围组织界限清楚 | 湿软、肿胀、黑色或污秽绿色，与周围组织界限不清 | 明显肿胀、污秽、暗棕色，按压有捻发感，切面蜂窝状 |
| 病变发展速度 | 缓慢 | 较快 | 迅速 |
| 臭味 | 轻 | 严重 | 严重 |
| 对机体的影响 | 中毒轻，进展慢 | 中毒重，进展快 | 全身中毒重，迅速蔓延扩散 |

（3）坏死的结局

1）溶解、吸收：组织坏死被坏死灶周围浸润的中性粒细胞释放的各种水解酶水解、液化，然后经淋巴管、血管吸收，巨噬细胞吞噬消化。小范围的坏死组织可完全溶解、吸收。

2）分离、排出：较大坏死灶不能完全吸收，周边发生炎性反应，中性粒细胞释放水解酶，将坏死边缘组织溶解、吸收，使坏死组织与周围健康组织分离、排出，形成缺损。皮肤、黏膜浅表性缺损，称糜烂。较深的坏死组织缺损称溃疡。肾、肺等与外界相通的内脏坏死组织溶解、液化后，可经气管或输尿管排出，在该处留下空腔，称为空洞。

3）机化：是指坏死组织如不能完全溶解吸收或分离排出，新生的肉芽组织长入取代坏死组织的过程。最后成为瘢痕组织。

4）包裹、钙化：是指较大坏死灶不能完全机化，被周围增生的纤维组织包绕。钙化是指坏死组织内有钙盐沉积。如结核病灶的干酪样坏死钙化等。

2. 凋亡 凋亡（apoptosis）是指机体细胞在发育过程中或在某些因素作用下，通过细胞内基因及其产物的调控而发生的一种程序性细胞死亡。一般表现为单个细胞的死亡,且不伴有炎症反应。凋亡见于某些病理状态下,如病毒感染、自身免疫性疾病或抗癌药引起的癌细胞死亡等。凋亡早期细胞皱缩,核染色体凝集于核膜下,进而细胞核裂解,胞膜下陷,包裹核碎片和细胞器,形成多个凋亡小体。细胞凋亡与坏死的区别(表 2-2)。

表 2-2 细胞坏死与细胞凋亡的区别

| 区 别 项 目 | 细 胞 凋 亡 | 细 胞 坏 死 |
|---|---|---|
| 细胞核 | 染色质边缘化,核凝集、断裂 | 核浓缩、碎裂、溶解 |
| 细胞质 | 浓缩,胞质小泡,细胞器结构保存 | 显著肿胀,细胞器结构破坏 |
| 细胞膜 | 完整,凋亡小体形成 | 破裂,无凋亡小体形成 |
| 生化特征 | 核酸内切酶活化 | 核酸内切酶无活化 |
| DNA 电泳 | 阶梯状条带 | 弥漫分布的电泳拖带 |
| 炎症反应 | 缺乏,凋亡小体被吞噬 | 存在 |
| 发病机制 | 由凋亡相关基因调控 | 与基因调控无关 |
| 诱导原因 | 生理性(多数情况)病理性均可 | 仅见于病理性的损伤 |

# 第三节 组织损伤的修复

修复(repair)是指机体对所形成的缺损进行修补恢复的过程。组织的修复是通过细胞的再生来完成。修复后可完全或部分恢复原组织的结构和功能。

## 一、再 生

再生(regeneration)是指机体的细胞和组织损伤后,由邻近的同种细胞增生填补的过程。再生可分为生理性再生和病理性再生。生理性再生是指机体有些细胞不断衰老死亡,由新生的同种细胞增生补充,以维持原组织的形态和功能。如子宫内膜周期性脱落,由基底层细胞增生加以恢复等。病理性再生是指组织、细胞缺损后发生的再生,分完全再生和纤维性修复。受损组织修复的程度取决于受损组织、细胞的再生能力以及许多细胞因子和其他因素的调控。组织缺损后的修复是通过完全再生还是纤维修复主要取决于受损组织的再生能力和损伤面积。

1. 各种组织的再生能力 全身各种组织的再生能力是不完全相同的。一般按再生能力的强弱,可分为三类。

(1) 不稳定细胞:再生能力强,总在不断地增殖,以代替衰亡或破坏的组织,如表皮细胞、呼吸道和消化道黏膜上皮细胞、淋巴及造血细胞、间皮细胞等。

(2) 稳定细胞:在生理状态下不表现出再生能力,但有强大的潜在再生能力。在组织受到损伤后,表现较强的再生能力。如各种腺体(肝、胰等)腺上皮、成纤维细胞、血管内皮细胞、骨膜细胞和结缔组织中的原始间叶细胞等。平滑肌细胞虽属稳定细胞,但再生能力弱。

(3) 永久性细胞:包括神经细胞、骨骼肌细胞及心肌细胞。在出生以后都不能分裂增生,一旦遭到破坏则为永久性缺失,受损后由纤维修复,最后形成瘢痕。

2. 各种组织的再生过程

（1）上皮组织的再生：皮肤、黏膜的被覆上皮损伤后，由创缘或基底部残存的基底细胞分裂增生，向缺损中心覆盖，恢复组织结构。腺上皮损伤后，由残留的上皮细胞分裂、补充。

（2）纤维组织的再生：在损伤的刺激下，受损处静止状态的纤维细胞和间质细胞转变为成纤维细胞，发生分裂、增生，成纤维细胞（纤维母细胞）胞体大，两端常有突起，呈星状，胞质丰富略嗜碱性，胞核体积大，染色淡，有1～2个核仁。合成胶原蛋白的功能强，在细胞周围形成网状纤维，网状纤维互相聚合形成胶原纤维，细胞胞体逐渐变成长梭形，胞质越来越少，胞核变纤细且染色越来越深，成为纤维细胞（图2-10）。

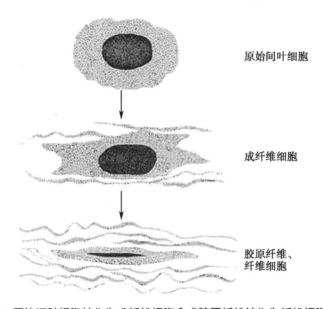

原始间叶细胞

成纤维细胞

胶原纤维、纤维细胞

**图2-10 原始间叶细胞转化为成纤维细胞合成胶原纤维转化为纤维细胞模式图**

（3）血管的再生：毛细血管多以出芽的方式再生。在蛋白分解酶的作用下，基膜分解，内皮细胞分裂增生形成突起的幼芽，随着内皮细胞向前移动及后续细胞的增生而形成一条细胞索，由于血流冲击，数小时后，便可出现管腔形成新生的毛细血管，进而彼此吻合构成毛细血管网（图2-11）。为适应功能的需要，毛细血管不断改建，有的管壁增厚形成小静脉、小动脉。但大血管断裂后需手术吻合，吻合处两侧的内皮细胞分裂增生、互相连接，恢复原

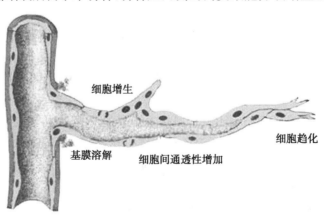

细胞增生

细胞趋化

基膜溶解 细胞间通透性增加

**图2-11 毛细血管再生模式图**

来内膜结构,而平滑肌细胞的再生能力较低,故离断的肌层常由肉芽组织增生、形成瘢痕修复。

（4）神经组织的再生：脑及脊髓内的神经细胞坏死后不能再生,由神经胶质细胞及其纤维修补,形成胶质瘢痕。外周神经纤维断离后,如果其胞体还存活,可以完全再生。首先,断离处的远侧段及近侧段的一部分髓鞘及轴突崩裂、吸收,然后由两端生长,穿过神经髓细胞增生,形成带状的合体细胞,将断端连接,近端轴突逐渐向远端生长,穿过神经鞘细胞带,最后到达末梢,鞘细胞产生髓磷脂将轴索包绕形成髓鞘（图 2-12）,常需数月以上才能完成。若断离的两端相距太远（超过 2.5cm 时）、两断端之间有软组织嵌入,或者因截肢失去远端,再生轴突均不能到达远端,而与增生的结缔组织混合在一起,形成肿瘤样团块,称创伤性神经瘤,临床上可出现顽固性疼痛。故肢体外伤致神经断离后,经手术缝合,愈合后可逐渐恢复其感觉和运动功能。

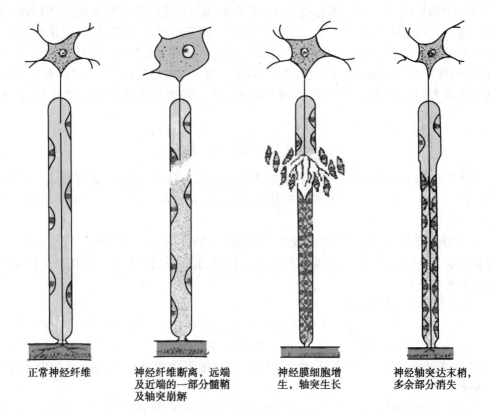

| 正常神经纤维 | 神经纤维断离，远端及近端的一部分髓鞘及轴突崩解 | 神经膜细胞增生，轴突生长 | 神经轴突达末梢，多余部分消失 |

**图 2-12　神经纤维再生模式图**

## 二、纤维性修复

纤维性修复（fibrous repair）是组织、细胞丧失后,机体通过纤维组织增生对缺损进行修补恢复的过程。因修复后形成瘢痕组织,故又称为瘢痕修复。

1. 肉芽组织　肉芽组织（granulation tissue）是由新生的毛细血管及增生的成纤维细胞构成的幼稚结缔组织,常伴有各种炎细胞的浸润。

（1）肉芽组织形态：肉眼观,呈鲜红色,颗粒状,质地柔软湿润,形似鲜嫩的肉芽,触之易出血,但无痛觉。镜下观,初期有大量内皮细胞增生形成的新生毛细血管,呈袢状与创面垂直生长。在毛细血管周围有许多增生的成纤维细胞,其间有多少不等的巨噬细胞、中性粒细胞及淋巴细胞等(彩图2-13)。

(2) 肉芽组织功能:①抗感染和保护创面:巨噬细胞和中性粒细胞不仅能吞噬细菌及组织碎片,且释放出各种蛋白水解酶,将坏死组织液化,经毛细血管吸收,故肉芽组织能消除感染,清除异物,保护伤口洁净,以利愈合;②机化坏死组织、血栓、炎性渗出物等;③填补伤口及其组织缺损,最后形成瘢痕组织。

2. 瘢痕组织 瘢痕组织(scar tissue)是指肉芽组织经改建成熟形成的纤维结缔组织。

(1) 瘢痕组织形态:肉芽组织逐渐纤维化的过程中,成纤维细胞合成、分泌前胶原蛋白,在间质中形成网状纤维及胶原纤维束,平行或交错排列,成纤维细胞自身转变为纤维细胞;毛细血管闭合、退化、消失,稀少的小动脉及小静脉,间质中的各类炎细胞先后消失。肉眼观,苍白色或灰白色透明状,质地坚韧,缺乏弹性。

(2) 对机体的影响:对机体有利方面有创伤断端紧密连接并填补缺损,使组织器官保持其坚固性。对机体不利的一面:①瘢痕收缩引起器官变性及功能障碍,如在消化道、泌尿道等有腔器官可引起管腔狭窄等;②纤维性粘连可影响器官功能,如关节挛缩、活动受限;③广泛纤维化可使该器官的质地变硬、器官硬化;④瘢痕组织增生过度,形成突出于皮肤表面的大而不规则的硬块,称为瘢痕疙瘩。容易出现瘢痕疙瘩的人的体质,称瘢痕体质。

# 三、创 伤 愈 合

创伤愈合(wound healing)是指机体遭受外力作用,皮肤等组织出现离断或缺损后,通过组织再生和肉芽组织增生进行修补恢复的过程。包括各种组织的再生、肉芽组织的增生和瘢痕形成等。

1. 皮肤创伤愈合 最轻的创伤仅限于皮肤表皮层,可通过上皮的再生完全愈合;重者有皮肤和皮下组织断裂,肌肉、肌腱、神经的断离及骨折。下面以皮肤手术切口为例描述创口愈合的基本过程。

(1) 创伤愈合的基本过程

1) 急性炎症:伤口局部有不同程度的组织坏死和小血管断裂出血,数小时后局部便可出现炎症反应,表现为充血、浆液及中性粒细胞、巨噬细胞等各种白细胞渗出,故伤口局部可出现红肿,可因血液和渗出液中的纤维蛋白原凝固在伤口表面形成痂皮,以保护伤口。

2) 伤口收缩:创伤后2～3天,伤口边缘的肌成纤维细胞的牵拉作用,使皮肤及皮下组织向中心转移,伤口迅速缩小以利于愈合,上皮增生覆盖创面。

3) 肉芽组织增生和瘢痕形成:大约第3天,伤口底部及边缘长出肉芽组织,填充伤口,直至新覆盖的上皮下。第5～6天起,成纤维细胞产生胶原纤维,大约一个月,肉芽组织逐渐成熟完全转变成瘢痕组织。

(2) 创伤愈合的类型:根据损伤程度及有无感染,分为以下三种类型。

1) 一期愈合:见于组织缺损少、创缘整齐、无感染和异物、缝合严密的伤口,炎症反应轻微,愈合时间短,形成瘢痕少,如无菌手术切口。表皮再生在24～48小时内便可将伤口覆盖。肉芽组织在第3天就可将伤口填满,5～7天胶原纤维形成,将两断端连接。约2～3周完全愈合,留下一条线状瘢痕(图2-14)。

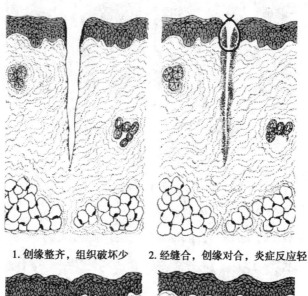

1. 创缘整齐，组织破坏少　　2. 经缝合，创缘对合，炎症反应轻

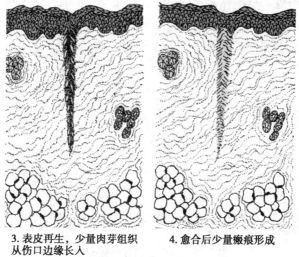

3. 表皮再生，少量肉芽组织
　从伤口边缘长入　　　　　4. 愈合后少量瘢痕形成

图 2-14　创伤一期愈合模式图

2）二期愈合：见于组织缺损较大、创缘不整齐、缝合不严密或无法整齐对合，或伴有感染、异物的伤口。需从伤口底部及边缘长出大量肉芽组织才能将伤口填平，故二期愈合的伤口愈合时间较长，形成瘢痕较大（图 2-15）。

3）痂下愈合：创口表面的血液、渗出物及坏死物质干燥后形成黑褐色硬痂覆盖于创面，创伤在痂下进行愈合，表皮再生完成后，痂皮自行脱落，称为痂下愈合。见于较浅表并有少量出血或血浆渗出的皮肤创伤（如皮肤表浅擦伤）。

一期愈合、二期愈合和痂下愈合的区别（表 2-3）。

表 2-3　一期愈合、二期愈合和痂下愈合的区别

| 愈合类型 | 组织缺损 | 创缘 | 缝合程度 | 感染、异物 | 愈合时间 | 瘢痕 |
|---|---|---|---|---|---|---|
| 一期愈合 | 较小、见于手术切口 | 整齐 | 缝合严密 | 无 | 短 | 小 |
| 二期愈合 | 较大、坏死组织多 | 不整齐 | 不严密、无法缝合 | 有 | 长 | 大 |
| 痂下愈合 | 浅表皮肤擦伤 | 浅 | 不需要缝合 | 无 | 短 | 无 |

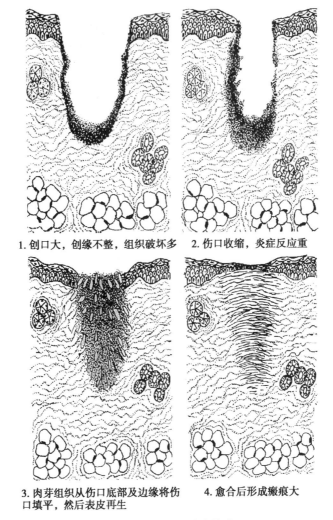

1. 创口大，创缘不整，组织破坏多　　2. 伤口收缩，炎症反应重

3. 肉芽组织从伤口底部及边缘将伤　　4. 愈合后形成瘢痕大
口填平，然后表皮再生

**图 2-15　创伤二期愈合模式图**

2. **骨折愈合**　骨折及时复位、固定是骨折愈合的重要条件。早期活动可改善局部血液循环，促进骨痂改建。其愈合过程可分几个阶段（图 2-16）：

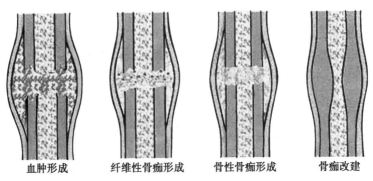

血肿形成　　纤维性骨痂形成　　骨性骨痂形成　　骨痂改建

**图 2-16　骨折愈合过程模式图**

（1）血肿形成期：骨折后第一天，在骨折的断端及其周围可有大量出血形成血肿，数小

时后血肿即可发生凝固,可暂时粘合骨折断端,为肉芽组织的长入与机化创造了条件。

(2)纤维性骨痂形成期:骨折后第二天开始,骨折断端的骨膜处成纤维细胞增生和毛细血管再生形成肉芽组织,逐渐往血肿内长入,最终将其完全取代而机化。约2～3周,肉芽组织逐渐纤维化而变成瘢痕组织,形成纤维性骨痂,又称暂时性骨痂。使骨折两断端紧密连接起来,但无负重能力。

(3)骨性骨痂形成期:在纤维性骨痂形成的基础上,骨母细胞增生并分泌大量胶原纤维和骨基质,沉积于细胞内,转变成骨细胞,形成骨样组织,也称骨样骨痂,使骨折断端的连接更紧密。约在骨折后第3～6周。随着骨基质内钙盐的沉积,骨样组织转变为骨组织,而形成骨性骨痂。骨性骨痂使骨折断端牢固地结合在一起,具有负重功能,约在骨折后第2～3个月。

(4)骨性骨痂改建期:骨性骨痂内骨小梁排列紊乱,不具备正常板层结构。随着站立活动和负重所受应力的影响,骨性骨痂逐渐改建为成熟的板层骨,在骨母细胞的新生骨质形成和破骨细胞使骨质吸收的协调作用下,皮质骨和骨髓腔结构、排列重新恢复正常。约需几个月甚至1～2年完成。

3. 影响创伤愈合的因素

(1)全身因素:①年龄:青少年组织再生能力强,愈合快。老年人与之相反,与血液供应减少及生理功能日益衰退有关;②营养:蛋白质、维生素C、微量元素(锌、钙)等缺乏,肉芽组织及胶原纤维形成不足,伤口愈合延缓;③其他:肾上腺皮质激素能抑制炎症的渗出,抑制肉芽组织增生及胶原纤维的合成,不利伤口愈合,临床上尽量少用此类药物。糖尿病、免疫缺陷病等,也影响伤口愈合。

(2)局部因素:①局部血液循环:保证组织再生所需氧和营养供应;②局部有感染,使肉芽组织生长迟缓,加重局部损伤;③异物:如丝线、纱布、泥沙、金属碎屑等,妨碍伤口愈合并有利于感染;④神经支配:如麻风病引起的溃疡不易愈合,就是神经受损的缘故。因此,临床对神经损伤的伤口,要及时予以缝合,清创术中也要避免伤及神经。

## 复习思考题

1. 名词解释 萎缩、化生、变性、坏死、再生、肉芽组织、坏疽、机化、玻璃样变性、脂肪变性、黏液样变性、凋亡

2. 简述玻璃样变性的病变特点、常见类型及其对机体的影响。

3. 概述坏死的病理变化。

4. 简述细胞再生能力分类并举例。

5. 简述肉芽组织的形态特点及功能。

6. 举例说明化生的病理学意义。

7. 简述影响创伤愈合的因素。

8. 一期愈合与二期愈合的主要区别是什么?

(马海芬)

# 第 三 章

# 局部血液循环障碍

血液循环障碍可分为全身性和局部性两大类。全身性血液循环障碍主要见于心力衰竭等。局部血液循环障碍主要是：①局部组织血管内血液含量异常（充血、淤血、缺血）；②血液内出现异常物质（血栓形成、栓塞和梗死）；③血管内成分逸出血管外（出血、水肿、积液）等。本章主要叙述局部血液循环障碍。

## 第一节　充血和淤血

局部组织血管内血液含量增多称为充血。可分为动脉性充血和静脉性充血。

### 一、充　　血

动脉性充血(arterial hyperemia)是指局部组织、器官动脉内血量增多。充血是动脉输入血量增多，是一个主动过程，又称主动性充血。

1. 原因及类型　在某些因素的作用下，血管舒张神经兴奋性增高或血管收缩神经兴奋性降低，引起局部细动脉扩张，局部组织器官充血。

（1）生理性充血：为适应器官、组织生理功能和代谢增强的需要而发生的充血。如进食后胃肠道黏膜充血，运动后的骨骼肌充血，妊娠的子宫充血等。

（2）病理性充血：常见各种病理状态下的充血。①炎性充血：炎症早期机体为发挥局部防御功能所发生的充血。②减压后充血：局部组织或器官长期受压，当压力突然解除时，受压组织内细动脉反射性扩张所发生的充血，临床上见于多胎妊娠分娩、巨大良性肿瘤摘除等，可能造成局部充血和全身血压下降，应注意避免。③侧支性充血：局部组织慢性缺血、缺氧时，由于局部酸性物质堆积，可能导致侧支血管扩张，对机体有一定的代偿意义。

2. 病理变化　肉眼观，体积增大，颜色鲜红，代谢增强引起局部温度升高。镜下观，局部细动脉和毛细血管扩张充血。

3. 影响及结局　多为暂时性变化，原因消除后，局部血量恢复正常，对机体的影响不大。但部分高血压或动脉粥样硬化的患者，由于情绪激动等原因可导致脑血管充血和破裂，后果严重。临床上常人为造成动脉性充血，改善局部血液供应，治疗一些疾病，如热敷、拔火罐、按摩和红外线照射等透热疗法。

### 二、淤　　血

淤血(congestion)是指器官或局部组织静脉和毛细血管内血量增多，又称静脉性充血。

淤血较动脉性充血更多见、更具有临床意义。

1. 原因　①静脉受压：见于妊娠后期增大子宫压迫髂总静脉发生的下肢淤血水肿，肝硬化时，引起的胃肠道和脾淤血等。②静脉腔阻塞：见于静脉内血栓形成、栓塞等，在侧支循环不能有效建立时，局部出现淤血。③心力衰竭：见于左心衰竭，导致肺淤血，右心衰竭发生体循环淤血，常见有肝淤血等。

2. 病理变化　肉眼观，体积增大，颜色暗红（血液内氧合血红蛋白含量减少而还原血红蛋白增多），如发生在皮肤、黏膜则呈紫蓝色，称为发绀；局部血液停滞，毛细血管扩张，散热增加，体表温度下降。镜下观，局部细静脉和毛细血管扩张、红细胞积聚，有时伴水肿及出血。

3. 影响及结局　取决于淤血组织部位、程度和时间及侧支循环代偿情况等。

（1）淤血性水肿或出血：淤血、缺氧使毛细血管内流体静压增高和毛细血管通透性增高，液体可从血管内漏到组织间隙形成淤血性水肿。漏出液积聚至浆膜腔，引起胸水、腹水和心包积液。毛细血管通透性增高或破裂，引起红细胞漏出，形成小灶性出血，称淤血性出血。

（2）实质细胞萎缩、变性、坏死：长期慢性淤血使细胞缺氧、营养物质不足和代谢中间产物堆积，引起实质细胞的萎缩、变性和坏死。

（3）淤血性硬化：长期淤血使间质纤维组织增生和网状纤维胶原化，器官逐渐硬化，称为淤血性硬化。

4. 重要器官淤血

（1）慢性肺淤血：见于左心衰竭。肉眼观，肺体积增大，暗红色，切面流出泡沫状红色血性液体。晚期肺质地变硬，呈棕褐色，称为肺褐色硬化。镜下观，肺泡壁毛细血管和小静脉高度扩张、充血，肺泡腔内有少量水肿液和红细胞、巨噬细胞。当红细胞被巨噬细胞吞噬后，血红蛋白被转变成含铁血黄素，这种含有含铁血黄素的巨噬细胞称为心力衰竭细胞（彩图3-1）。患者可出现气促、发绀、咳出大量粉红色泡沫痰等。

（2）慢性肝淤血：见于右心衰竭。肉眼观，早期肝脏体积增大，重量增加，包膜紧张，质地变实，切面呈红（淤血区）、黄（脂肪变区）相间的花纹，状似槟榔的切面，故称槟榔肝（彩图3-2）。如严重而长期肝淤血，肝脏间质纤维组织增生，形成淤血性肝硬化。镜下观，肝小叶中央静脉及其附近的肝窦高度扩张充血，使肝细胞发生萎缩、变性，严重者可造成肝细胞坏死，肝小叶边缘肝细胞因瘀血性缺氧而发生脂肪变。

（3）慢性脾淤血：常见于慢性右心衰竭和门脉性肝硬化晚期。肉眼观，脾体积增大，重量增加，质地变实，呈暗红色，切面包膜增厚，可见散在棕褐色结节，称含铁结节。镜下观，脾血窦明显扩张、淤血，脾小结受压萎缩或消失，可见散在灶状含铁血黄素沉积。患者临床表现脾功能亢进。

# 第二节　出　　血

出血（hemorrhage）是指血液从血管、心腔逸出。根据出血的部位，血液流出体外者称外出血，血液溢入体腔或组织内者称内出血。

1. 原因及发生机制　出血有生理性出血和病理性出血。前者如月经期的子宫内膜出血；后者多由创伤、血管病变和出血性疾病等。按出血机制可分为破裂性出血和漏出性出血。

（1）破裂性出血：是指血管壁或心脏破裂而造成的出血，如刺割伤、动脉粥样硬化、动脉瘤、溃疡、结核空洞、恶性肿瘤侵蚀周围血管和心肌梗死形成的室壁瘤破裂等引起的出血。

（2）漏出性出血：是指微循环的毛细血管和毛细血管后静脉通透性增加，血液通过扩大的内皮细胞间隙和受损的基底膜漏出血管外。①血管壁损害：如缺氧、毒素、酸中毒、变态反应、维生素 C 缺乏和静脉压升高等引起毛细血管损害、通透性增加导致的出血。②血小板减少和功能障碍：血小板数量减少，见于再生障碍性贫血、白血病、原发性血小板减少性紫癜、脾功能亢进等；血小板功能异常，如血小板先天性功能障碍、血小板黏附和黏集能力缺陷等。③凝血因子缺乏：如血友病患者缺乏凝血因子Ⅷ或Ⅸ；肝实质病变时凝血因子Ⅶ、Ⅸ、Ⅹ合成减少；DIC 时凝血因子消耗过多等。

2. 病理变化　①内出血：血液积聚在体腔，称体腔积血，如心包积血、关节腔积血和腹腔积血等。在组织内局限性大量出血，称为血肿，如脑出血（图 3-3）、皮下血肿和腹膜后血肿等。少量出血仅能在组织内有数量不等的红细胞或含铁血黄素的存在。②外出血：鼻黏膜出血排出体外称鼻出血；呼吸道出血经口排出体外称咯血；消化道出血经口排出体外称呕血；胃肠出血经肛门排出体外称便血；泌尿道出血经尿排出体外称尿血；微小出血进入皮肤、黏膜和浆膜面形成较小的出血点称瘀点；稍为大的出血称为紫癜；直径超过 1～2cm 的皮下出血灶称瘀斑等。

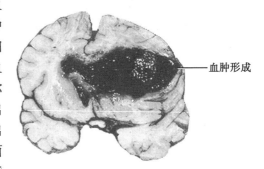

血肿形成

图 3-3　脑出血

3. 对机体的影响　取决于出血的类型、出血量、出血速度和出血部位。短时间内出血量超过循环血量的 20％～25％，可发生出血性休克；生命器官的出血，即使出血量不多，也可引起严重后果，如心脏破裂、脑出血；长期漏出性出血可引起贫血等。

# 第三节　血栓形成

血栓形成（thrombosis）是指在活体的心脏、血管内，血液发生凝固或血液中某些成分凝集形成固体质块的过程。形成的固体质块称血栓（thrombus）。

## 一、血栓形成的条件及机制

1. 心、血管内皮细胞损伤　最重要、最常见的原因，如风湿性和感染性心内膜炎、心肌梗死区心内膜、动脉粥样硬化的斑块等。机制：①血小板黏附于内皮下组织，同时血小板释放活性物质，促进血小板的活化、聚集，加速血液凝固；②暴露出胶原纤维，可激活凝血因子Ⅻ，启动内源性凝血过程；③损伤的内皮细胞可释放组织因子，激活凝血因子Ⅶ，启动外源性凝血过程。由于血小板的粘集和血液凝固系统的激活，导致了血栓的形成。

2. 血流状态的改变　血流变慢或涡流形成时，血小板进入边流，增加血小板与内膜的接触机会，有利于血栓形成。因此，临床上静脉比动脉发生血栓多 4 倍，下肢静脉血栓较上肢多见。如长期卧床、心力衰竭和下肢静脉曲张等患者。

3. 血液凝固性增加 严重烧伤、创伤,大手术或产后大出血,妊娠高血压综合征、高脂血症和吸烟等,引起血小板增多和黏附性增加,以及血液浓缩、凝血因子浓度增高等,易形成血栓。

必须强调血栓形成过程中以上条件往往同时存在,但也可某一条件为主。临床上在寻找血栓形成的原因时,要注意全面观察、综合分析。

## 二、血栓形成的过程、类型及形态

1. 血栓形成过程 首先血小板黏附于内膜损伤后裸露的胶原表面,血小板被激活并释放活性因子,促进血小板聚集,形成血小板小堆。随后内源性和外源性凝血途径激活,使纤维蛋白原转变为纤维蛋白,使黏附的血小板固定于损伤的血管内膜表面,成为血栓的起始点。血栓的发生、发展以及血栓的形态、组成成分和大小,取决于血栓形成部位和局部的血流速度等因素(图 3-4)。

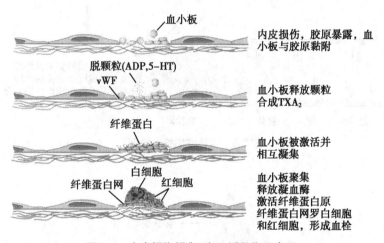

图 3-4 内皮细胞损伤、血小板黏集示意图

2. 类型及形态

(1) 白色血栓:常位于血流较快的心瓣膜、心腔或大动脉内,如急性风湿心内膜炎时,在二尖瓣膜上形成白色血栓。在静脉血栓中,白色血栓是血栓的头部。肉眼观,血栓呈灰白色小结节状,表面粗糙,质地较实,与心血管内膜紧密粘连(图 3-5)。镜下观,主要由血小板和少量纤维蛋白构成,又称血小板血栓或析出性血栓。

(2) 混合血栓:在静脉血栓形成血栓头部后,其下游的血流速度变慢和出现漩涡,形成新的血小板小堆,如此反复进行,血小板黏附形成不规则梁索状或珊瑚状突起(血小板小梁),在血小板小梁间血液凝固形成纤维蛋白网,网眼内充满红细胞。镜下观,主要由血小板梁、黏附白细胞及纤维蛋白网络的红细胞组成(图 3-6)。肉眼观,混合血栓呈灰白色和红褐色层状交替结构。发生于心腔内、动脉粥样硬化溃疡部位的混合血栓,称附壁血栓。

(3) 红色血栓:主要见于静脉内混合血栓逐步增大,使局部血流停止,血液发生凝固形成红色血栓,是血栓的尾部。肉眼观,新鲜红色血栓为暗红色,光滑湿润,有一定弹性,与血管壁无粘连,与死后血凝块相似,时间稍久因水分被吸收,变得干燥、无弹性易碎,可脱落形成栓塞。

(4) 透明血栓:是一种特殊类型的血栓,发生于全身微循环小血管内,只有在镜下可见,又称微血栓。其成分主要是纤维蛋白,故又称纤维蛋白性血栓,最常见于弥散性血管内凝血。

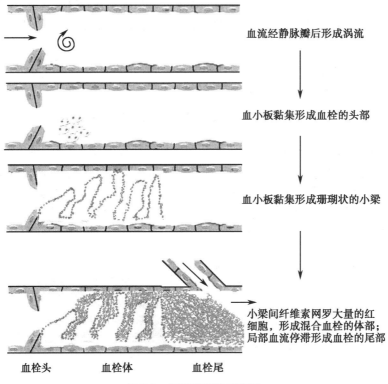

血流经静脉瓣后形成涡流

↓

血小板黏集形成血栓的头部

↓

血小板黏集形成珊瑚状的小梁

↓

小梁间纤维素网罗大量的红细胞，形成混合血栓的体部；局部血流停滞形成血栓的尾部

血栓头        血栓体        血栓尾

**图 3-5　延续性血栓示意图**

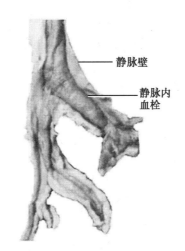

静脉壁

静脉内血栓

**图 3-6　静脉内延续性血栓(大体)**

## 三、血栓的结局

1. **溶解、吸收或脱落**　血栓中的纤维蛋白溶解酶和白细胞崩解释放的溶蛋白酶，可使血栓逐渐溶解、软化，小的血栓可完全溶解、吸收；较大的血栓部分溶解软化，在血流的冲击下脱落成为栓子，随血流运行引起栓塞。

2. **机化、再通**　血栓机化是由血管壁向血栓内长入新生的肉芽组织的过程。见于纤维蛋白酶系统活性不足，血栓存在时间较长时则发生机化。再通是机化后的血栓干燥、收缩或部分溶解,使血栓与血管壁之间出现裂隙以及血栓本身出现裂隙,新生的血管内皮细胞覆盖于裂隙表面,形成新的血管腔,使阻塞血管的血流得到部分疏通的现象(图 3-7)。

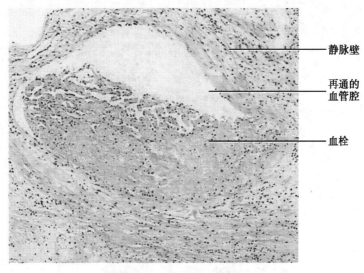

图 3-7　血栓的机化与再通

3. 钙化　是指没有完全机化的血栓内发生钙盐沉积。在动脉或静脉内形成动脉石或静脉石。

## 四、血栓对机体的影响

血栓对机体有一定的防御功能,血管破裂处的血栓形成可以防止出血,炎症病灶周围小血管内的血栓形成,可防止病原微生物扩散。但血栓形成对机体有许多不利的影响,这取决于血栓的部位、大小、类型和血管腔阻塞的程度,以及有无侧支循环的建立。

1. 阻塞血管　动脉血栓形成,可引起局部器官或组织缺血、缺氧,实质细胞发生萎缩、变性、坏死(梗死);静脉血栓形成,可引起淤血、水肿、出血等。

2. 栓塞　血栓整体或部分脱落形成栓子,随血流运行引起栓塞。

3. 心瓣膜变形　如风湿性心内膜炎,心瓣膜上反复形成的血栓机化,使瓣膜增厚变硬、粘连和卷曲,可造成瓣膜口狭窄或关闭不全。

4. 广泛性出血　见于弥散性血管内凝血,微循环内广泛性纤维素性血栓形成,继而纤溶活性增强,可引起患者广泛性出血和休克。

# 第四节　栓　塞

栓塞(embolism)是指循环血液中出现不溶于血液的异常物质,随血流运行阻塞血管腔的现象。阻塞血管的异常物质称为栓子。栓子可以是固体、液体或气体。最常见的栓子是血栓栓子。

## 一、栓子运行的途径

栓子运行的途径一般与血液流向一致(图 3-8),最终停留在口径与其相当的血管并阻断血流。来自不同血管系统的栓子,其运行途径不同。

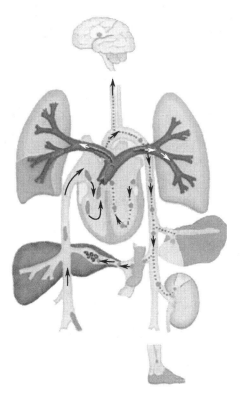

图 3-8 血栓运行途径

1. **主动脉系统及左心栓子** 随动脉血流运行,阻塞于各器官的小动脉内,常见于脑、脾、肾及四肢等。

2. **体静脉系统及右心栓子** 随血流进入肺动脉主干或其分支,引起肺栓塞。某些体积小而又富于弹性的栓子(脂肪栓子、羊水栓子和空气栓子)可通过肺泡壁的毛细血管流入左心,进入体动脉系统,阻塞动脉小分支。

3. **门静脉系统的栓子** 来自肠系膜等门静脉系统的栓子,可引起肝内门静脉分支的栓塞。

4. **交叉性栓塞** 又称反常性栓塞。偶见于房间隔或室间隔缺损的患者,右心或腔静脉系统的栓子可通过缺损部位进入左心,引起体循环动脉系统栓塞。

5. **逆行性栓塞** 极罕见,下腔静脉内的栓子,在胸、腹腔压力突然增高时,可使血栓一时性逆流至股、肝或肾静脉分支,并引起栓塞。

## 二、栓塞的类型及其对机体的影响

1. **血栓栓塞(thromboembolism)** 最常见,由于血栓栓子的来源、大小和栓塞部位的不同,对机体影响也不同。

(1)肺动脉栓塞:来自静脉系统的血栓栓子常栓塞于肺动脉,绝大多数(95%以上)是下肢静脉血栓脱落后随血流至肺动脉。其后果取决于栓子的大小、数量和心肺功能的状况。较大的栓子可阻塞肺动脉主干或其大分支内,栓子较小但数量较多时,可广泛栓塞肺动脉分支,均可引起严重后果,患者可因呼吸、循环衰竭而死亡(猝死)。单一的小血栓栓塞肺动脉小分支,因肺组织有肺动脉和支气管动脉双重血液供应,一般不造成严重后果。但若伴有严重的肺淤血,使支气管动脉供血受阻,可引起肺出血性梗死。

（2）体循环动脉栓塞：栓子80％来自左心附壁血栓和心瓣膜（心内膜炎）上的赘生物等。主要栓塞部位是脑、肾、脾、肠和下肢等。心、脑的栓塞常可发生梗死，导致心、脑功能严重障碍，重者危及生命；而肾、脾栓塞很少危及生命；肝脏双重供血，很少发生梗死。

2. 气体栓塞（gas embolism）　是指大量气体迅速进入血循环或原溶于血液内的气体迅速游离形成气泡，阻塞心、血管所引起的栓塞。

（1）空气栓塞：头颈部、胸壁和肺部静脉受伤时，由于静脉腔内的负压，空气可由损伤口吸入静脉，引起空气栓塞。分娩或流产时，由于子宫强烈收缩，可将空气挤入子宫壁破裂的静脉窦内。其后果取决于进入的速度和气体量。少量气体入血，可溶解于血液，不会发生气体栓塞。但若大量气体（100ml）快速进入静脉，随血流达到右心后，因心脏搏动，将空气和血液搅拌形成大量泡沫血，阻碍静脉血液的回流，并引起肺动脉断流、严重的循环障碍，患者出现呼吸困难、发绀，甚至猝死。

（2）减压病：人体从高压环境迅速进入常压或低气压环境时，原溶解于血液和组织中的氧、二氧化碳和氮迅速游离形成气泡，因氧和二氧化碳可再溶解于体液内被吸收，而氮气在体内溶解迟缓，致使氮气在血液或组织内形成很多微气泡或融合成大气泡，引起气体栓塞，又称为氮气栓塞。

3. 羊水栓塞（amniotic fluid embolism）　是由羊水进入母体血液循环造成的栓塞。常见于分娩过程中，当发生羊膜早破或胎盘早剥，尤其又发生胎儿阻塞产道时，因子宫强烈收缩，宫内压力升高，可能将羊水压入子宫壁破裂的静脉窦，随血液循环进入肺动脉分支、小动脉及毛细血管内引起羊水栓塞。羊水栓塞是分娩过程中罕见而严重的并发症，除肺循环机械性阻塞外，羊水还可引起过敏性休克和弥散性血管内凝血，患者常在分娩过程中或分娩后突然出现呼吸困难、发绀、抽搐、休克甚至死亡。镜下观，肺小动脉和毛细血管内有羊水成分，如角化上皮、胎脂、胎毛和胎粪等。

4. 脂肪栓塞（fat embolism）　是指循环血流中出现脂肪滴阻塞小血管。常见于长管状骨骨折、骨科手术、严重的脂肪组织挫伤以及脂肪肝受挤压时，脂肪细胞破裂并释出脂滴，由破裂的小静脉进入血液引起脂肪栓塞。后果取决于脂滴的大小和数量以及栓塞部位，如少量脂滴入血，可被巨噬细胞吞噬或被脂酶分解清除，如大量脂滴短期内进入肺循环，可引起窒息和急性右心衰竭，甚至死亡。

5. 其他栓塞　恶性肿瘤细胞可侵入附近血管，随血液流到其他部位，造成肿瘤细胞栓塞和血道转移；细菌、寄生虫进入血流成为栓子并造成栓塞。

# 第五节　梗　　死

梗死（infarct）是指由于血管阻塞、血流停止导致局部组织、器官缺氧而发生的坏死。梗死多是指动脉供应阻塞而发生的局部组织缺血、坏死；但静脉阻塞，局部血流淤积、缺氧，也可引起梗死。

## 一、梗死形成的原因和条件

1. 原因　①血栓形成：最常见的原因，如冠状动脉粥样硬化和脑动脉粥样硬化并发血栓形成时，引起心肌梗死和脑梗死，肠系膜静脉血栓形成引起所属静脉引流中断的梗死；②动脉栓塞：多见血栓栓塞，也可是气体、脂肪栓塞，常引起肾、脾、肺等器官的梗死；③动脉痉挛：很少见，如在冠状动脉粥样硬化基础上，发生动脉强烈和持续痉挛，可引起心肌梗死；④血管受压闭塞：肠扭转、肠套叠、卵巢囊肿蒂扭转等引起血管受压而发生局部组织梗死。

2. 条件 血管阻塞是否造成梗死，还与下列因素有关：①供血血管的类型双重血液循环的器官，如肺、肝等，一般不易引起梗死，而吻合支很少的器官，如肾、脾和脑，动脉发生阻塞时，易引起梗死。②组织对缺血、缺氧的敏感程度：大脑及心肌细胞对缺血、缺氧耐受性最低，脑缺血 3～4 分钟，心肌细胞缺血 20～30 分钟即梗死。

## 二、梗死的类型及病理变化

根据梗死灶含血量的多少和是否合并细菌感染，可分为以下三种类型。

1. 贫血性梗死（anemic infarct） 是指梗死灶含血量少，呈灰白色，又称白色梗死。常发生于组织结构致密、侧支循环不丰富的实质器官，如脾、肾、心和脑组织。肉眼观，梗死灶呈灰白色，质较硬，梗死灶周围有明显的充血、出血带，与周围组织分界清楚（彩图 3-9）。如肾、脾梗死呈锥形，切面呈楔形或扇形，其尖端位于血管阻塞处，底部位于器官的表面；心肌梗死形状不规则；脑梗死为液化性坏死。后期梗死灶机化，初由肉芽组织取代，以后形成瘢痕组织。镜下观，贫血性梗死灶呈凝固性坏死。

2. 出血性梗死（hemorrhagic infarct） 是指梗死灶弥漫性出血，呈暗红色，又称红色梗死。常见于组织疏松、有双重血液供应、吻合支丰富的器官，如肺、肠等。肉眼观，梗死灶呈暗红色，肿胀，与周围组织分界不清。肺梗死常见于肺淤血时，梗死灶常位于肺下叶，呈锥体形，尖端朝向肺门，底部紧靠肺膜；肠管梗死呈节段性暗红色（彩图 3-10）。镜下观，梗死区组织坏死和弥漫性出血。

3. 败血性梗死 是指含有细菌的栓子阻塞血管引起梗死。常见于急性感染性心内膜炎，含细菌的栓子从心内膜脱落，随血流运行引起相应组织、器官动脉栓塞。梗死灶内可见细菌团及大量炎细胞浸润，若化脓性细菌引起脓肿。

## 三、梗死对机体的影响

梗死对机体的影响取决于梗死的器官、梗死灶的大小和发生的部位，以及有无感染等。如心、脑梗死，范围小者出现相应的功能障碍，范围大者可危及生命。如发生在肾、脾，对机体影响不大，仅引起局部症状，如肾梗死可出现腰痛，不影响肾功能。肺、肠梗死若继发腐败菌感染，不但可以引起坏疽，还可引起败血症、弥漫性腹膜炎等严重后果。

## 复习思考题

1. 简述淤血的原因、病理变化及后果。
2. 血栓形成的条件有哪些？简述血栓的类型及构成。
3. 血栓的结局有哪些？血栓形成对机体有何影响？
4. 简述栓子运行的途径。
5. 简述栓塞的类型，血栓栓塞对机体的影响。
6. 列出引起梗死的原因。简述贫血性梗死及出血性梗死的病变特点。
7. 血栓形成、栓塞、梗死之间有何联系？

（周 洁）

# 第 四 章

# 水、电解质代谢紊乱

体液由体内的水与溶解于其中的电解质和非电解质等共同组成。机体的新陈代谢等依赖于水、电解质的相对恒定。水、电解质代谢紊乱,往往导致代谢和器官的功能障碍,甚至危害生命。

## 第一节　水、钠代谢紊乱

水、钠代谢紊乱在临床上比较常见。根据水、钠在体内减少或增多分两大类:水、钠在体内减少(高渗性脱水、等渗性脱水、低渗性脱水)和水、钠在体内增多(水中毒、水肿和盐中毒)。

## 一、脱　　水

脱水(dehydration)是指由于水、钠的丢失过多或摄入不足致使机体的体液容量明显减少,并引起一系列功能、代谢变化的病理过程。根据细胞外液渗透压的高、低分为高渗性脱水、等渗性脱水、低渗性脱水。

### (一) 高渗性脱水

高渗性脱水(hypertonic dehydration)是指失水多于失钠,细胞外液呈高渗状态,血浆渗透压>310mmol/L,血清钠>150mmol/L,又称缺水性脱水。

1. 原因及机制

(1) 饮水不足:①见于水源断绝,如沙漠迷路、航海遇难者;②不能或不会饮水,如吞咽困难和昏迷患者等。

(2) 失水过多:①肾脏丢失:尿崩症患者排出大量低渗尿,注射甘露醇、高渗葡萄糖等引起渗透性利尿。②胃肠道丢失:频繁呕吐、严重腹泻等。③皮肤丢失:环境高温、剧烈运动、发热等大量出汗。④呼吸道丢失:哮喘状态、过度通气、发热等使呼吸道水分蒸发。

2. 对机体的影响

(1) 口渴:由于细胞外液高渗,通过渗透压感受器刺激口渴中枢,引起口渴感;循环血量减少及唾液分泌减少引起口干舌燥。但衰弱的病人和老年人,口渴反应可不明显。

(2) 少尿、高比重尿:高渗刺激下丘脑渗透压感受器,ADH 分泌增加,肾小管重吸收水分增多,引起少尿、尿比重升高,严重脱水可无尿。

(3) 脱水热:严重脱水时,汗腺分泌减少,皮肤蒸发水分减少,散热障碍,导致体温升高,临床上称脱水热,婴幼儿较常见。

(4) 脱水征:严重脱水时,细胞外液量明显减少,病人眼窝及婴儿前囟凹陷,皮肤、黏膜干燥,皮肤弹性降低,重者血压下降,脉搏细速。

(5) 细胞内液减少:由于细胞外液高渗,使渗透压相对较低的细胞内液向细胞外转移,这有助于循环血量的恢复,早期血压下降不明显,但严重时血压可下降。同时,引起内液明显减少而致细胞脱水,细胞体积缩小(图 4-1、图 4-2)。

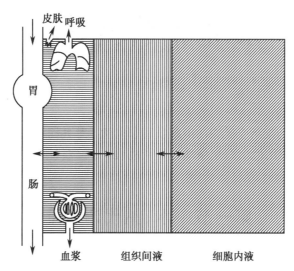

图 4-1 正常成人体液的分布与交换示意图

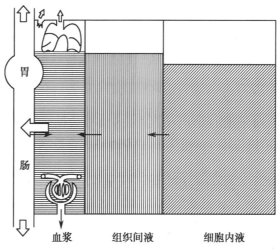

图 4-2 高渗性脱水原因及体液变化示意图

(6) 代谢紊乱:由于细胞内脱水,可引起代谢紊乱,导致酸中毒、氮质血症和器官功能障碍。

(7) 脑功能障碍:脑细胞脱水,可引起中枢神经系统功能障碍,患者出现嗜睡、肌肉抽搐、昏迷、甚至死亡;严重时,脑体积缩小,使颅骨与脑皮质之间的血管张力增大,引起静脉破裂而出现局部脑出血和蛛网膜下腔出血。

**(二) 低渗透性脱水**

低渗透性脱水(hypotonic dehydration)是指失钠多于失水,细胞外液呈低渗状态,血浆渗透压<280mmol/L,血清钠<130mmol/L,又称缺钠性脱水。

1. 原因及机制

(1) 肾外性失钠：严重呕吐、腹泻、大量出汗、烧伤丢失血浆等，只注重补充水或葡萄糖等，张力过低的液体，忽略补充钠。

(2) 经肾丢失钠：①长期使用噻嗪类、依他尼酸等排钠性利尿药；②失盐性肾病、急性肾衰竭多尿期，肾小管重吸收钠减少；③肾上腺皮质功能减退等。

2. 对机体的影响

(1) 细胞外液显著减少：由于细胞外液呈低渗状态，水分可从细胞外液向渗透压相对较高细胞内转移，导致细胞内水肿，细胞外脱水（图 4-3）。

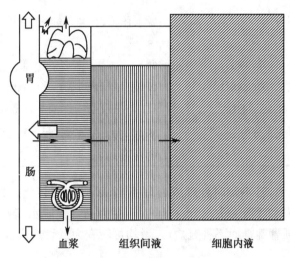

图 4-3　低渗性脱水原因及体液变化示意图

(2) 口渴不显著：口渴中枢兴奋性降低，病人一般无口渴感。晚期可因血压降低和继发性血管紧张素Ⅱ升高，刺激下丘脑口渴中枢，出现口渴症状。

(3) 尿量减少不明显：血浆渗透压降低，ADH 分泌减少，尿量不增多或减少。但是伴有失液性休克时，因肾血流减少可出现少尿、无尿和氮质血症。

(4) 脑细胞水肿：由于细胞外液呈低渗状态，水分可从细胞外液转移到脑细胞内。低钠血症和脑细胞水肿，病人表现疲乏无力、恶心、呕吐、精神淡漠、嗜睡、昏迷等精神神经症状。

(5) 休克：由于丢失大量细胞外液，血容量明显减少，血压早期下降，易出现休克。

(6) 脱水征：组织间液明显减少，表现为皮肤弹性降低，黏膜干燥，眼窝和婴儿囟门凹陷等。

**（三）等渗性脱水**

等渗性脱水（isotonic dehydration）是指水与钠等比例丢失，细胞外液渗透压不变，血清钠浓度在 $130\sim150\text{mmol/L}$ 之间，血浆渗透压在 $280\sim310\text{mmol/L}$ 之间，又称混合性脱水。

1. 原因及机制　①常见于消化液丢失，如严重呕吐、腹泻、小肠瘘，长时间胃肠减压等；②血浆丢失，如大面积烧伤、创伤等；③胸、腹水丢失，如反复放胸水、腹水，胸腹腔炎症渗出液引流等。

2. 对机体的影响　等渗性脱水时，主要丢失细胞外液，初期细胞内液量变化不大。由于血容量减少，机体 ADH 和醛固酮分泌增多，促进肾重吸收钠、水增多，引起尿少等，如等渗性脱水不进行处理，患者可通过不显性蒸发和呼吸等途径不断丢失水分，而转为高渗性脱水。如果补给过多的低渗溶液则可转变为低渗性脱水。临床表现有高渗性脱水和低渗性脱水的症状。

三型脱水的比较(表4-1)。

表4-1　三型脱水的比较

| 比 较 项 目 | 高渗性脱水 | 低渗性脱水 | 等渗性脱水 |
| --- | --- | --- | --- |
| 发病原因 | 水摄入不足或丧失过多 | 体液丧失而单纯补水 | 水钠成比例丢失 |
| 发病机制 | 细胞外液高渗,细胞内液丧失为主 | 细胞外液低渗,细胞外液丧失为主 | 细胞外液等渗,以后高渗,细胞内外液均有丧失 |
| 主要表现 | 口渴,尿少,脑细胞脱水 | 脱水体征,休克,脑细胞水肿 | 口渴,尿少,脱水体征,休克 |
| 尿比重 | 高(1.025以上) | 低 | 低 |
| 尿钠浓度 | 高(>50mmol/L) | 极低(<20mmol/L) | 减低 |
| 血清钠浓度 | >150mmol/L | <130mmol/L | 130~150mmol/L |
| 治疗原则 | 补充水分为主 | 补充生理盐水或3%高渗盐水 | 补充生理盐水 |

以上三种类型脱水,若不及时处理或处理不当,可以互相转化。如等渗性脱水不经处理,继续通过皮肤蒸发和呼吸丢失水分,则可以转变为高渗性脱水;若对高渗脱水或等渗脱水的病人,只补充水或葡萄糖而不补充盐,二者均可转变为低渗性脱水。

**(四) 预防原则**

1. 积极采取预防措施　去除病因,如呕吐、腹泻,大面积烧伤,大量出汗等。

2. 病情观察、及时治疗　严密观察患者脉搏、血压等体征,出、入液量,尿量及尿比重,皮肤的弹性、口渴、精神状态,作为体液补充的依据。按照"定量、定性、定速","先盐后糖、先快后慢、先浓后淡、见尿补钾"的原则进行补液。

# 二、水 中 毒

水中毒(water intoxication)是指各种原因引起水分在体内潴留,细胞内、外液容量增多,血清钠浓度<130mmol/L,血浆渗透压<280mmol/L,并出现一系列的临床症状和体征,又称高血容量性低钠血症。

1. 原因及机制　①肾脏排水能力降低:见于急性肾衰竭少尿期、慢性肾衰竭晚期、心力衰竭和肝硬化等。②水摄入过多:见于精神性饮水和持续大量饮水,低渗性脱水时,静脉输入含盐少的液体过多过快,超过肾脏的排水能力等。③ADH分泌过多:常见于手术、大失血,某些恶性肿瘤、中枢神经系统疾病、肺部感染,肾上腺皮质激素分泌减少,对下丘脑分泌ADH的抑制作用减弱,ADH分泌增多,使远曲小管和集合管对水的重吸收增强,肾排水量减少。

2. 对机体的影响　水中毒时,过多水分在体内潴留,引起细胞内、外液容量均增多,渗透压降低,导致组织形态改变、代谢紊乱、器官功能障碍。水中毒对脑组织水肿使颅内压升高,引起头痛、恶心、呕吐、失语、视乳头水肿等,严重者可发生脑疝而导致呼吸、心跳停止。

3. 预防原则　①防治原发病,应严格限制水的摄入量,使入量小于出量;②病情观察,及时治疗:观察病人的血压、脉搏、呼吸及中枢神经系统的症状;重症患者应给予高渗盐水,甘露醇等。

# 三、水　肿

水肿(edema)是指过多的体液在组织间隙、体腔中积聚。过多的体液在体腔内积聚,又称积水,如胸腔积水、心包腔积水、腹腔积水等。

根据水肿性质分为炎性水肿和非炎性水肿;根据水肿分布范围分为全身性水肿和局部性水肿(肺水肿、脑水肿、皮下水肿等);根据引起水肿的原因分为肾性水肿、肝性水肿、淋巴性水肿、炎性水肿等。

## (一) 原因及发生机制

正常情况下,组织间液量保持相对恒定,这种恒定有赖于血管内外液体的交换平衡和机体内外液体交换平衡。如果这种平衡遭到破坏,导致水肿。

1. 血管内、外液体交换失衡——组织液的生成多于回流

(1) 毛细血管内流体静压增高:毛细血管内流体静压增高使有效滤过压增高,组织液生成增多,当超过淋巴回流的代偿能力时,便引起水肿,如心力衰竭引起的全身性水肿,肝硬化时引起的腹水,静脉血栓形成的局部水肿等。

(2) 血浆胶体渗透压降低:主要取决于血浆白蛋白的含量。当血浆白蛋白的含量减少时,血浆胶体渗透压降低,有效滤过压增大,组织液的生成增多,导致水肿。常见于:①蛋白质摄入不足,如胃肠道疾病,消化吸收障碍;②蛋白质合成减少,如肝脏疾病等;③蛋白质丢失过多,如肾病综合征、肾炎等,大量蛋白从尿中排除;④分解代谢增强,如慢性感染、恶性肿瘤等。

(3) 毛细血管壁通透性增加:如感染、创伤、烧伤、冻伤、放射损伤、化学物质损伤、昆虫咬伤、变态反应疾病、缺氧和酸中毒等均可直接或间接损伤毛细血管壁使其通透性增加,血浆中蛋白质滤出增多,造成血浆胶体渗透压降低,组织液胶体渗透压升高,使组织液的生成大于回流,发生水肿。

(4) 淋巴回流受阻:淋巴回流受阻引起的水肿,也称淋巴性水肿。当淋巴回流受阻时,不仅组织液不易经淋巴管返回血液,同时也不能将组织液中的微量蛋白质通过淋巴回流带走,使组织液的胶体渗透压升高,形成淋巴性水肿。临床常见于丝虫病(象皮病)、恶性肿瘤切除后(广泛切除淋巴结,导致淋巴回流受阻,发生淋巴性水肿)等(图 4-4)。

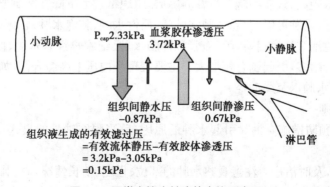

图 4-4　正常血管内外液体交换示意图

2. 体内、外交换平衡失调——水、钠潴留

(1) 肾小球滤过率降低：常见原因：①急性或慢性肾小球肾炎时，大量肾小球病变，使滤过面积明显减少；②心力衰竭、肝硬化腹水等，有效循环血量明显减少等。二者均可导致肾小球滤过率降低，原尿生成减少，导致钠水潴留。

(2) 近曲小管重吸收钠、水增多：主要见于：①心房钠尿肽分泌减少：当有效循环血量明显减少时，致使心房钠尿肽分泌减少，近曲小管对钠水的重吸收增加。②肾小球滤过分数增加：肾小球滤过分数＝肾小球滤过率/肾血浆流量。当充血性心力衰竭时，有效循环血量减少，肾血流量随之下降，引起肾素-血管紧张素分泌增多，近曲小管重吸收钠和水增加，导致钠水潴留。

(3) 远曲小管和集合管重吸收钠、水增加：①醛固酮增多：心力衰竭、肝硬化腹水等，有效循环血量下降，肾血管灌注压下降，可使近球细胞分泌肾素增加，肾素-血管紧张素-醛固酮系统被激活，使醛固酮分泌增多；肝硬化患者，肝细胞灭活醛固酮减少，醛固酮分泌增加。②抗利尿激素(ADH)分泌增加：心力衰竭等，有效循环血量减少，使左心房和胸腔大血管的容量感受器刺激减弱，反射性地引起 ADH 分泌增加；醛固酮增加，促使肾小管对钠重吸收增多，血浆渗透压增高，刺激下丘脑渗透压感受器，使 ADH 分泌与释放增加。抗利尿激素和醛固酮增多，远曲小管和集合管对水钠的重吸收增加，导致钠水潴留。

临床上水肿发生通常是几个因素共同作用或相继作用的结果。不同类型水肿或同一水肿的不同阶段其发生机制也不完全相同。

**(二) 水肿的临床特点及对机体的影响**

1. 水肿的临床特点　①水肿液的特点：根据是否由炎症引起分为渗出液与漏出液(参考炎症一章)。②皮肤水肿特点：表现皮下水肿，由于皮下组织间隙液体过多积聚，皮肤肿胀、发亮，弹性差，压之有凹陷或压痕，称为凹陷性水肿或显性水肿。若组织间液有一定程度的积聚，但不出现压痕或凹陷，称隐性水肿。③全身性水肿分布特点：心源性水肿常首先出现于低垂部位，以下肢最早出现，久病卧床者，则以骶部最明显。肝性水肿引起腹水。肾性水肿首先发生在组织疏松的眼睑部等。

2. 水肿对机体的影响

(1) 有利方面：①炎症时，水肿液具有稀释细菌及其毒素，阻碍细菌扩散，增加局部抵抗力等；②水肿的发生使大量液体转移至组织间隙，可防止循环系统压力急剧上升，从而避免引起血管破裂和急性心力衰竭的危险等。

(2) 不利方面：①细胞营养障碍：水肿使细胞与毛细血管间的距离增大，增加了营养物质在细胞间的弥散距离，致使细胞发生营养障碍，组织抵抗力下降。②重要生命器官或部位的功能障碍：如喉头水肿可引起窒息；肺水肿(间质性水肿、肺泡水肿)临床表现呼吸困难、缺氧、发绀，咳粉红色泡沫样痰；脑水肿(血管源性脑水肿、细胞毒性脑水肿、间质性脑水肿)是脑组织的液体含量增多，引起脑容积增大。主要表现颅内压增高综合征，如剧烈头痛、呕吐、血压升高、视乳头水肿以及躁动等。

**(三) 预防原则**

1. 积极采取预防措施　消除引起水肿的原因，适当限制钠盐的摄入，如充血性心力衰竭、肝硬化等。

2. 病情观察，及时治疗　注意观察水肿的部位、程度、消长情况，心、肺、肝、肾等器官的功能等。控制输液量和速度等。

# 第二节　钾代谢紊乱

钾是生命所必须的物质之一,临床上许多疾病常伴有钾代谢紊乱。钾代谢紊乱主要是指细胞外液钾离子浓度的异常变化,包括低钾血症和高钾血症。

## 一、低 钾 血 症

低钾血症(hypokalemia)是指血清 $K^+$ 浓度低于 3.5mmol/L。低钾血症时,体内的总钾量可正常(细胞内外分布异常),称钾正常性低钾血症或降低(体内总钾量缺少)称缺钾性低钾血症。

1. 原因及机制

(1) 钾摄入不足:长期不能进食或禁食,如肠梗阻、昏迷、胃肠手术等。

(2) 钾丢失过多:①消化液丢失:消化液中 $K^+$ 的含量较高,如长期大量呕吐、腹泻、胃肠引流、反复灌肠等。②肾脏丢失:如噻嗪类、依他尼酸及呋塞米等长期应用排 $K^+$ 利尿剂,促进排 $K^+$;肾小管性酸中毒,远曲小管性酸中毒系集合管 $H^+$ 排泄和 $K^+$ 重吸收受阻,近曲小管性酸中毒系近曲小管重吸收 $HCO_3^-$ 和 $K^+$ 障碍所致;肾上腺皮质激素过多,见于原发性或继发性醛固酮增多症及长期大量使用皮质激素的患者,可促进肾排钾增多。③其他途径:大量出汗、大面积烧伤、放腹水、腹膜透析等均可导致 $K^+$ 的丢失,引起低钾血症。

(3) 细胞外 $K^+$ 转移到细胞内:①碱中毒:细胞内 $H^+$ 与细胞外 $K^+$ 交换;②应用胰岛素:胰岛素能增强 $Na^+$-$K^+$-ATP 酶活性,促使钾离子随葡萄糖进入细胞内合成糖原;③甲状腺功能亢进:甲状腺激素使 β 肾上腺素能受体活性增强,并可提高 $Na^+$-$K^+$-ATP 酶的活性,促进细胞外 $K^+$ 向细胞内转移;④低血钾症性周期性瘫痪:这是常染色体显性遗传,常在剧烈运动、应激、给胰岛素时,$K^+$ 急剧进入细胞内;⑤其他:水中毒、输液过多过快,也可导致稀释性低钾血症。

2. 对机体的影响

(1) 对神经肌肉的影响:因低钾血症时,使细胞内、外钾浓度比值增高,细胞内 $K^+$ 外流增多,导致静息电位负值增大,使静息电位距阈电位($-70mV$)之间的距离增大,而处于超极化阻滞状态,除极化发生障碍,使肌细胞兴奋性降低,收缩及传导均受影响,引起肌无力、肌麻痹,腱反射减弱甚至消失,严重者出现呼吸肌麻痹或麻痹性肠梗阻。

(2) 对心脏的影响:①心肌兴奋性增高:低钾血症时,心肌细胞膜对 $K^+$ 的通透性降低,$K^+$ 向外流量减少,静息电位负值变小,较弱的刺激即可引起心肌兴奋性。②心肌自律性升高:低血钾时,心肌细胞膜对 $K^+$ 的通透性降低,心肌快反应自律细胞 4 期自动去极化时 $K^+$ 外流减慢,$Na^+$ 内流相对加快,自动去极化速度加快,从而更快地达到阈电位,使自律性升高。③心肌传导性降低:低钾血症时,因心肌细胞静息电位负值变小,去极化时钠内流的数量和速度下降,使 0 期去极化速度和幅度降低,使心肌细胞兴奋性冲动传导减慢。④心肌收缩性增强:急性低血钾时,由于复极化 2 期 $Ca^{2+}$ 内流加速,心肌细胞内 $Ca^{2+}$ 浓度增高,兴奋-收缩耦联加强,使心肌收缩性加强。严重时,慢性低钾血症,使心肌细胞代谢障碍而发生心肌细胞变性、坏死,而心肌收缩性减弱。

心电图表现:血清 $K^+$ 低于 3.5mmol/L 时,T 波宽而低,Q-T 间期延长,出现 U 波;严重者,T 波倒置,S-T 段下降及各种心律失常。

（3）对肾脏的影响：长期或严重低血钾症可导致肾小管上皮细胞变性、坏死，尿浓缩功能障碍。病人出现多尿，低比重尿。

（4）对中枢神经系统的影响：由于缺 $K^+$ 引起糖代谢障碍，脑细胞的能量减少，临床出现精神萎靡、表情淡漠、反应迟钝，重者出现嗜睡、昏迷等。

（5）对酸碱平衡的影响：可合并代谢性碱中毒。低血钾时，细胞内 $K^+$ 向细胞外释出，细胞外 $H^+$ 进入细胞内，使细胞外 $H^+$ 浓度降低；低钾血症时，远曲小管内 $K^+$-$Na^+$ 交换减少，故 $H^+$-$Na^+$ 交换增多，因而尿排 $H^+$ 增多，回吸收 $HCO_3^-$ 增多，此时血液呈碱性，而尿液呈酸性，称反常性酸性尿。

3. **防治原则** ①积极采取预防措施：消除和预防引起低钾血症的原因；②病情观察，及时治疗：观察患者尿神经肌肉表现、心电图、血钾浓度等，严格掌握补钾原则："补钾不过量、浓度不过大、速度不过快、无尿不补钾"。

# 二、高钾血症

高钾血症（hyperkalemia）是指血清 $K^+$ 浓度超过 5.5mmol/L。

1. 原因及机制

（1）肾脏排钾障碍：①急性或慢性肾功能不全的少尿，肾排钾减少；②肾上腺皮质功能减退引起醛固酮分泌减少或某些保钾利尿剂的使用，抑制了醛固酮作用，可使肾排钾减少；③失血、休克等，引起肾小球滤过率下降，血 $K^+$ 升高。

（2）细胞内钾转移到细胞外：①酸中毒：细胞外液 pH 值下降，使细胞外 $H^+$ 进入细胞内，而细胞内的 $K^+$ 转移到细胞外；②严重缺氧：由于 ATP 生成减少和胰岛素缺乏，均影响细胞膜 $Na^+$-$K^+$-ATP 酶功能，使细胞外液的 $K^+$ 不能向细胞内转移；③大量溶血和组织坏死：如血型不合的输血、烧伤、大量肌肉组织创伤等，大量细胞内 $K^+$ 释放到细胞外液。

（3）钾摄入过多：大量输入库存血、静脉补钾过多、过快等导致高钾血症。

2. 对机体的影响

（1）对神经肌肉的影响：轻度高钾血症（血清 $K^+$ 浓度 5.5～7.9mmol/L）时，细胞内外 $K^+$ 浓度差减少，静息电位负值减小，相当于部分去极化，因兴奋所需的阈刺激减小，肌肉的兴奋性升高，临床上可出现手足感觉异常、疼痛、肌肉轻度震颤等。重度高钾血症（血清 $K^+$ 浓度 7～9mmol/L）时，由于 $K^+$ 向外流量减少，静息电位负值显著变小，甚至等于或接近阈电位水平，快钠通道失活，去极化速度很小甚至不能去极化，肌肉的兴奋性降低甚至消失，这种状态称为去极化阻滞。临床上可出现四肢软弱无力，腱反射消失或减弱，乃至发生迟缓性麻痹。严重者可波及呼吸肌。

（2）对心脏的影响：①心肌兴奋性先高后低：轻度高钾血症（血清 $K^+$ 浓度 6～7mmol/L）时，心肌细胞静息电位仅有轻度减小，相当于心肌细胞部分去极化，故使心肌兴奋性增高；重度高钾血症（血清浓度大于 7mmol/L）时，由于静息电位过小，甚至等于或小于阈电位，使 $Na^+$ 快通道失活，不易形成动作电位，心肌兴奋性降低或消失，临床上可出现心脏骤停。②传导性降低：细胞内外 $K^+$ 浓度差减少，静息电位的负值减小而接近阈电位，$Na^+$ 快通道失活，0 期去极化速度减弱，兴奋传导速度减弱，可发生传导延迟或阻滞。③自律性降低：高血钾时，心肌细胞膜对 $K^+$ 通透性增高，使心肌舒张期中 $K^+$ 外流加快，而 $Na^+$ 内流相对减慢，自动去极化减慢，自律性降低。④心肌收缩性降低：高血钾时，$K^+$ 抑制复极化 2 期 $Ca^{2+}$ 内流，使心肌细胞内 $Ca^{2+}$ 浓度降低，兴奋-收缩耦联作用减弱，心肌收缩性降低。临床出现心律失常，严重者可出现心脏停搏。

心电图表现 P 波压低、增宽，P-R 间期延长，R 波降低，QRS 综合波增宽；T 波狭窄宽高耸、Q-T 间期缩短（因复极化 3 期加速）及各种心律失常。

（3）对酸碱平衡的影响：高血钾使细胞外液 $K^+$ 向细胞内转移，细胞内的 $H^+$ 向细胞外转移；肾小管上皮细胞内 $K^+$ 增高，促进 $K^+$-$Na^+$ 交换，减少了 $H^+$-$Na^+$ 交换，同时肾小管上皮细胞产 $NH_3$ 减少，肾小球排泌 $H^+$、$NH_3$ 减少，尿呈碱性，因代谢性酸中毒，故称"反常性碱性尿"。

3. 预防原则　①积极采取预防措施：去除使血钾升高的原因，控制静脉补钾速度等；②病情观察，及时治疗：密切观察心电图、血钾浓度、尿量等。钙盐拮抗心肌毒性作用，葡萄糖加胰岛素、静脉滴注碳酸氢钠溶液促进钾进入细胞内等。

## 复习思考题

1. 名词解释　脱水、高渗性脱水、低渗性脱水、等渗性脱水、高钾血症、低钾血症、水中毒、水肿、反常性酸性尿、反常性碱性尿

2. 病人剧烈呕吐会对机体产生什么影响？应该如何处理？

3. 比较三型脱水。

4. 高钾血症对机体的严重危害是什么？试述其发生机制。

5. 试述血管内外液体交换失衡的主要机制。

（马海芬）

# 第 五 章

# 炎 症

炎症(inflammation)是指具有血管系统的活体组织对各种致炎因子引起的损伤所发生的以防御反应为主的病理过程。其基本病理变化为变质、渗出和增生。在临床上,局部表现为红、肿、热、痛和功能障碍,并伴有全身反应,如发热、血液白细胞变化、单核-巨噬细胞系统增生和实质器官病变等。

炎症是疾病中最常见的病理过程,可发生在机体的不同部位和组织,如皮肤的疖和痈、肺炎、肾炎、结核病、乙型脑炎、淋病等。医务人员了解炎症的病理过程,对正确治疗炎症性疾病具有重要意义。

> **炎症:**在公元一世纪,Celsus 将炎症的表现描述为红、肿、热、痛,功能障碍,患病部位的发热与燃烧相似,故命名为"inflammation"(燃烧)。我国将其称为炎症,因"炎"字由两个火字构成,即火上加火。但仅是炎症的局部表现,并不能反映炎症的本质变化。

## 第一节　炎症的原因

凡是能引起组织和细胞损伤导致炎症发生的因素,称为致炎因子,种类繁多,可归纳为以下几类:

1. 生物性因子　最常见的原因,包括细菌、病毒、立克次体、原虫、螺旋体、真菌和寄生虫等,生物性因子引起的炎症称为感染。

2. 物理性因子　高温、低温、切割、电击伤、放射线和紫外线等。

3. 化学性因子　包括外源性及内源性化学物质。外源性化学性因子有强酸、强碱等,内源性化学因子有体内代谢产物堆积,如尿素、尿酸等。

4. 坏死组织　坏死组织是潜在的致炎因子,缺血或缺氧等原因引起的组织坏死,引起炎症反应。

5. 异常免疫反应　机体免疫反应异常时,造成组织损伤形成炎症,如过敏性鼻炎、支气管哮喘、肾小球肾炎等。

## 第二节　炎症的基本病理变化

炎症局部组织的基本病理变化包括变质、渗出和增生。在炎症过程中,早期常以变质和渗出为主,后期常以增生为主,但是,变质、渗出和增生是相互联系的。变质是损伤性过程,渗出和增生则是抗损伤和修复过程。

## 一、变　质

变质(alteration)是指炎症局部组织和细胞发生的变性和坏死。变质主要是致炎因子的直接损伤作用,或血液循环障碍及炎症反应产物等间接作用引起。

1. 形态变化　实质细胞可发生细胞水肿、脂肪变性、细胞凋亡、凝固性坏死和液化性坏死等。间质可发生黏液样变性、纤维素样坏死等。

2. 代谢变化　①局部分解代谢增强:糖、脂肪、蛋白质分解代谢增强,由于细胞酶系统受损和血液循环障碍,导致氧化不全的代谢产物大量产生,如乳酸、脂肪酸、酮体等堆积,出现局部酸中毒。②局部渗透压增高:炎症局部 $H^+$、$K^+$、$SO_4^{2-}$ 等离子浓度升高;同时,其分解代谢亢进和坏死组织崩解,蛋白质等大分子物质分解为小分子物质。因此,炎症局部晶体渗透压和胶体渗透压均升高。

## 二、渗　出

渗出(exudation)是指炎症区血管内液体和细胞成分通过血管壁进入组织间隙、体腔、体表和黏膜表面的过程。渗出过程包括血流动力学改变、液体渗出和白细胞渗出,一般发生顺序如下(图 5-1)。

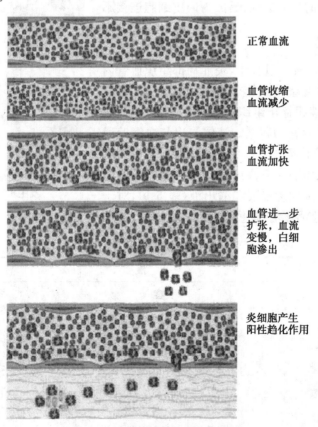

正常血流

血管收缩
血流减少

血管扩张
血流加快

血管进一步
扩张,血流
变慢,白细
胞渗出

炎细胞产生
阳性趋化作用

图 5-1　炎症时血流动力学变化模式图

### （一）血流动力学改变

1. 细动脉短暂痉挛 炎症过程中，通过神经反射及一些化学介质作用，立即出现细动脉短暂痉挛性收缩，持续几秒钟。

2. 血管扩张和血流加速 由于神经轴突反射和体液因素作用，出现细动脉、毛细血管扩张，使局部血流加快，血流量增加，即炎症性充血。

3. 血流速度变慢 随着炎症的发展，毛细血管、细小静脉扩张，血管壁通透性增加、血液的液体渗出，使血管内红细胞聚集和血液黏稠度增加，最后在扩张的小血管内充满红细胞，称为血流停滞。血流停滞有利于白细胞黏附于血管内皮并游出血管外。

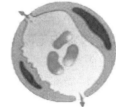

内皮细胞收缩，主要累及小静脉

### （二）血管壁通透性增加

血管壁通透性的高低取决于血管内皮细胞的完整性。炎症时，血管壁通透性增加的发生机制是：①内皮细胞收缩，导致内皮细胞间隙增加，与组胺、缓激肽等化学介质作用有关。②穿胞通道作用增强，穿胞通道是由内皮细胞内的一些囊泡相互连接构成。③内皮细胞损伤，如严重烧伤和化脓菌感染时，可直接引起内皮细胞坏死、脱落。另外，也有白细胞介导的内皮细胞损伤。④新生毛细血管壁的高通透性，是因为内皮细胞连接不健全（图5-2）。

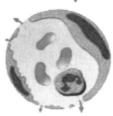

内皮细胞收缩和穿胞作用，主要累及小静脉

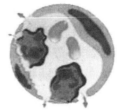

内皮细胞损伤，累及小动脉、毛细血管和小静脉

### （三）液体渗出

液体渗出是指在炎症过程中，炎症局部组织血管内的液体成分通过血管壁到血管外的过程。渗出的液体称为渗出液，渗出液积存于组织间隙内称为炎性水肿；渗出液潴留于体腔内称为积液。液体渗出与血管壁通透性增加、血管内流体静压升高和组织液渗透压升高有关。单纯血管内流体静压升高或低蛋白血症引起的称漏出液，在临床上，区别渗出液和漏出液（表5-1），对于某些疾病的诊断与鉴别诊断有意义。

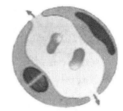

新生毛细血管高通透性

图 5-2 血管通透性增加的发生机制模式图

表 5-1 渗出液与漏出液的区别

| 区别项目 | 渗 出 液 | 漏 出 液 |
| --- | --- | --- |
| 原因 | 炎症 | 非炎症 |
| 透明度 | 浑浊 | 澄清 |
| 相对密度 | $>1.020$ | $<1.020$ |
| 蛋白质含量 | $>25g/L$ | $<25g/L$ |
| 有核细胞数 | $>0.50\times10^9/L$ | $<0.50\times10^9/L$ |
| 黏蛋白试验 | 阳性 | 阴性 |
| 凝固 | 能自凝 | 不能自凝 |

液体渗出的意义：对机体有利方面：①稀释毒素、减轻毒素对局部组织的损伤；②为局部浸润的白细胞等补充营养物质；③渗出液中含有抗体、补体等，可消灭病原微生物，增强局部抗病能力；④渗出液中的纤维素交织成网，限制病原微生物扩散，有利于白细胞的吞噬作用，可以成为修复的支架；⑤渗出物中的病原微生物及毒素吸收，刺激机体产生细胞免疫和体液免疫。

渗出液对机体不利方面：①渗出液过多可引起压迫和阻塞，如心包腔积液和胸膜腔积液压迫心脏和肺组织，急性喉头水肿可导致窒息等；②渗出液内纤维素吸收不良可发生粘连、机化，如心包粘连、肺肉质变，影响相应器官功能；③渗出液中的毒素及病原微生物被吸收，能引起机体全身中毒症状及炎症的扩散。

**（四）白细胞渗出和吞噬作用**

1. 白细胞渗出　炎症时，各种白细胞通过血管壁游出到血管外的过程，称为白细胞渗出。渗出的白细胞，称炎性细胞。白细胞渗出并集中到炎症局部组织间隙的现象，称炎细胞浸润。白细胞渗出是复杂的连续过程，包括白细胞边集和附壁、黏附、游出和趋化作用（图 5-3）。

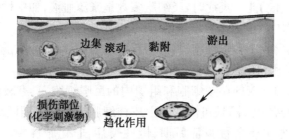

图 5-3　炎症时白细胞游出、趋化模式图

（1）白细胞边集和附壁：随着血管的扩张、血流的缓慢或停滞，白细胞由正常的轴流到达血管的边缘部，称为白细胞边集。边集的白细胞沿着血管内皮表面滚动，随后贴附在内皮细胞上，称附壁现象。

（2）白细胞黏附：白细胞附壁后，白细胞依靠免疫球蛋白和整合蛋白类分子黏附于内皮细胞。

（3）白细胞游出和化学趋化作用：黏附在血管内皮细胞连接处的白细胞伸出伪足，以阿米巴运动的方式从内皮细胞连接处的缝隙中逸出血管外，即白细胞游出。白细胞一般常需 2～12 分钟才能通过血管壁，其中以中性粒细胞游出最快，淋巴细胞游出最慢。急性炎症早期以中性粒细胞游出为主，48 小时后以单核细胞渗出为主。致炎因子不同，渗出的白细胞也不同，葡萄球菌等感染以中性粒细胞渗出为主；病毒感染以淋巴细胞渗出为主；过敏和寄生虫感染，以嗜酸性粒细胞渗出为主。

趋化作用（chemotaxis）是指白细胞游出血管后向化学刺激物所在部位作定向移动的现象。白细胞移动速度为 $5\sim20\mu m/min$。这些化学刺激物称为趋化因子，趋化因子可以是内源性的，如补体成分、细胞因子、白三烯等；也可以是外源性的，如可溶性细菌产物等。趋化因子的作用具有特异性，有些趋化因子只吸引中性粒细胞，而另一些趋化因子则吸引单核细胞或嗜酸性粒细胞。

2. 白细胞的作用

（1）吞噬作用：在炎症病灶中，白细胞吞噬和消化病原体及组织碎片的过程称为吞噬作用。它是炎症防御反应重要的环节，吞噬细胞主要是中性粒细胞和单核细胞。吞噬过程包括识别和附着、吞入、杀伤和降解三个阶段组成(图 5-4)。虽然,大多数病原生物等被杀伤,但有些细菌(如结核杆菌)不能被杀灭,可随吞噬细胞游走引起体内播散。

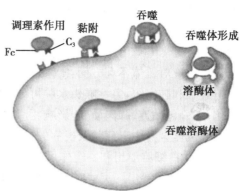

图 5-4 白细胞吞噬过程示意图

(2)免疫作用:发挥免疫作用的细胞主要有巨噬细胞、淋巴细胞和浆细胞。抗原进入机体后,巨噬细胞吞噬处理抗原并将信息传递给 T 或 B 淋巴细胞,致敏的 T 淋巴细胞可释放多种淋巴因子,发挥细胞免疫作用;B 淋巴细胞在抗原的作用下,可增殖转化为浆细胞,产生抗体,引起体液免疫反应。

(3)组织损伤作用:白细胞在化学趋化、激活和吞噬过程中,不仅在吞噬溶酶体内释放产物(溶酶体酶、前列腺素、活性氧自由基、白三烯等)杀灭病原体,还引起组织损伤。

3. 炎细胞的种类和功能 炎症时,炎细胞多数是来源血液,如中性粒细胞、嗜酸性粒细胞、单核细胞、淋巴细胞等,少数来自增生的组织细胞,如巨噬细胞等。

(1)中性粒细胞:又称小吞噬细胞,具有活跃的运动和吞噬功能,能吞噬细菌、组织崩解碎片等,常见于急性炎症和化脓性炎症。

(2)巨噬细胞:来自血液的单核细胞和组织内的巨噬细胞,具有较强的吞噬能力,能吞噬较大病原体、异物、组织碎片,还可演变为上皮样细胞或朗格汉斯巨细胞(Langhans 巨细胞)、异物巨细胞等。常见于急性炎症后期、慢性炎症、非化脓性炎、病毒感染、寄生虫感染等。

(3)嗜酸性粒细胞:运动能力弱,具有一定的吞噬能力。常见于变态反应性炎症或寄生虫感染等。

(4)淋巴细胞和浆细胞:淋巴细胞分为 T 淋巴细胞和 B 淋巴细胞,T 淋巴细胞参与细胞免疫,产生各种淋巴因子,参与靶细胞免疫反应;B 淋巴细胞在抗原刺激下转变成浆细胞,产生抗体(免疫球蛋白),参与体液免疫反应。常见于慢性炎症、结核杆菌、病毒、梅毒螺旋体、立克次体等感染。

(5)嗜碱性粒细胞:胞质内含粗大的嗜碱性颗粒,内含肝素、组胺等。当受到炎症刺激时,嗜碱性粒细胞脱颗粒而释放肝素、组胺,引起炎症反应。常见于变态反应性炎症等。

# 三、增 生

增生(proliferation)是指在致炎因子、组织崩解产物等刺激下,炎症区组织的实质细胞和间质细胞增殖。实质细胞增生,如慢性肝炎时肝细胞的增生;间质细胞增生包括血管内皮细胞和成纤维细胞的增生。炎性增生具有限制炎症扩散和促进炎区组织的修复作用,但是,过度的增生可影响原组织器官的功能。增生常见于慢性炎症或炎症后期,如慢性扁桃体炎等,但也见于少数急性炎症。如急性肾小球肾炎时,肾小球毛细血管内皮细胞和系膜细胞明显增生等。

# 第三节 炎 症 介 质

炎症介质(inflammatory mediator)是指炎症时,由细胞释放或血浆中产生的、参与炎症反应的化学活性物质。其在急性炎症发展过程中具有重要意义。

1. 炎症介质的特点　①炎症介质来源于细胞和血浆；②炎症介质与靶细胞表面的特异性受体结合发挥其生物活性；③一种炎症介质可作用于一种或多种靶细胞，产生不同的效应；④炎症介质激活或分泌到细胞外，半衰期短暂，很快消除。

2. 炎症介质的来源及作用

(1) 细胞源性炎症介质：①血管活性胺：如组胺、5-羟色胺(5-HT)；②花生四烯酸代谢产物：如前列腺素(PG)、白细胞三烯(LT)等；③白细胞产物：如氧自由基、溶酶体酶；④细胞因子：如白介素(IL)、肿瘤坏死因子(TNF)；⑤血小板激活因子(PAF)；⑥一氧化氮(NO)；⑦神经肽等。

(2) 血浆源性炎症介质：①补体系统(C3a、C5a)；②激肽系统(缓激肽)；③凝血系统(凝血酶、纤维蛋白多肽、Xa)和纤维蛋白溶解系统(FDP)等。

(3) 主要炎症介质及其作用(表 5-2)。

表 5-2　主要炎症介质及其作用

| 功　能 | 炎症介质种类 |
| --- | --- |
| 血管扩张 | 组胺、5-HT、缓激肽、前列腺素($PGE_1$、$PGE_2$、$PGD_2$、$PGI_2$)、NO |
| 血管壁通透性增加 | 组胺、5-HT、缓激肽、C3a、C5a、$LTC_4$、$LTD_4$、$LTE_4$、PAF、氧自由基 |
| 趋化作用 | C5a、$LTB_4$、细菌产物、阳离子蛋白、细胞因子(IL-8 和 TNF 等)、IL-1 |
| 发热 | 细胞因子(IL-1、IL-6 和 TNF 等)、PG |
| 疼痛 | $PGE_2$、缓激肽 |
| 组织损伤 | 氧自由基、溶酶体酶、NO |

# 第四节　炎症的局部临床表现和全身反应

## 一、局部临床表现

1. 红　炎症早期由于动脉性充血，局部血液内氧合血红蛋白增多，呈鲜红色；随着炎症的发展，出现静脉性淤血，局部血液内脱氧血红蛋白增多，呈暗红色。

2. 肿　急性炎症时，由于局部充血，液体渗出，导致局部明显肿胀；慢性炎症时，局部组织增生引起肿胀。

3. 热　炎症局部温度较周围正常组织温度高。这是由于动脉性充血、血流加快、代谢增强、产热增多所致。

4. 痛　炎症局部疼痛，其原因：①局部组织分解代谢增强，$H^+$、$K^+$ 和前列腺素等炎症介质刺激感觉神经末梢；②局部肿胀压迫感觉神经末梢引起疼痛，如肝炎时，肝大引起的肝区胀痛等。

5. 功能障碍　炎症局部组织和器官功能障碍。实质细胞变性、坏死，如病毒性肝炎时，肝细胞变性、坏死引起肝功能障碍；渗出物的压迫，如心包炎引起心包腔积液，影响心脏功能；渗出物阻塞，如喉头水肿引起窒息；局部疼痛，如关节炎疼痛限制关节活动功能等。

## 二、全身反应

1. 发热(fever) 炎症时,一定程度的发热促进机体抗体形成、增强巨噬细胞的吞噬功能及肝脏解毒功能等,但体温过高,可引起中枢神经系统功能紊乱。少数病人在严重炎症时,体温可不升高,说明机体反应能力差,抵抗力低下(发热详见第七章)。

2. 血液白细胞的变化 炎症时,各种致炎因子、炎症代谢产物等刺激骨髓,使白细胞生成增多。表现外周血液中白细胞数目增多,尤其是细菌感染引起的炎症,血液中白细胞计数可达$(15\sim20)\times10^9$/L,若达到$(40\sim100)\times10^9$/L,则称为类白血病反应。若严重感染时,血液中相对不成熟的杆状核中性粒细胞所占比例增多,称为核左移。一般情况下,急性化脓性炎引起血液中中性粒细胞增多;寄生虫感染和过敏反应引起血液中嗜酸性粒细胞增多;病毒感染或慢性炎症引起血液淋巴细胞增多。但伤寒杆菌、立克次体等感染时,血液白细胞数减少。

3. 单核-巨噬细胞系统增生 炎症时,单核-巨噬细胞系统增生,吞噬、降解病原体能力增强,T淋巴细胞释放淋巴因子和B淋巴细胞形成抗体增加,患者主要表现为淋巴结、肝、脾大等。

4. 实质器官病变 炎症严重时,由于病原微生物、毒素、局部血液循环障碍、发热等因素的影响,心、肝、肾等实质细胞常发生不同程度的变性、坏死、代谢和功能障碍。如白喉引起的中毒性心肌炎,病毒性肝炎引起的肝功能障碍等。

## 第五节 炎症的临床类型

临床上根据病程短、长和起病急、缓,将炎症分为四种类型,以急、慢性炎症最常见。

1. 超急性炎症(peracute inflammation) 发病急,呈暴发性经过,病程数小时至数天,病理变化以变质为主,组织、器官在短时间内发生严重损伤,导致器官功能障碍,甚至患者死亡。例如,器官移植引起的排异反应、暴发性脑膜炎、暴发性肝炎等。

2. 急性炎症(acute inflammation) 发病较急,症状明显,病程较短,几天至1个月。病理变化以变质和渗出为主,增生较轻微。如急性阑尾炎、急性扁桃体炎等。临床上也有少数急性炎症(急性肾小球肾炎)以增生为主。

3. 亚急性炎症(subacute inflammation) 某些炎症介于急性炎症与慢性炎症之间,病程1个月至数月,如亚急性重型肝炎、亚急性细菌性心内膜炎等。

4. 慢性炎症(chronic inflammation) 发病缓慢,症状较轻,病程较长,为数月至数年,病理变化以增生为主,变质和渗出较轻微,如慢性肝炎、慢性阑尾炎等。慢性炎症也可转化为急性炎症,称慢性炎症急性发作。

## 第六节 急性炎症的病理学类型及其特点

### (一) 变质性炎

变质性炎(alteration inflammation)此类炎症病理变化以变质为主,渗出和增生轻微,多发生在心、肝、肾、脑等实质器官。常由严重感染和中毒引起,如急性重型肝炎、流行性乙型脑炎等。

### (二) 渗出性炎

渗出性炎(exudation inflammation)此类炎症病理变化以渗出为主，多为急性炎症。根据渗出物的主要成分，常分为以下几种类型：

1. 浆液性炎(serous inflammation)　以浆液渗出为主，渗出物主要是血浆成分，含有3％～5％的蛋白质，以白蛋白为主，混有少量中性粒细胞和纤维素等。常发生于黏膜、浆膜和疏松结缔组织等处。例如，皮肤浅Ⅱ度烧伤形成的水疱(图5-5)、毒蛇咬伤、结核性胸膜炎引起的胸膜腔积液等。

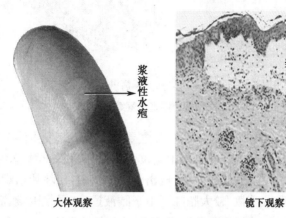

大体观察　　　　　　　　　镜下观察

图5-5　皮肤浅Ⅱ度烧伤形成的水疱

2. 纤维素性炎(fibrinous inflammation)　以纤维蛋白原渗出为主，继而形成纤维蛋白(纤维素)。是由细菌(痢疾杆菌、白喉杆菌、肺炎链球菌)毒素或各种内、外源性毒物所致。常见于黏膜、浆膜和肺。在黏膜表面，渗出的纤维素、坏死组织和白细胞共同形成一层灰白色膜状物，称为假膜，又称假膜性炎。白喉的假膜性炎，若发生于咽部不容易脱落，则称为固膜性炎；发生于气管较容易脱落则称为浮膜性炎，可引起窒息(图5-6)。在心包膜的纤维素性炎，由于心脏跳动在心脏表面形成许多绒毛状物，称为"绒毛心"。大叶性肺炎，大量纤维素渗出到肺泡腔内形成肺实变等。

3. 化脓性炎(suppurative or purulent inflammation)　其特征是以中性粒细胞渗出为主，伴有不同程度的组织坏死和脓液形成。多由化脓菌(葡萄球菌、链球菌、大肠杆菌、脑膜炎双球菌)感染所致。大量变性、坏死的中性粒细胞(脓细胞)、细菌、坏死组织物和少量浆液共同构成脓液，呈灰黄色或黄绿色。葡萄球菌感染，脓液较浓稠；链球菌感染，脓液较稀薄，呈乳状液体。根据化脓性炎的原因和部位不同，可分为以下几类：

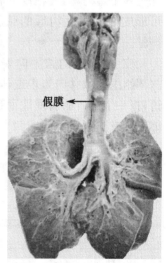

图5-6　白喉的假膜性炎(气管)

(1) 表面化脓和积脓：指发生在黏膜、浆膜、脑膜等部位的化脓性炎，如化脓性尿道炎，黏膜表面渗出的脓液，可通过尿道排出体外。当化脓性炎发生在浆膜腔、胆囊、输卵管时，脓液在腔内积聚，称为积脓。

(2) 蜂窝织炎(phlegmonous inflammation)：是指疏松结缔组织的弥散性化脓性炎，常发生在皮肤、肌肉、阑尾等部位(图5-7)。由溶血性链球菌感染引起，因溶血性链球菌能产生大量透明质酸酶和链激酶,分别降解结缔组织基质中的透明质酸和溶解纤维素,使细菌易通过疏松组织间隙和淋巴管扩散。镜下观,疏松组织内有大量中性粒细胞,呈弥漫性浸润。患者有发热、血中白细胞增多等全身中毒症状。

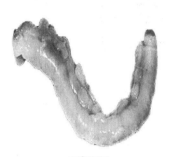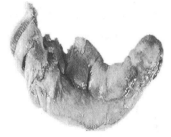

正常阑尾　　　　　　　　蜂窝织炎性阑尾炎

**图 5-7　正常阑尾和蜂窝织炎性阑尾炎比较**

(3) 脓肿(abscess):是指局限性化脓性炎症,其主要特征是组织发生溶解坏死,形成充满脓液的腔。脓肿多发生于皮肤和内脏。主要由金黄色葡萄球菌感染引起,它产生的毒素使局部组织坏死,继而大量中性粒细胞浸润并释放出蛋白水解酶,使坏死组织液化,形成含有脓液的空腔。小脓肿可以吸收消散,较大脓肿则由于脓液过多,吸收困难,需要切开排脓或穿刺抽脓。

疖是单个毛囊、皮脂腺及其周围组织的脓肿。疖中心部分液化,脓液可在毛囊处破出。痈是多个疖的融合,在皮下脂肪及筋膜组织中可形成许多相互沟通的脓肿,必须切开引流排脓。

皮肤、黏膜的脓肿向表面破溃形成溃疡。深部组织的脓肿向体表或体腔穿破,可形成窦道(指一个开口的病理性盲管)或瘘管(指连于体表和有腔器官之间或两个有腔器官之间的、有两个以上开口的病理性管道)。如肛门周围脓肿形成窦道和瘘管(图 5-8)。脓肿和蜂窝织炎的区别(表 5-3)。

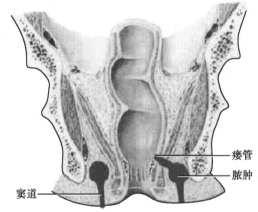

瘘管
脓肿
窦道

**图 5-8　肛门周围脓肿形成窦道和瘘管模式图**

**表 5-3　脓肿和蜂窝织炎的区别**

| 区 别 项 目 | 脓　　肿 | 蜂窝织炎 |
| --- | --- | --- |
| 病因 | 金黄色葡萄球菌 | 溶血性链球菌 |
| 病变范围 | 局限,与周围组织界线清楚 | 弥漫,与周围组织界线不清 |
| 好发部位 | 皮下、内脏 | 皮下、肌肉、阑尾等疏松结缔组织 |
| 脓腔 | 有 | 无 |
| 全身中毒症状 | 无或较轻 | 较重 |
| 继发病变 | 溃疡、窦道、瘘管 | 脓毒败血症 |

　　(4) 出血性炎：是指炎症局部组织血管壁损伤比较重，渗出物中有大量红细胞的炎症。常见于流行性出血热、钩端螺旋体病等。

　　附：卡他性炎(catarrh inflammation)是指发生在黏膜组织的一种浆液性炎。来自希腊语译音，"卡他"是向下流的意思，故称卡他性炎。根据渗出物性质不同，又可分为浆液性、黏液性及脓性卡他性炎等。

### (三) 增生性炎

　　增生性炎是指病理变化以增生病变为主的炎症，多见慢性炎症。大多数急性炎症以变质、渗出为主，少数急性炎症以增生为主，如伤寒、急性肾小球肾炎。

## 第七节　慢性炎症的病理学类型及其特点

　　慢性炎症分为一般慢性炎症和慢性肉芽肿性炎两类。

　　1. 一般慢性炎症　其特点是：①炎症灶内浸润细胞主要是单核细胞、淋巴细胞和浆细胞；②主要由炎症细胞引起组织破坏；③常出现明显的成纤维细胞、血管内皮细胞，以及被覆上皮、腺上皮等实质细胞增生，修复损伤的组织。例如，炎性息肉（局部黏膜上皮、腺体和肉芽组织增生，形成向表面突出带蒂的肿物），常见的有鼻息肉、子宫颈息肉、肠息肉等（彩图5-9）；炎性假瘤（局部组织炎性增生，形成的一个境界清楚的肿瘤样团块），常发生于眼眶和肺，肺的炎性假瘤是一种瘤样病变，需与真性肿瘤鉴别。

　　2. 肉芽肿性炎(granulomatous inflammation)　是指炎症局部组织以巨噬细胞及其演化的细胞增生为主，形成境界清楚的结节状病灶为特征的增生性炎症，又称炎性肉芽肿，直径为0.5～2.0mm。不同的病因可引起肉芽肿形态特点不同，根据其形态可作出诊断。肉芽肿性炎可分为感染性和异物性肉芽肿。①感染性肉芽肿，如结核性肉芽肿（结核结节）、伤寒肉芽肿（伤寒小结）、麻风肉芽肿、梅毒肉芽肿、风湿性肉芽肿（风湿小体）、血吸虫慢性虫卵结节（假结核结节）等；②异物性肉芽肿，常由手术缝线、滑石粉、隆胸术的填充物等引起，以异物为中心，由上皮样细胞、多核巨细胞、成纤维细胞和淋巴细胞等形成结节状病灶。

## 第八节　炎症的结局

　　1. 痊愈　炎症经过适当治疗，致炎因子被消除，若组织损伤小，完全恢复其正常组织的形态和功能，称为完全痊愈。若组织损伤范围大，由肉芽组织增生修复，不能完全恢复其正常组织的形态和功能，称为不完全痊愈。

　　2. 迁延为慢性炎症　急性炎症时，致炎因子在短时间内不能清除，持续造成组织损伤，则炎症迁延不愈，转为慢性炎症。如急性肝炎可转变为慢性肝炎等。

　　3. 蔓延播散　在机体抵抗力低小，病原微生物数量多、毒力强的情况下，病原微生物沿着组织间隙或血管、淋巴管向周围组织或全身扩散，引起严重后果。

　　(1) 局部蔓延：炎症区的病原微生物通过组织间隙或自然管道向周围组织或器官蔓延，使病灶扩大，如小儿上呼吸道感染引起支气管肺炎等。

　　(2) 淋巴道播散：病原微生物经组织间隙侵入局部淋巴管，引起淋巴管炎和局部淋巴结炎，如上肢感染时，可引起腋窝淋巴结炎。

　　(3) 血道播散：炎症区的病原微生物或毒素直接侵入或随淋巴管回流入血循环，引起：

①菌血症：是指细菌经局部病灶侵入血液，全身无中毒症状，但血中可查到细菌，如流行性脑脊髓膜炎、大叶性肺炎早期可发生菌血症等。②毒血症：是指细菌毒性产物或毒素被吸收入血，临床上出现高热、寒战等全身中毒症状，可伴有心、肝、肾等实质器官的变性或坏死，严重时出现中毒性休克。③败血症：是指炎症区局部的细菌侵入血液后，大量繁殖并产生毒素，出现全身中毒症状。临床表现除有高热、寒战等全身中毒症状外，还有皮肤、黏膜的多发性出血斑点，以及脾和全身淋巴结大等。血中可培养出病原菌。④脓毒败血症：由化脓菌引起的败血症可进一步发展为脓毒败血症。除败血症的表现外，可在全身一些器官中（肝、肺、脑、肾等）出现多发性栓塞性脓肿。

---

**炎症和抗生素的应用：** 炎症分为感染性和非感染性炎症两大类。感染性炎症可根据病原菌的种类选择有效的抗生素治疗，非感染性炎症一般不需要抗生素治疗，如过敏性炎症，接触性皮炎等。因此，不能错误地认为，凡是炎症均需要用抗生素治疗。

---

## 复习思考题

1. 名词解释　炎症、渗出、炎细胞浸润、绒毛心、肉芽肿性炎、炎性息肉、炎性假瘤
2. 简述渗出液对机体有利方面和不利方面的临床意义。
3. 渗出液和漏出液有何区别？
4. 常见渗出性炎症有哪些种类？各有何特点及举例？
5. 比较脓肿与蜂窝织炎的异同。

（陈光平）

# 第六章

# 酸碱平衡紊乱

正常人动脉血 pH 值为 7.35～7.45，平均值为 7.40。在病理情况下，许多致病因素引起酸碱负荷过度或酸碱调节机制障碍，导致体液酸碱稳定性破坏，称为酸碱平衡紊乱（acid-base disturbance）。

## 一、酸碱平衡的常用指标及意义

1. pH  pH 是 $H^+$ 浓度的负对数。正常人动脉血 pH 值为 7.35～7.45，平均值为 7.40。pH 降低为失代偿性酸中毒，而 pH 升高为失代偿性碱中毒。

2. 动脉血 $CO_2$ 分压（$PaCO_2$）  是指血浆中物理溶解状态的 $CO_2$ 分子所产生的张力。正常值为 33～46mmHg，平均值为 40mmHg。血浆 $PaCO_2$ 反映了肺泡通气量。若 $PaCO_2$ 原发性升高或降低，为呼吸性酸、碱中毒。

3. 标准碳酸氢盐和实际碳酸氢盐

（1）标准碳酸氢盐（standard bicarbonate，SB）：是指全血在标准条件下（$PaCO_2$ 为 40mmHg，温度 38℃、血红蛋白氧饱和度为 100％）测得的血浆 $HCO_3^-$ 含量。正常值为 22～27mmol/L，平均值 24mmol/L，由于 SB 不受呼吸因素的影响。因此，它是判断代谢性酸、碱中毒的指标。

（2）实际碳酸氢盐（actual bicarbonate，AB）：是指在隔绝空气条件下取血分离血浆，测得的血浆 $HCO_3^-$ 含量。它受呼吸和代谢两方面因素影响，正常人 AB＝SB；若两者数值降低或升高，见于代谢性酸、碱中毒；若 AB＞SB，表明有 $CO_2$ 潴留，见于呼吸性酸中毒；若 AB＜SB，见于 $CO_2$ 排出过多，见于呼吸性碱中毒。

4. 缓冲碱（buffer base，BB）  是指血液中所有具有缓冲作用的负离子碱的总和。正常值 45～52mmol/L，平均值为 48mmol/L。它是反映代谢性因素的指标，代谢性酸中毒时 BB 降低，代谢性碱中毒时 BB 升高。

5. 碱剩余（base excess，BE）  是指在标准条件下，用酸或碱滴定全血标本至 pH7.40 时所需的酸或碱的量，正常范围为 −3.0～＋3.0mmol/L，BE 不受呼吸因素的影响，是反映代谢因素的指标。若用酸滴定，使血中 pH 达 7.40，则表示被测血液中碱过剩，用正值表示，见于代谢性碱中毒；若用碱滴定使血中 pH 达 7.40，则表示被测血液中酸过剩，用负值表示，见于代谢性酸中毒。

6. 阴离子间隙（anion gap，AG）  AG 是指血浆中未测定的阴离子（UA）与未测定的阳离子（UC）的差值，即 AG＝UA−UC。正常机体血浆中阳离子和阴离子的总量相等，从而维持正负电荷的平衡。血浆中可测定阳离子 90％ 为 $Na^+$，可测定阴离子 85％ 为 $HCO_3^-$、

Cl⁻,血浆中还有未测定的阳离子 K⁺、Ca²⁺和 Mg²⁺,未测定阴离子 Pr⁻、HPO₄²⁻、SO₄²⁻和有机酸阴离子等。由于血浆阴、阳离子数相等,故 AG 用血浆中可测定的阳离子和可测定的阴离子之差计算。AG 的正常值为 12mmol/L,多以 AG>16mmol/L 作为判断是否有 AG 增高代谢性酸中毒的界限。AG 增高对区分代谢性酸中毒的类型和诊断某些混合性酸碱平衡紊乱有重要价值。

## 二、单纯性酸碱平衡紊乱

### (一)代谢性酸中毒

代谢性酸中毒(metabolic acidosis)是指血浆 HCO₃⁻原发性减少,导致血液中 pH 低于正常。根据 AG 的变化,可分为 AG 增高型代谢性酸中毒(血氯正常型)和 AG 正常型代谢性酸中毒(高血氯型)。

1. 原因及发生机制

(1) AG 增高型代谢性酸中毒:①固定酸摄入过多:服用过多阿司匹林等水杨酸类药物,使 HCO₃⁻过多被消耗。②固定酸产生过多:各种原因引起的缺氧,糖酵解增强,导致乳酸性酸中毒;糖尿病和酒精中毒等引起酮体生成过多,导致酮症性酸中毒。③肾脏排酸功能障碍:严重肾衰竭时,肾小球滤过功能减退,体内代谢产生的固定酸不能由肾排出,如 HPO₄²⁻和 SO₄²⁻等,使血中固定酸增多。

> **酮症酸中毒**:糖尿病患者糖代谢紊乱,酮体生成过多,血液 pH 下降,发生代谢性酸中毒,称糖尿病酮症酸中毒。病人表现疲乏无力、口渴、多饮多尿,呼吸深大、呼吸有烂苹果味、头疼头晕、嗜睡、意识不清和昏迷。

(2) AG 正常型代谢性酸中毒:①经肠道丢失 HCO₃⁻:如严重腹泻、肠道瘘管、肠道引流等可引起含 NaHCO₃肠液大量丢失。②经肾丢失 HCO₃⁻:重金属(铅、汞等)和硫胺类药物影响,使肾小管排酸功能障碍;使用大量碳酸酐酶抑制剂,如乙酰唑胺抑制肾小管上皮细胞碳酸酐酶活性,使 H₂CO₃生成减少,导致肾小管泌 H⁺障碍和重吸收 HCO₃⁻减少。③高钾血症、血液稀释。

2. 机体的代偿调节

(1) 血液的缓冲作用:血液中 H⁺增加,H⁺被血浆缓冲系统缓冲,使 HCO₃⁻及其他缓冲碱被消耗,即 H⁺+HCO₃⁻→H₂CO₃→H₂O+CO₂,CO₂由肺排出。

(2) 细胞内外离子交换:细胞外液 H⁺增加,H⁺-K⁺交换,H⁺进入细胞内,被细胞内缓冲系统缓冲,细胞内 K⁺逸出,导致高钾血症。

(3) 肺的代偿调节:血液 H⁺浓度增加时,刺激中枢和外周的化学感受器,反射性引起呼吸中枢兴奋,呼吸加深加快。CO₂排出增加,血浆中 H₂CO₃浓度下降,使 HCO₃⁻/H₂CO₃的比值及 pH 趋向正常。

(4) 肾的代偿调节:酸中毒时,通过肾小管泌 H⁺、泌 NH₄⁺和重吸收 HCO₃⁻增强发挥代偿调节作用,尿呈酸性。当肾功能障碍时,则肾代偿调节作用丧失。

经过上述调节,HCO₃⁻/H₂CO₃的比值接近 20/1,pH 正常,称代偿性代谢性酸中毒;若 HCO₃⁻/H₂CO₃的比值小于 20/1,pH 降低,称失代偿性代谢性酸中毒。

血液气体分析:由于 HCO₃⁻降低,pH 值降低,AB、SB、BB 均下降,BE 负值增大,通过代偿，$PaCO_2$ 继发性下降，AB＜SB。

3. 对机体的影响

（1）心血管系统：①心律失常：酸中毒时，引起高钾血症，导致心肌传导阻滞和兴奋性降低，严重者造成心律失常和心脏骤停。②心肌收缩力下降：$H^+$ 竞争性地抑制 $Ca^{2+}$ 与肌钙蛋白结合，抑制心肌的兴奋-收缩耦联；此外 $H^+$ 还可影响 $Ca^{2+}$ 内流和心肌细胞肌浆网 $Ca^{2+}$ 释放，导致心肌收缩力下降。③血管对儿茶酚胺的反应性降低：$H^+$ 增多时，使血管对儿茶酚胺的反应性降低，导致血管扩张，血压下降。

（2）中枢神经系统：表现为乏力，感觉迟钝、嗜睡昏迷，甚至可呼吸循环衰竭死亡。其发生机制为：①酸中毒时，脑组织内谷氨酸脱羧酶活性增强，使 $\gamma$-氨基丁酸增加，使中枢神经系统表现抑制效应。②酸中毒时，氧化磷酸化过程减弱，使 ATP 生成减少，导致脑细胞的能量供应不足。

4. 预防原则　①积极预防原发病，消除引起代谢性酸中毒的原因。②纠正水、电解质紊乱，补充有效循环血量，给予碱性药物治疗。

### （二）呼吸性酸中毒

呼吸性酸中毒（respiratory acidosis）是指血浆 $H_2CO_3$ 原发性增多，导致血液中 pH 值低于正常。

1. 原因及发生机制

（1）二氧化碳排出减少：常见于：①呼吸中枢抑制，如颅脑损伤、酒精中毒等；②呼吸道阻塞，如喉头水肿、气管异物阻塞等；③呼吸肌麻痹，如重症肌无力、有机磷农药中毒等；④胸廓病变，如胸廓畸形、胸腔积液等；⑤肺部病变，如急性肺水肿、慢性阻塞性肺气肿等。

（2）二氧化碳吸入过多：常见于通气不良的环境和呼吸机使用不当等。

2. 机体的代偿调节　呼吸性酸中毒主要是肺通气功能障碍引起，所以肺代偿调节不能发挥作用，机体主要代偿调节的形式是：

（1）细胞内外离子交换和细胞内缓冲：它是急性呼吸性酸中毒时的主要代偿方式。酸中毒时，$H^+$ 与细胞内 $K^+$ 进行交换，进入细胞内的 $H^+$ 可被血红蛋白缓冲。$CO_2$ 在体内潴留，进入红细胞内，在碳酸酐酶的作用下，$CO_2 + H_2O \rightarrow H_2CO_3 \rightarrow H^+ + HCO_3^-$，$H^+$ 被 Hb 缓冲，$HCO_3^-$ 进入血浆与 $Cl^-$ 交换，使血中 $HCO_3^-$ 升高、血 $Cl^-$ 降低。

（2）肾的代偿调节：它是慢性呼吸性酸中毒时的主要代偿方式。当 $PaCO_2$ 和 $H^+$ 浓度增加时，使肾小管上皮细胞内碳酸酐酶和谷氨酰胺酶活性增强，肾小管泌 $H^+$、$NH_4^+$ 和重吸收 $HCO_3^-$ 增加，血 $HCO_3^-$ 代偿性升高，使 $HCO_3^-/H_2CO_3$ 比值接近 20/1。

血液气体分析：原发性 $PaCO_2$ 升高，pH 降低。通过代偿后，AB、SB、BB 值继发性增高，AB＞SB，BE 正值加大。

3. 对机体的影响

（1）心血管系统：血浆中 $H^+$、$K^+$ 浓度升高，引起心肌收缩力减弱、心律失常。高浓度的 $CO_2$ 可引起血管扩张、血压下降等。

（2）中枢神经系统：血液 $PaCO_2$ 升高，患者表现持续性头痛、震颤、精神错乱及嗜睡等，称为肺性脑病。其发生机制为：①$CO_2$ 浓度过高，使脑血管扩张，颅内压升高；②脑脊液 PH 值降低明显，因 $CO_2$ 为脂溶性，极易透过血-脑脊液屏障，而 $HCO_3^-$ 为水溶性，不易通过血-脑脊液屏障，所以脑脊液中 pH 值要比细胞外液低。

4. 预防原则　①积极预防原发病，如祛痰、解痉、控制感染等；②改善肺泡通气后，适当使用碱性药物。

### (三) 代谢性碱中毒

代谢性碱中毒(metabolic alkalosis)是指 $HCO_3^-$ 原发性增多,导致血液中 pH 值高于正常。

**1. 原因及发生机制**

(1) 酸性物质丢失过多:常见于:①经胃肠道丢失,如剧烈呕吐、胃液引流等使含 $H^+$ 的胃液大量丢失;②经肾丢失,常见于大量使用利尿剂和肾上腺皮质激素过多,造成 $H^+$ 丢失,$HCO_3^-$ 重吸收增加。

(2) $HCO_3^-$ 摄入过多:常为医源性,服用过量 $NaHCO_3$ 或输入大量库存血液(因库存血中柠檬酸钠在体内氧化生成 $NaHCO_3$)等。

(3) 低钾血症:细胞内 $K^+$ 转移到细胞外,细胞外 $H^+$ 进入细胞内,可使细胞外 $HCO_3^-$ 增多。

**2. 机体的代偿调节**

(1) 血液的缓冲作用和细胞内外离子交换:血浆 $H^+$ 降低和 $HCO_3^-$ 升高,如 $NaHCO_3 + NaH_2PO_4 \rightarrow H_2CO_3 + Na_2HPO_4$,使血浆 $H_2CO_3$ 代偿性升高。同时,细胞内 $H^+$ 外移,细胞外液 $K^+$ 进入细胞内,导致低钾血症。

(2) 肺的代偿调节:血中 $HCO_3^-$ 和 pH 升高,$H^+$ 浓度降低,通过化学感受器,抑制呼吸中枢,使呼吸变浅、变慢,$CO_2$ 排出减少,使血中 $H_2CO_3$ 继发性升高。

(3) 肾的代偿调节:血浆 $H^+$ 降低和 pH 升高,使肾小管上皮细胞内碳酸酐酶和谷氨酰胺酶活性受抑制,故肾小管泌 $H^+$、泌 $NH_4^+$ 减少,重吸收 $HCO_3^-$ 减少,使血液中 $HCO_3^-$ 浓度降低,尿液呈碱性。

血液气体分析:pH 升高,AB、SB 及 BB 升高,AB>SB,BE 正值加大。由于呼吸抑制,$PaCO_2$ 继发性升高。

**3. 对机体的影响**

(1) 中枢神经系统:pH 升高,脑组织内 γ-氨基丁酸转氨酶活性增强,γ-氨基丁酸(神经抑制递质)分解增强而生成减少,对中枢神经系统抑制作用减弱。患者出现烦躁不安、精神错乱、意识障碍等。

(2) 神经肌肉的变化:pH 值升高,使血浆中游离钙浓度降低,神经肌肉的应激性增高,出现腱反射亢进、面部和肢体肌肉抽动、手足抽搐等症状。

(3) 低钾血症:碱中毒时,细胞内 $H^+$ 逸出,细胞外 $K^+$ 内移;同时,肾小管上皮细胞内 $H^+$ 减少,$H^+$-$Na^+$ 交换减少、而 $K^+$-$Na^+$ 交换增加,使肾小管排 $K^+$ 增多,二者均导致低钾血症,严重时引起心律失常等表现。

**4. 预防原则**    ①积极预防原发病,消除引起代谢性碱中毒的原因;②口服和静注等张(0.9%)生理盐水,严重者可给予少量氯化铵或口服稀盐酸。

### (四) 呼吸性碱中毒

呼吸性碱中毒(respiratory alkalosis)是指血浆 $H_2CO_3$ 原发性减少,导致血液中 pH 值高于正常。

**1. 原因及发生机制**    ①低氧血症:如肺炎、肺水肿导致外呼吸功能障碍;初入高原,因缺氧刺激呼吸运动增强,反射性引起肺通气过度,使 $CO_2$ 排出过多。②刺激呼吸中枢:精神性通气过度(癔症)、颅脑损伤、水杨酸类药物应用等均可刺激呼吸中枢引起过度通气,使

$CO_2$ 排出过多。③机体代谢旺盛(高热、甲亢)，引起肺通气过度。④人工呼吸机使用不当：因通气量过大可引起呼吸性碱中毒。

2. 机体的代偿调节

(1) 细胞内外离子交换和细胞内缓冲：这是急性呼吸性碱中毒的主要代偿方式。由于血浆 $H_2CO_3$ 降低，$HCO_3^-$ 相对增高，细胞内 $H^+$ 逸出、与细胞外液 $HCO_3^-$ 结合成 $H_2CO_3$，使血浆 $H_2CO_3$ 上升；另外，血浆内 $HCO_3^-$ 进入红细胞内，$Cl^-$ 与 $CO_2$ 逸出红细胞，使血浆 $H_2CO_3$ 上升而 $HCO_3^-$ 继发性降低。

(2) 肾的代偿调节：肾小管上皮细胞泌 $H^+$、泌 $NH_4^+$ 减少和重吸收 $HCO_3^-$ 减少，使血中 $HCO_3^-$ 继发性降低。

血液气体分析：$PaCO_2$ 原发性降低，pH 值升高，AB＜SB，通过代偿后，AB、SB、BB 继发性降低，BE 负值增大。

3. 对机体的影响

(1) 中枢神经系统：$PaCO_2$ 降低引起脑血管收缩和脑血流量减少，导致病人表现头痛头晕、意识障碍等症状。

(2) 神经肌肉的变化：血浆游离 $Ca^{2+}$ 降低，引起神经肌肉的应激性升高，出现腱反射亢进、面部和四肢及口周感觉异常，手足抽搐等。

(3) 低钾血症：呼吸性碱中毒时，由于细胞外 $H^+$ 下降，细胞内外 $H^+$-$K^+$ 交换，细胞内 $H^+$ 移到细胞外，细胞外 $K^+$ 进入细胞内，肾小管排 $K^+$ 增多而导致低钾血症。

4. 预防原则　积极预防引起肺通气过度的原因。吸入含 5‰$CO_2$ 的混合气体或反复屏气，或用纸袋罩于患者口鼻使其再吸入呼出的气体，提高血浆 $H_2CO_3$ 浓度。

四种单纯性酸、碱平衡紊乱比较(表 6-1)。

表 6-1　四种单纯性酸、碱平衡紊乱比较

| 区 别 项 目 | 代谢性酸中毒 | 呼吸性酸中毒 | 代谢性碱中毒 | 呼吸性碱中毒 |
| --- | --- | --- | --- | --- |
| pH 值 | ↓ | ↓ | ↑ | ↑ |
| 血[$HCO_3^-$] | 原发性↓ | 继发性↑ | 原发性↑ | 继发性↓ |
| 血[$H_2CO_3$] | 继发性↓ | 原发性↑ | 继发性↑ | 原发性↓ |
| [$HCO_3^-$]/[$H_2CO_3$] | ↓ | ↓ | ↑ | ↑ |
| SB、AB、BB | ↓ | ↑ | ↑ | ↓ |
| BE | 负值↑ | 正值↑ | 正值↑ | 负值↑ |
| 呼吸变化 | 变深、变快 | 代偿不明显 | 变浅、变慢 | 代偿不明显 |
| 腱反射 | ↓ | ↓ | ↑ | ↑ |
| 尿 pH | ↓(高钾引起的呈反常碱性尿) | ↓ | ↑(低钾引起的呈反常酸性尿) | ↑ |

## 三、混合型酸碱平衡紊乱

混合型酸碱平衡紊乱是指患者同时发生两种或两种以上的酸碱平衡紊乱。

1. 双重性酸碱平衡紊乱　①呼吸性酸中毒合并代谢性酸中毒，见于心跳和呼吸骤停、慢性阻塞性肺疾病等；②呼吸性碱中毒合并代谢性碱中毒，见于高热伴呕吐、利尿剂使用不

当等；③呼吸性酸中毒合并代谢性碱中毒、见于慢性阻塞性肺病等；④代谢性酸中毒合并呼吸性碱中毒，见于糖尿病、肾衰竭、感染性休克等患者伴有发热时；⑤代谢性酸中毒合并代谢性碱中毒，见于严重急性胃肠炎。

2. 三重性酸碱平衡紊乱　①呼吸性酸中毒合并代谢性酸中毒及代谢性碱中毒；②呼吸性碱中毒合并代谢性酸中毒及代谢性碱中毒。三重性混合性酸碱平衡紊乱比较复杂，了解原发病的基础上，根据实验室检查进行综合分析后，才能得出正确结论。

3. 多重性酸碱平衡紊乱(图 6-1)。

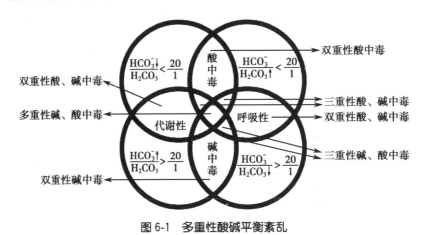

图 6-1　多重性酸碱平衡紊乱

## 复习思考题

1. 解释名词　代谢性酸中毒、代谢性碱中毒、呼吸性酸中毒、呼吸性碱中毒、混合性酸碱平衡紊乱。

2. 代谢性酸中毒时，机体如何代偿调节？

3. 简述呼吸性酸中毒时，肾的代偿调节作用。

4. 呼吸性酸中毒对机体有哪些影响？

5. 如何判断分析酸碱平衡紊乱的类型？

(陈光平)

# 第七章

# 发 热

发热(fever)是指机体在致热原的作用下,通过体温调节中枢诱导,引起体温升高超出正常范围的全身病理过程。正常人腋窝温度一般为 36～37℃,24 小时内体温波动范围不超过 1℃,下午体温高于上午,运动、进餐、月经前及妊娠期体温可稍升高,老年人体温稍低于年轻人。临床一般规定腋窝温度 37.3～38℃为低热;38.1～39℃为中等度热;39.1～41℃为高热;41℃以上为超高热。一定程度的发热,机体充分发挥自身的防御功能,长期发热或过高热对机体造成损伤。

> **体温升高≠发热**:体温升高包括发热和过热。体温调节中枢诱导下的体温升高属于发热,如炎性、肿瘤性发热等。单纯影响产热、散热所引起的体温升高,属于过热,如运动、妊娠、甲状腺功能亢进等。

## 一、发热的原因

通常把能引起人体或实验动物发热的物质称为致热原,包括发热激活物和内生致热原。

### (一)发热激活物

发热激活物(pyromaniac activator)是指能激活体内(产)致热原细胞产生和释放内生致热原,引起体温升高的物质。

1. 外致热原(exogenous pyrogen)　又称感染性发热,主要包括:①细菌:常见的革兰阳性菌有葡萄球菌、肺炎球菌、链球菌、白喉杆菌等;常见的革兰阴性菌有大肠杆菌、伤寒杆菌、淋球菌、脑膜炎球菌、志贺菌等。革兰阴性菌的菌壁含有内毒素(ET),ET 是一种具有代表性的细菌致热原,耐热性高(干热 160℃两小时才能被灭活),一般方法难以清除,是血液制品和输液过程中的主要污染物。②病毒:常见流感病毒、麻疹病毒、柯萨奇病毒等。③真菌:如白色念珠菌感染所致的鹅口疮、脑膜炎等,致热是真菌体内所含的荚膜多糖和蛋白质。④螺旋体:常见有钩端螺旋体、回归热螺旋体和梅毒螺旋体。⑤疟原虫感染等引起高热。

2. 体内产物(非感染性发热)　主要是指体内产生一些物质,如抗原抗体复合物,类固醇(睾酮的中间代谢产物本胆烷酮)等具有致热作用。

### (二)内生致热原

内生致热原(endogenous pyrogen,EP)是指在发热激活物作用下,单核-巨噬细胞等(产)内生致热原细胞产生和释放的小分子蛋白性物质,能通过血-脑脊液屏障直接作用于体温调节中枢,引起体温升高的物质。

内生致热原的种类、产生和释放：①白细胞介素-1(IL-1)：单核细胞、内皮细胞、巨噬细胞、星状细胞、肿瘤细胞等在发热激活物的作用下产生的多肽物质；②肿瘤坏死因子(TNF)：葡萄球菌、内毒素等诱导巨噬细胞、淋巴细胞产生和释放；③干扰素(IFN)：主要由白细胞产生；④白细胞介素-6(IL-6)：是有单核细胞、成纤维细胞和内皮细胞等分泌的细胞因子；⑤巨噬细胞炎症蛋白-1也与发热有一定关系。

## 二、发热的发生机制

发热是在体温调节中枢作用下的体温升高。体温调节中枢的不同变化，引起产热与散热作出相应变化，结果出现不同的体温变化。

1. **体温调节中枢** 位于视前区-下丘脑前部(POAH)，该区含有温度敏感神经元，对来自外周和深部温度信息起综合作用。损伤该区可致体温调节障碍。

2. **致热信号传入中枢的途径** ①EP通过血-脑脊液屏障转送入脑，也可经脉络丛部位渗入脑，通过脑脊液循环到下丘脑前部；②EP通过终板血管器作用于体温调节中枢；③EP通过迷走神经向体温调节中枢传递发热信号。

3. **发热中枢调节介质** 正调节介质有前列腺素 E，$Na^+/Ca^{2+}$ 比值（$Na^+$ 可使体温很快升高，灌注 $Ca^{2+}$ 则使体温很快下降），环磷酸腺苷、促肾上腺皮质激素、一氧化氮等使体温升高的作用。负调节介质：精氨酸加压素、黑素细胞刺激素、脂皮质蛋白-1对体温升高有限制作用。

4. **体温调节** 来自体内、外的发热激活物作用于产内生致热原细胞，引起 EP 的产生和释放，EP 经过血液循环到达脑内，在下丘脑前部或终板血管器附近，引起中枢发热介质释放，作用于相应神经元，使调定点上移（正常值37℃左右）。产热增加，散热减少，体温升高。

## 三、发热的分期和分型

### (一) 发热分期

根据体温变化将发热分体温上升期、高热持续期和体温下降期。

1. **体温上升期** 发热的初始阶段。体温调节中枢以正调节为主，导致热敏神经元抑制、冷敏神经元兴奋。产热增加、散热减少，体温升高。患者临床表现寒战（全身性骨骼肌不随意的节律性收缩），皮肤苍白（皮肤血管收缩），"鸡皮"疙瘩（机体经交感神经传出的冲动引起皮肤竖毛肌收缩），畏寒感觉（皮温下降刺激冷敏感受器，信息传入中枢），部分患者出现尿少、尿比重增加，大便干结等散热减少等。

2. **高温持续期** 在体温上升的同时，负调节中枢也被激活，产生负调节介质，进而限制调定点的上移和体温的过度升高。产热与散热处于动态平衡，体温在高水平上波动。此期患者出现燥热感觉，皮肤鲜红、干燥、热烫感。大量营养物质严重消耗，机体比较虚弱。

3. **体温下降期** 机体逐渐清除发热激活物，致热原细胞、内生致热原、PO/AH 的生化环境、温度敏感神经原的兴奋性等逐渐恢复正常。产热、散热逐渐恢复正常。患者表现大量出汗。高热持续时间过长，如果此期体温骤退（几个小时或一昼夜恢复正常），容易导致患者出现高渗性脱水和电解质紊乱。

**（二）发热分型**

发热患者每天不同时间测得的体温数值分别记录在体温单上，将数天的各体温点连接成体温曲线。该曲线的不同形态（形状）称为热型。例如，稽留热、弛张热等。①按体温的升降速度分型为骤发和骤退型，表现为体温上升及退热速度均较快，如大叶型肺炎、疟疾等；缓发和缓退型表现为体温上升及退热速度均较缓慢，如伤寒。②按体温的高度分低热型：腋下温度为 37～38℃；中热型：腋下温度为 38.1～39℃；高热型：腋下温度为 39.1～41℃；极热型：腋下温度在 41℃以上。根据热型的不同有助于发热鉴别诊断。

## 四、机体物质代谢和功能变化

发热使机体能量代谢增加，体温每升高 1℃，基础代谢率一般可提高 13％。

**（一）机体物质代谢变化**

1. 糖代谢　发热时，糖分解代谢增强，生成大量 ATP，满足机体防御功能增强的需求。长期发热或过高热，使无氧酵解增强，乳酸生成增多，导致代谢性酸中毒。

2. 脂肪代谢　当糖原耗竭，脂肪分解代谢增强，动员贮备脂肪，患者日渐消瘦。部分患者可出现酮体增加，导致酮症酸中毒。

3. 蛋白质代谢　机体内蛋白质消耗加强，尿素氮比正常人增加 2～3 倍，严重时产生负氮平衡，引起患者抵抗力下降。

4. 维生素代谢　发热时，由于食欲缺乏和消化液分泌减少，可导致维生素摄入和吸收减少；而机体代谢增强，使维生素消耗增多。患者常出现维生素 C、维生素 B 族的缺乏。

5. 水、电解质代谢紊乱　散热减少时，可出现汗、尿量减少，水钠潴留。散热增加时，可出现大量出汗、尿量多，引起脱水和低钾血症等电解质代谢紊乱。

**（二）机体功能变化**

1. 中枢神经系统变化　长期发热或过高热，出现头痛、头晕、烦躁、谵妄、幻觉、淡漠、嗜睡等。小儿高热时，易引起热惊厥，这与小儿的中枢神经系统尚未发育成熟有关。

2. 循环系统变化　血液温度增高使窦房结和交感神经兴奋性增高，心率加快，体温升高 1℃，心率约增加 10～20 次/分。心率加快可增加心输出量，具有代偿意义，但可以加重心脏耗氧量而诱发心力衰竭。

3. 消化系统变化　交感神经兴奋性增高，消化液分泌减少，胃肠蠕动减弱，病人出现食欲减退、口腔黏膜干燥、腹胀、恶心、呕吐、便秘等临床表现。一定程度的体温升高，肝脏的代谢及解毒功能增强，充分发挥机体的防御功能。

4. 呼吸系统变化　血液温度升高、酸性物质增加刺激呼吸中枢，使呼吸增快、加深。长期发热或过高热，呼吸中枢抑制，使呼吸变浅或不规则，甚至引起呼吸衰竭。

5. 泌尿系统变化　体温上升期，病人尿量减少，尿比重增高；高热持续期，肾小管上皮细胞变性（细胞水肿），导致蛋白尿和管型尿；体温下降期，尿量、尿比重可恢复正常。

6. 免疫系统变化　一定程度的发热使免疫系统整体功能增强。

## 五、预防原则

1. 积极预防病因　积极治疗原发病，清除致热原。

2. 一般处理　降温"先物理、后化学"。酒精擦浴，毛巾包好的冰块放在大血管部位，合理使用降温药。

## 复习思考题

1. 根据发热的分期及各期热代谢特点如何解释患者的临床表现?
2. 根据发热时机体变化,理解"一定程度的发热,机体充分发挥了防御功能"。
3. 如何理解发热时的降温原则?

(张喜凤)

# 第 八 章

# 缺　氧

缺氧(hypoxia)是指因组织供氧减少或利用氧障碍引起细胞的代谢、功能和形态结构异常变化的病理过程。成人静息状态时，需氧量约为 250ml/min，但人体内储氧量仅约 1.5L。因此，一旦呼吸、心跳停止，数分钟内即可死于缺氧。

## 一、常用血氧指标及其意义

机体内氧主要由血液携带、血液循环运输，供应组织利用氧。与此相关的血气检测指标，称为血氧指标。临床上常用血氧指标反映组织供氧和耗氧量的变化。

1. 血氧分压(partial pressure of oxygen，$PO_2$)　指物理状态下溶解于血液中的氧所产生的张力。正常动脉血氧分压($PaO_2$)约为 100mmHg，主要取决于吸入气的氧分压、肺的呼吸功能和静脉血分流的情况；静脉血氧分压($PvO_2$)约为 40mmHg，主要取决于组织摄氧和利用氧的能力。

2. 血氧容量(oxygen binding capacity in blood，$CO_2$ max)　是指在 38℃，氧分压 150mmHg，二氧化碳分压 40mmHg 的条件下，为100ml 血液中的血红蛋白被氧充分饱和时的最大携氧量。正常血氧容量约为 200ml/L。血氧容量取决于血液中血红蛋白的质和量，反映血液携氧的能力强弱。

3. 血氧含量(oxygen content in blood，$CO_2$)　为 100ml 血液中的实际含氧量，包括血红蛋白实际结合的氧和物理溶解于血浆中的氧。正常动脉血氧含量($CaO_2$)约为 190ml/L，静脉血氧含量($CvO_2$)约为 140ml/L，主要取决于血氧分压和血氧容量。动-静脉血氧含量差反映组织的耗氧量，正常约为 50ml/L。

4. 血红蛋白氧饱和度(oxygen saturation of hemoglobin，$SO_2$)　是指血红蛋白与氧结合的百分数，简称氧饱和度。正常动脉血氧饱和度($SaO_2$)约为 95%；静脉血氧饱和度($SvO_2$)约为 75%，主要取决于血氧分压。

血氧分压与血氧饱和度之间关系可用氧合 Hb 解离曲线表示，大致呈"S"形。红细胞内 2,3-二磷酸甘油酸(2,3-DPG)增多、酸中毒、$CO_2$ 增多及血温增高时，血红蛋白与 $O_2$ 的亲和力降低，以致在相同氧分压下血氧饱和度降低，氧离曲线右移，反之左移(图 8-1)。

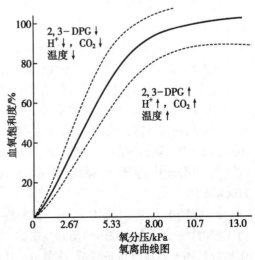

图 8-1　氧合 Hb 解离曲线及其影响因素

## 二、缺氧的类型、原因及发生机制

根据缺氧发生的原因和血氧变化特点,一般可分为"乏氧性缺氧、血液性缺氧、循环性缺氧和组织性缺氧"四种类型。

### (一)乏氧性缺氧

乏氧性缺氧(hypotonic hypoxia)是指由动脉血氧分压降低引起的组织供氧不足,又称低张性缺氧或低张性低氧血症。

1. 原因 ①外环境中氧分压过低:多见于海拔3 000m以上高原或高空环境,通风不良的矿井或坑道作业,吸入含氧低的气体或混合气体(惰性气体、麻醉药)等,又称大气性缺氧。②外呼吸功能障碍:肺通气功能障碍和换气功能障碍,又称呼吸性缺氧。③静脉血分流入动脉:多见于某些先天性心脏病,如房间隔或室间隔缺损伴肺动脉高压,出现由右向左分流,导致动脉血氧分压降低。

2. 血氧变化特点与缺氧机制 外环境中氧分压过低或外呼吸功能障碍使吸入的氧量减少,导致血液中溶解的氧和血液中与血红蛋白结合的氧量减少,血氧变化特点主要是:①动脉血氧分压降低;②动脉血氧含量降低;③血氧饱和度降低;④血氧容量正常或增加:因血红蛋白无质和量的异常变化,故血氧容量正常;但慢性缺氧患者因红细胞和血红蛋白代偿性增多,可使血氧容量增加;⑤动-静脉血氧含量差降低或正常:动脉血氧分压和血氧含量降低,使血液中向组织弥散的氧量减少,故动-静脉血氧含量差一般降低;如果慢性缺氧使组织利用氧能力代偿性增加,则动-静脉血氧含量差变化不明显。

3. 皮肤、黏膜变化 因为血氧饱和度降低,血液中脱氧血红蛋白增多,如毛细血管中脱氧血红蛋白平均浓度>50g/L,可使皮肤、黏膜呈青紫色。

### (二)血液性缺氧

血液性缺氧(hemic hypoxia)是指血红蛋白数量减少或性质改变,以致其携带氧的能力降低或结合的氧不易释出引起的缺氧。由于外呼吸功能正常,动脉血氧分压和血氧饱和度正常,又称为等张性缺氧。

1. 原因

(1) 严重贫血:因血红蛋白减少,血液携带氧能力降低,以致细胞供氧不足,故又称为贫血性缺氧。

(2) 一氧化碳(CO)中毒:一氧化碳易于与血红蛋白形成碳氧血红蛋白(HbCO),与血红蛋白的亲和力是氧的210倍。当CO与血红蛋白分子中的某个血红素结合后,将增加其余3个血红素对氧的亲和力,使血红蛋白分子中已结合的氧释放减少。同时,CO还能抑制红细胞内糖酵解,使2,3-DPG减少,二者均可使氧解离曲线左移,$HbO_2$中的氧的释放减少,加重组织缺氧。

(3) 高铁血红蛋白血症:常见于食用大量含硝酸盐腌菜或变质的剩菜,经肠道细菌作用将硝酸盐还原为亚硝酸盐,使血红素中的二价铁氧化成三价铁,形成高铁血红蛋白或甲基血红蛋白,其分子中的$Fe^{3+}$与羟基牢固结合而丧失携带氧的能力,导致氧离曲线右移,结合成$HbO_2$减少。

2. 血氧变化特点与缺氧机制 血液性缺氧时,由于外呼吸功能正常,血液溶解氧的能力无异常,故动脉血氧分压和动脉血氧饱和度正常;但血红蛋白数量减少或性质的改变,使血氧容量和动脉血氧含量降低,弥散进入组织的氧减少,动-静脉血氧含量差缩小。

3. 皮肤、黏膜变化 患者因血红蛋白明显降低,而面色苍白;CO中毒患者因碳氧血红蛋白血症,而皮肤、黏膜呈樱桃红色;高铁血红蛋白血症患者皮肤、黏膜呈咖啡色,因进食引起的高铁血红蛋白血症,又称为肠源性青紫。

> **喀麦隆杀人湖:**1986 年,在短短几个小时之内吞噬掉了 1 800 人以及无数牲畜的生命。科学家研究发现湖中含大量二氧化碳等有毒气体,如遇地震或地层变化,可发生剧烈的喷发,二氧化碳云团沿着山势下沉,包围附近村庄,毒气无色无味不宜觉察,人和牲畜因窒息而亡。

### (三) 循环性缺氧

循环性缺氧(circulatory hypoxia)是指组织的血流量减少引起组织供氧不足,又称低动力性缺氧。

1. 原因 ①全身性血液循环障碍:见于心力衰竭、休克等;②局部性血液循环障碍:见于动脉粥样硬化、脉管炎、血栓形成或栓塞、血管受压或痉挛等。

2. 血氧变化特点与缺氧机制 如果未累及肺血流,因氧可进入肺毛细血管与血红蛋白结合,故动脉血氧分压、血氧容量、动脉血氧含量及氧饱和度均正常,但血流缓慢,血液流经毛细血管的时间延长,细胞从单位容量血液中摄取的氧量增多,以致静脉血氧含量降低,动-静脉血氧含量差明显增大。如果累及肺血流的循环性缺氧,如左心衰竭引起肺水肿时,可因肺泡气与血液交换障碍,动脉血氧分压、动脉血氧含量及血氧饱和度可降低。

3. 皮肤、黏膜变化 循环性缺氧因毛细血管内还原血红蛋白增多,出现发绀。

### (四) 组织性缺氧

组织性缺氧(histogenous hypoxia)是指组织供氧正常,组织不能有效利用氧而导致的缺氧,又称氧利用障碍性缺氧。

1. 原因 ①组织中毒:如氰化物、硫化物、巴比妥类、砷、磷等,可抑制或破坏细胞氧化还原酶系统,阻断呼吸链,使生物氧化障碍,引起组织中毒性缺氧。②维生素缺乏:如维生素 $B_1$、维生素 $B_2$ 等是氧化还原酶的辅酶,其缺乏可抑制细胞生物氧化,导致氧的利用障碍。③细胞损伤:如放射线、生物毒素、各种毒物等,可抑制线粒体呼吸功能或造成线粒体损伤,引起细胞氧化障碍。

2. 血氧变化的特点与组织缺氧的机制 组织性缺氧时,动脉血氧分压、血氧容量、动脉血氧含量及血氧饱和度均正常。因细胞生物氧化过程受损,不能充分利用氧,故静脉血氧分压和静脉血氧含量均高于正常,动-静脉血氧含量差减小。

3. 皮肤、黏膜变化 组织性缺氧时,因为毛细血管中氧合血红蛋白增多,患者的皮肤、黏膜呈鲜红或玫瑰红色。

临床上有些患者可发生混合性缺氧。如心功能不全患者主要是循环性缺氧,但合并肺水肿影响气体交换可引起低张性缺氧等。各型缺氧的特点(表 8-1)。

**表 8-1 各型缺氧血氧变化**

|  | 乏氧性缺氧 | 血液性缺氧 | 循环性缺氧 | 组织性缺氧 |
| --- | --- | --- | --- | --- |
| 动脉血氧分压 | 降低 | 正常 | 正常 | 正常 |
| 动脉血氧容量 | 正常 | 降低 | 正常 | 正常 |
| 动脉血氧含量 | 降低 | 降低 | 正常 | 正常 |

续表

| | 乏氧性缺氧 | 血液性缺氧 | 循环性缺氧 | 组织性缺氧 |
|---|---|---|---|---|
| 动脉血氧饱和度 | 降低 | 正常 | 正常 | 正常 |
| 动、静脉氧差 | 降低或正常 | 降低 | 升高 | 降低 |
| 皮肤颜色 | 发绀 | 樱桃红、苍白、棕褐色 | 发绀 | 鲜红色、玫瑰红 |

## 三、机体的功能及代谢变化

缺氧对机体的影响取决于缺氧发生速度、程度、持续时间和机体的功能状态。下面以乏氧性缺氧为例，介绍其对机体的影响。

1. 呼吸系统变化

（1）代偿性反应：当 $PaO_2<60mmHg$ 时，可刺激颈动脉体和主动脉体化学感受器，反射性地引起呼吸加深、加快，可使肺泡通气量增加，胸腔负压增大，促进静脉回流，增加心输出量和肺血流量，有利于氧摄取和运输。长期乏氧性缺氧，可使外周化学感受器的敏感性降低，肺通气反应减弱。血液性缺氧和组织性缺氧因 $PaO_2$ 不降低，呼吸一般不增强；循环性缺氧如累及肺循环，可使呼吸加快。

（2）损伤性变化：①高原肺水肿：是指机体进入 4 000m 以上高原后 1～4 天内发生肺水肿。表现为头痛、胸闷、发绀、呼吸困难、血性泡沫痰、甚至神志不清以及肺部湿性啰音的临床综合征，可能与肺动脉高压有关。②中枢性呼吸衰竭：当动脉血氧分压<30mmHg 时，可直接抑制呼吸中枢，肺泡通气量减少，导致中枢性呼吸衰竭，表现呼吸节律和频率不规则等。

2. 循环系统的变化

（1）代偿性反应：①心输出量增加：缺氧时，刺激肺牵张感受器，反射性兴奋交感神经，引起心率加快、心肌收缩性增强，心输出量增加，供应组织细胞的血量增多，可提高全身组织的供氧量，对急性缺氧有一定的代偿意义；胸廓呼吸运动增强使胸腔负压增大，促进静脉回流，增加心输出量和肺血流量。②血流重新分布：急性缺氧时心和脑供血量增多，而皮肤、腹腔器官、骨骼肌的组织血流量减少。③组织毛细血管密度增加：长期缺氧时，促使缺氧组织内毛细血管增生、密度增加，尤其脑、心和骨骼肌的毛细血管增生明显。

（2）损伤性变化：严重缺氧时，可引起高原性心脏病、肺源性心脏病、贫血性心脏病等。其发生机制：①肺动脉高压：长期或慢性缺氧，导致肺动脉高压右心室后负荷增加，引起肺源性心脏病。②心肌舒缩功能降低：严重缺氧可损伤心肌的收缩和舒张功能。③心律失常：严重缺氧可引起窦性心动过缓、期前收缩，甚至发生心室颤动等。④静脉回心血量减少：严重缺氧可直接抑制呼吸中枢，使胸廓运动减弱及外周血管扩张淤血，使回心血量减少。

3. 血液系统的变化

（1）代偿性反应：①红细胞和血红蛋白增多：急性缺氧时，肝、脾等储血器官收缩使贮血进入体循环；慢性缺氧时，肾生成和释放促红细胞生成素增多，骨髓造血增强，红细胞生成增多，可增加血氧容量和血氧含量，从而增加组织的供氧量。②氧合血红蛋白解离曲线右移：缺氧时，红细胞内 2,3-DPG 增加，导致氧离曲线右移，即血红蛋白与氧的亲和力降低，红细胞释氧能力增强，易于将结合的氧释放供组织利用。

（2）损伤性变化：如血液中红细胞过度增加，使血液黏稠度增加，循环阻力增大，心脏后负荷增高，导致心力衰竭。

4. 中枢神经系统的变化 大脑是"低贮备、高供应、高消耗"器官。急性缺氧可引起头痛、情绪激动、判断力、记忆力减退及运动不协调等。严重缺氧可导致烦躁不安、惊厥、昏迷甚至死亡。脑细胞变性、坏死及脑间质水肿。

5. 组织细胞变化

(1) 代偿性反应:①细胞用氧能力增强:慢性缺氧时,细胞内线粒体数目和膜表面积均增加,呼吸链中的酶(如琥珀酸脱氢酶、细胞色素氧化酶)增加,使细胞的内呼吸功能增强;②无氧酵解增强:缺氧时,可促使糖酵解加强,在一定程度上补偿能量不足;③肌红蛋白增加:慢性缺氧可使肌肉中肌红蛋白含量增多,可从血液中摄取更多的氧,增加氧在体内储存。

(2) 损伤性变化:①缺氧时,影响合成代谢和酶功能,引起细胞膜的损伤;②严重缺氧则降低线粒体的呼吸功能,使 ATP 生成减少,可出现线粒体肿胀、外膜破碎等;③缺氧时,导致溶酶体破裂和大量溶酶体酶释放,引起细胞溶解坏死。

## 四、影响机体缺氧耐受性的因素

机体对缺氧的耐受性受缺氧的原因、程度等多种因素的影响。

1. 代谢耗氧率 如发热、甲状腺功能亢进,寒冷、体力活动、情绪激动等患者可增加机体耗氧量,对缺氧的耐受性较低;体温降低、神经系统的抑制,降低机体的耗氧率则对缺氧的耐受性增强。

2. 机体的代偿能力 机体通过呼吸、循环和血液系统的代偿反应能增加组织的供氧量,代偿适应能力通过体育锻炼可获得提高。这些代偿反应存在着显著的个体差异,如新生儿对缺氧的耐受性较高,老年人因心、肺功能储备降低及骨髓造血干细胞减少等因素,导致机体对缺氧的代偿能力和适应能力降低;有心、肺疾病和血液病的患者对缺氧的耐受性低。

## 五、预 防 原 则

1. 消除各类缺氧的原因,给患者吸氧。但氧疗效果因缺氧的类型而异。氧疗对低张性缺氧的效果最好。

2. 氧中毒 给氧在 0.5 个大气压以上却对细胞有毒性作用,引起氧中毒。氧中毒类型:①肺型氧中毒:出现胸骨后疼痛、咳嗽、呼吸困难等。肺部呈充血、水肿、出血和肺不张等。②脑型氧中毒:出现视觉和听觉障碍、恶心、抽搐、晕厥等神经症状,严重者昏迷、死亡。

## 复习思考题

1. 何谓缺氧? 主要类型有哪些?
2. 何谓发绀? 能不能以发绀作为判断缺氧的唯一指征?
3. 比较各种类型缺氧血氧变化的异同。
4. 各种类型缺氧的皮肤黏膜颜色变化有何区别?
5. CO 中毒导致的血液性缺氧有哪些特点? 其发生机制如何?
6. 氰化物中毒为何会引起缺氧? 其主要特点是什么?
7. 缺氧时血红蛋白有何改变? 有何意义?
8. 缺氧对肺动脉压有何影响?

(周 洁)

# 第 九 章

# 休　克

休克(shock)是指机体受到强烈因素刺激而发生的急性微循环障碍,组织、器官血液灌流量严重不足,导致细胞及重要器官功能、代谢障碍的全身性病理过程。其临床表现面色苍白、脉搏细数、尿量减少、精神烦躁、昏迷和死亡等。

> 休克:是英语 shock 的音译。1737 年法国医师 Henri Francois Le Dran 首次用法语 secousseuc 描述患者因创伤引起的临床危重状态,1743 年英国医师 Clare 将此词翻译成英语的 shock。迄今人们对休克的认识和研究已有 200 多年的历史,经历了描述临床表现、认识急性循环紊乱、创立微循环学说、细胞分子水平的研究四个发展阶段。

## 一、休克的原因与分类

1. 按原因分类

(1)失血、失液性休克:常见于外伤出血、消化性溃疡出血、食道静脉曲张出血及产后大出血等。若短期内出血量超过总血量的 $25\%\sim30\%$,即可发生失血性休克,超过总血量 $45\%\sim50\%$ 则可导致迅速死亡。剧烈呕吐、腹泻等导致大量体液丢失,引起血容量减少,发生失液性休克。

(2)烧伤性休克:严重烧伤伴大量血浆渗出,使有效循环血量减少,引起烧伤性休克,早期与疼痛及低血容量有关,后期继发感染可发展为感染性休克。

(3)创伤性休克:常见严重创伤导致失血和剧烈疼痛刺激有关,在后期如合并感染可发展为感染性休克。

(4)感染性休克:严重感染,如革兰阴性菌,细菌内毒素起着重要作用。

(5)心脏及大血管病变:大面积急性心肌梗死、急性心肌炎和严重心律失常等,以及心脏压塞、肺栓塞和张力性气胸等妨碍血液回流和心脏射血的心外阻塞性病变,均可引起心输出量急剧减少,有效循环血量和灌流量显著下降,导致心源性休克和心外阻塞性休克。

(6)过敏性休克:如药物(青霉素等)、血清制剂(破伤风抗毒素等)或疫苗作用下,引起 Ⅰ 型变态反应。此时肥大细胞大量释放组胺和缓激肽入血,导致血管平滑肌舒张、血管床容积增大,毛细血管通透性增加而发生过敏性休克。

(7)神经源性休克:剧烈疼痛、高位脊髓麻醉或损伤,强烈的神经刺激等可引起神经源性休克。由于交感神经缩血管功能抑制,不能维持动、静脉血管张力,引起血管扩张,静脉血管容量增加和血压下降。

2. 按休克的始动发生环节分类　血容量减少、心功能障碍和血管容量增加三个因素最终都使有效循环血量下降，组织灌注量减少而导致休克。

（1）低血容量性休克：是指由于血容量减少引起的休克。最常见的原因是失血、失液、烧伤和创伤等。由于大量体液丢失引起血容量急剧减少，静脉回流不足，心输出量减少和血压下降，而导致休克。

（2）心源性休克：是指心内、外病变引起心脏泵血功能障碍，心输出量急剧减少，有效循环血量下降，不能维持正常组织的灌流而导致的休克。

（3）血管源性休克：感染性、过敏性和神经源性休克患者血容量并不减少，但通过内源性或外源性血管活性物质的作用，使小血管舒张，血管容量增大，循环血量异常分布，使有效循环血量相对不足，组织灌流及回心血量减少而导致休克，故又称分布异常性休克。

按休克原因和始动环节结合起来分类，有助于临床诊断和治疗（图9-1）。

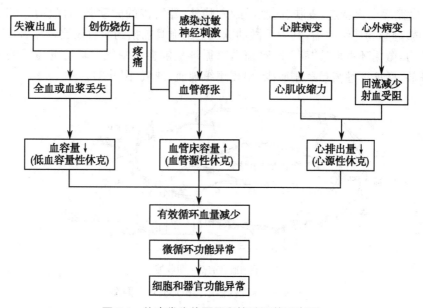

图 9-1　休克发生的原因和始动环节示意图

3. 按血流动力学特点分类

（1）高排-低阻型休克：其血流动力学特点是心输出量高，外周阻力低。由于皮肤血管扩张或动-静脉短路开放，血流增多，使皮肤温度增高，故又称"暖休克"。多见于感染性休克。

（2）低排-高阻型休克：其血流动力学特点是心输出量低，外周阻力高。由于皮肤血管收缩，血流减少，使皮肤温度降低，故又称"冷休克"。常见于低血容量性休克和心源性休克。

（3）低排-低阻型休克：其血流动力学特点是心输出量低，外周阻力也低。血压明显降低。常见于各型休克的晚期。

## 二、休克的发展过程

根据微循环改变可将休克分为三个阶段。现以失血性休克为例，描述休克三期微循环变化特点（图9-2）：

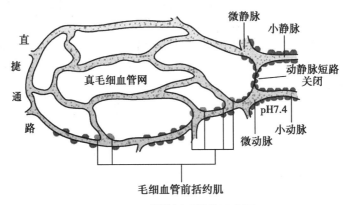

图9-2 正常微循环结构示意图

1. 休克代偿期(休克早期、微循环血管收缩期、微循环缺血性缺氧期)

(1) 微循环变化特点:皮肤、内脏(除心、脑外)器官内的微动脉、后微动脉、毛细血管前括约肌和微静脉均持续收缩,其中后微动脉和毛细血管前括约肌收缩比较显著,所以前阻力大于后阻力,微循环中血液"灌"小于"流",微循环呈缺血性缺氧。真毛细血管关闭,动静脉吻合支开放,微循环灌流量急剧减少,出现组织缺血、缺氧(图9-3)。

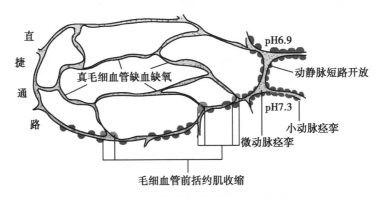

图9-3 休克代偿期微循环变化示意图

(2) 微循环缺血、缺氧机制:①交感-肾上腺髓质系统兴奋,使儿茶酚胺大量释放,刺激 α 受体,使心、脑以外的皮肤、腹腔内脏血管收缩;②交感神经兴奋,儿茶酚胺释放、肾缺血,使肾素-血管紧张素-醛固酮系统兴奋,血管紧张素 Ⅱ 增多,加剧了血管收缩;③血栓素、内皮素、血管加压素和心肌抑制因子产生,也加强了血管收缩。

(3) 微循环变化的代偿意义:①血液重新分布,起"移缓救急"的作用,保证心、脑血液供应。②维持动脉血压:交感-肾上腺髓质系统兴奋,心肌收缩力增强,心输出量增加。同时,小动脉收缩,外周阻力增高,使休克早期的血压正常或略高。③自身输血:由于儿茶酚胺释放,容量血管及肝脾储血器官收缩,使回心血量增加维持血压,起到"自身输血"作用,是休克时增加回心血量的"第一道防线"。④自身输液:由于微循环血管收缩,前阻力大于后阻力,毛细血管流体静压降低,使组织液回流入血管,起到"自身输液"作用,是休克时增加回心血量的"第二道防线"。

(4) 主要临床表现:心、脑灌流量正常,在休克早期病人表现神志清楚,烦躁不安。由于儿茶酚胺释放,使皮肤血管收缩,表现面色苍白、四肢冷。内脏血管收缩,腹腔内脏缺血,病人出现尿量减少、肛温下降。由于心率加快、心肌收缩力增强和外周血管收缩,表现脉搏细数、脉压减小,血压正常或略降,所以血压下降不是判断休克的标准。

此期应当尽快消除病因,补充血容量,解除血管痉挛防止休克进一步发展。

2. **休克进展期(休克中期、可逆性失代偿期、微循环血管扩张期、微循环淤血性缺氧期)**

(1)微循环变化特点:休克动因持续存在,微循环血管自律运动消失,微动脉,后微动脉和毛细血管前括约肌舒张,微静脉仍处于收缩状态,使后阻力大于前阻力。真毛细血管网开放,微循环中血液"灌"大于"流",微循环瘀血性缺氧。故又称失代偿期、淤血性缺氧期(图9-4)。

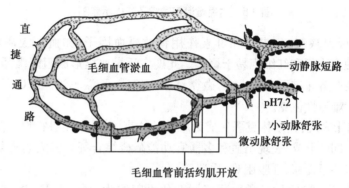

图9-4　休克进展期微循环变化示意图

(2)微循环淤血缺氧机制:①酸中毒:因微循环持续缺氧,乳酸等代谢不全的酸性产物增多,导致酸中毒。局部酸中毒,使血管平滑肌对儿茶酚胺反应性降低,微动脉、后微动脉及毛细血管前括约肌舒张,而微静脉对酸性物质耐受性较强仍然处于收缩状态。②局部血管活性物质增多:微循环持续缺血、缺氧,肥大细胞释放组胺、激肽类物质增多,引起血管扩张,通透性增强,毛细血管流体静压增高,"自身输液"停止,反而液体外渗入组织间隙,使回心血量及心输出量进一步下降。③内毒素作用:感染性休克内毒素的产生释放,肠源性毒素吸收入血,可激活补体、激肽系统,中性粒细胞释放血管活性物质,使血管扩张通透性增强;④血流阻力增大:因血管通透性增强,液体外渗,血液浓缩使红细胞聚集、血管腔狭窄、血流阻力增大,血流淤滞甚至停止,形成恶性循环。

(3)主要临床表现:患者出现典型的休克症状。微循环淤血,回心血量减少、心输出量下降,使动脉血压下降。冠状动脉和脑血管灌流量减少,病人表情淡漠,反应迟钝或昏迷。肾微循环血和血压下降,尿量减少或无尿。因皮肤微循环淤血,皮肤发绀或花斑纹状。

3. **休克难治期(微循环衰竭期、休克晚期、DIC期)**

(1)微循环变化特点:微血管平滑肌麻痹,失去对血管活性物质的反应性,血流缓慢甚至停滞,微循环不灌不流,组织缺氧。由于血液进一步浓缩,血液处于高凝状态,加上血流速度显著减慢,酸中毒越来越严重,可导致微血栓形成,出现继发性纤溶和消耗性出血(图9-5)。

(2)DIC形成机制:①严重缺氧和酸中毒,损伤血管内皮细胞使胶原纤维暴露,激活凝血Ⅻ因子,启动了内源凝血系统;②严重组织损伤,释放组织因子激活了外源凝血系统;③血管通透性增强液体外渗、血液浓缩,血流更加缓慢,使血小板和红细胞聚集形成微血栓;④中

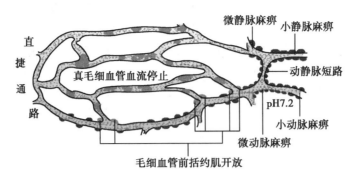

图 9-5　休克难治期微循环变化示意图

性粒细胞、血小板因缺氧、酸中毒和毒素作用释放凝血因子,如血小板激活因子(PAF)、$TXA_2$ 的作用,使血小板和红细胞易于聚集。此期广泛微血栓形成阻断微循环,由于凝血因子消耗和继发性纤溶亢进而大量出血,微循环血流停滞、不灌不流。DIC 形成,加重了休克使病情恶化成为难治性休克。

（3）主要临床表现:此期休克恶化成为难治性休克,动脉血压进行性下降,脉搏微弱、中心静脉压下降。DIC 形成,表现出血和多器官功能障碍综合征。病人表现静脉塌陷、出血、血压下降、尿少,甚至无尿、呼吸困难、昏迷等。

休克的发生、发展过程中,微循环三期变化可归纳为:早、缩、缺-中、扩、淤-晚、衰、凝。但是,由于导致休克的病因或始动环节不同,不同类型休克发展并不一定完全相同,如过敏性休克,由于微循环血管广泛舒张和毛细血管通透性增高,可开始就表现为休克进展期的改变;感染性休克则可能很快发生 DIC 和 MODS 进入休克难治期。

## 三、细胞损伤和代谢障碍

1. 细胞损伤　休克时缺血、缺氧和酸中毒等引起溶酶体释放溶酶体酶,导致细胞自溶,加重休克,引起细胞和器官功能衰竭。最终导致细胞死亡。

2. 细胞代谢障碍　①糖酵解加强,脂肪和蛋白质分解增加,合成减少。表现为一过性高血糖和糖尿,血中游离脂肪酸和酮体增多,出现负氮平衡。②组织细胞缺氧,有氧氧化减弱,使 ATP 减少、代谢产物积聚,造成细胞损伤、功能降低。③由于缺氧,局部酸性代谢产物堆积,可发生代谢性酸中毒,使休克更加恶化。

## 四、各器官的功能变化

1. 肾功能变化　肾是最早而最易受损的器官。休克早期因肾灌流不足、肾小球滤过率减少,可发生急性肾衰竭,但如能及时恢复有效循环血量,肾灌流得以恢复,肾功能可立刻恢复,称为功能性肾衰竭。休克持续时间延长,病情继续发展,由于肾缺血和肾毒素作用,也与中性粒细胞活化后释放氧自由基及肾微血栓形成有关,可引起急性肾小管坏死,即使通过治疗恢复肾血流量,也难以使肾功能在短期内恢复正常,在肾小管上皮修复后肾功能才能恢复,称为器质性肾衰竭。

2. 肺功能变化　休克早期由于创伤、出血、感染等,使呼吸中枢兴奋性增强,呼吸加快,通气过度,可出现低碳酸血症甚至发生呼吸性碱中毒。休克进一步发展时,交感-肾上腺髓质系统的兴奋及其缩血管物质作用,使肺血管阻力升高。休克患者晚期,经复苏治疗在脉搏、血压和尿量都趋向平稳以后,仍可发生急性呼吸衰竭。如肺功能障碍较轻,可称为急性肺损伤,病情恶化则可进一步发展为急性呼吸窘迫综合征(ARDS)。肺部主要病理变化为急性炎症导致的呼吸膜损伤。表现为微血栓、肺水肿、肺透明膜形成。

3. 心功能变化　休克早期,通过机体代偿,能够维持冠脉血流量,心功能无明显影响。随着休克的发展,血压进行性降低,冠脉血流量减少,引起心肌缺血、缺氧,导致心功能障碍,可发生急性心力衰竭。临床表现心指数下降。

4. 脑功能变化　休克早期,由于血液重新分布和脑循环的自身调节,可保证脑的血液供应,患者神志清醒。休克晚期血压进行性下降,可引起脑血液供应不足,加上 DIC,脑循环障碍,导致一系列神经功能损害。患者神志淡漠,甚至昏迷。缺血缺氧还使脑血管壁通透性增高,引起脑水肿和颅内压升高,严重者可形成脑疝,压迫延髓生命中枢,导致患者死亡。

5. 胃肠道功能的变化　休克早期就有腹腔内脏血管收缩,胃肠道血流量减少。胃肠道缺血、缺氧、淤血和 DIC 的形成,导致胃肠黏膜变性、坏死、糜烂,形成应激性溃疡。

6. 多器官功能障碍综合征(MODS)　休克时,原无器官功能障碍的患者同时或在短时间内相继出现两个以上器官系统的功能障碍,以致机体内环境的稳定必须靠临床干预才能维持的综合征(具体见第十一章)。

## 五、预　防　原　则

1. 去除引起休克的原因　感染、过敏、心力衰竭等。

2. 改善微循环,恢复组织血液灌流　①适当补充血容量,临床上输液原则是"需多少,补多少";②合理应用血管活性药,早期在补充血容量基础上,宜选择性地扩张微血管;休克后期,可选用缩血管药;③纠正酸中毒,改善心功能,防治多器官功能障碍等。

## 复习思考题

1. 休克发生的原因分类和始动环节分类的关系?
2. 动脉血压降低是否可作为判断休克发生的指标? 为什么?
3. 休克早期机体有哪些代偿措施?
4. 休克早期、休克期、休克晚期微循环有哪些变化?
5. 休克晚期为什么形成 DIC?
6. 简述休克时机体各器官系统会出现哪些功能变化?

(周　洁)

# 第十章

# 弥散性血管内凝血

弥散性血管内凝血(disseminated intravascular coagulation,DIC)是指在某些致病因子作用下,凝血因子和血小板被激活,大量促凝物质入血,引起以凝血功能失常为主要特征的病理过程。DIC 不是一种独立的疾病,而是一个很多疾病的并发症。临床常见出血、休克、器官功能障碍和贫血等。

## 一、原因和发生机制

1. DIC 的原因　①感染:如革兰阴性或阳性菌感染、病毒性肝炎、流行性出血热等。②肿瘤:如肝癌、前列腺癌、急性粒细胞性白血病等。③病理产科:如宫内死胎、前置胎盘、羊水栓塞等。④创伤及大手术:如多发性骨折、挤压综合征、大面积烧伤、各种大手术,如肺、癌肿根治术等均易并发 DIC。

2. DIC 的发生机制　DIC 发生关键是始于凝血系统被激活,启动凝血过程。

(1)凝血酶原酶形成:①血管内皮广泛受损:细菌、病毒、缺氧等均可损伤血管内皮细胞,使暴露胶原纤维,促使血小板聚集和Ⅻ因子激活,最终形成凝血酶原酶。②组织损伤:如严重创伤、烧伤、外科大手术、恶性肿瘤时,释放组织因子入血,形成凝血酶原酶。③促凝物质释放:如红细胞、白细胞和血小板释放促凝物质(磷脂蛋白、血小板 3 因子),加速凝血过程。

(2)凝血酶形成:凝血酶原在凝血酶原酶的作用下,形成凝血酶。

(3)纤维蛋白形成:在凝血酶作用下,纤维蛋白原形成纤维蛋白单体,进而形成稳定的不溶性的纤维蛋白,使凝血。

## 二、影响 DIC 发生、发展的因素

1. 单核-巨噬细胞系统功能受损　导致机体凝血功能紊乱,而发生 DIC。

2. 肝功能障碍　如急性肝细胞坏死或严重肝硬化患者,体内凝血、抗凝、纤溶过程失调,造成活化的凝血因子清除不足,抗凝物质生成减少,易于诱发 DIC。

3. 血液高凝状态　如羊水栓塞等血液中凝血物质增多,呈高凝状态。

4. 微循环障碍　微循环血流缓慢,血小板和红细胞易聚集,加速微血栓形成。

## 三、分期和分型

1. DIC 的分期　根据 DIC 的病理变化特点和发展过程,可分为三期:

(1)高凝期:各种原因导致凝血系统被激活,使凝血酶产生增多,血液中凝血酶的含量

增高,此期血液处于高凝状态,导致微血栓形成。

(2)消耗性低凝期:广泛微血栓形成,使凝血因子和血小板被消耗而减少,以及继发性纤溶系统激活,使血液由高凝状态转入低凝状态,患者表现出血等。

(3)继发性纤溶亢进期:凝血酶及Ⅻa等激活了纤溶系统,使纤溶酶原变成纤溶酶,纤维蛋白降解产物(FDP)形成,使纤溶和抗凝作用增强,故此期出血表现明显。

2. DIC 的分型　根据病情进展速度,可分为急性、亚急性和慢性(表 10-1)。

表 10-1　DIC 的分类及各类型特点

| 类　型 | 基 本 特 点 | 常 见 病 因 |
| --- | --- | --- |
| 急性 DIC | 几小时或～2 天内发生,病情凶险,进展迅速;症状明显,以休克和出血为主 | 败血症休克、异型输血、移植后急性排斥反应等 |
| 亚急性 DIC | 在数日到几周内逐渐发生 | 恶性肿瘤转移、宫内死胎等 |
| 慢性 DIC | 病程可达数月至数年,症状轻微,轻度出血,少见休克,以器官功能障碍为主 | 恶性肿瘤、胶原病、溶血性贫血等 |

## 四、病理临床联系

1. 出血　最常见的临床表现,如皮肤瘀斑、紫癜、咯血、消化道出血等。局部(注射针头处)渗血。其发生机制是:①DIC 发生、发展过程中,消耗大量血小板和凝血因子,导致凝血障碍;②活化的凝血因子Ⅻa可激活纤溶系统,使纤溶酶原变成纤溶酶;③FDP 的形成:FDP是纤维蛋白原在纤溶酶作用下生成的多肽碎片,可抑制凝血酶和抑制血小板聚集,加重出血。

2. 休克　广泛的微血栓形成,使回心血量明显减少,加上广泛出血使血容量减少等因素,使心输出量减少,引起休克。

3. 器官功能障碍　DIC 时,广泛的微血栓形成导致器官缺血而发生功能障碍,严重者甚至发生衰竭。累及肾(少尿、蛋白尿、血尿等)、肺(呼吸困难、肺出血)、肝(黄疸、肝衰竭等)、肾上腺皮质出血及坏死造成急性肾上腺皮质衰竭,称为沃-弗综合征(Waterhouse-Friderichsen syndrome);垂体微血栓引起的垂体出血、坏死,导致垂体功能不全,称席汉综合征(Sheehan syndrome)。

4. 贫血　由于出血和红细胞破坏,DIC 引起的贫血称微血管病性溶血性贫血。外周血涂片中可见到一些形态特异的红细胞碎片,称为裂体细胞。是因为循环中的红细胞流过由纤维蛋白丝构成的网孔时,常会黏着或挂在纤维蛋白丝上,受到机械性牵拉、加上血流的冲击,引起红细胞破裂、变形。

## 五、预 防 原 则

1. 预防原发病　预防和去除引起 DIC 的病因,如控制感染,去除死胎或滞留胎盘等。某些轻度 DIC,只要及时去除病因,病情即可迅速恢复。

2. 改善微循环障碍　采用扩充血容量、解除血管痉挛等措施及早疏通阻塞的微循环。建立新的凝血与纤溶间的动态平衡,如肝素、低分子右旋糖酐、阿司匹林等阻止凝血过程。出血严重的病人,可输血或补充血小板等。

# 复习思考题

1. 引起 DIC 的常见原因有哪些?

2. DIC 的发展过程分为哪几期? 各期有什么特点?

3. DIC 的临床表现有哪些?

4. 试述 DIC 引起出血的机制?

**(方义湖)**

# 第十一章

# 多器官功能障碍综合征

多器官功能障碍综合征(multiple organ dysfunction syndrome,MODS)是指严重创伤、休克、感染等过程中,两个或两个以上原无功能障碍的器官、系统同时或短期内相继发生功能障碍。MODS包括多器官衰竭和多系统衰竭。

## 一、原　因

1. **严重感染**　约70%MODS病例是由感染、败血症引起。以大肠杆菌、铜绿假单胞菌居多。

2. **大手术和严重创伤**　MODS是大手术后的一个重要并发症。无感染情况下也可发生MODS。

3. **休克**　严重的休克,特别是休克晚期,合并DIC时,MODS的发生率高。

此外,如输液过多,吸氧浓度过高,机体抵抗力明显低下等均可诱发或促进MODS的发生。

## 二、发生机制

1. **器官血流量减少和再灌注损伤**　休克时,各生命器官缺血,一定时间后易发生再灌注损伤,产生大量氧自由基和炎症介质、细胞内钙超载、黏附在微血管内的中性粒细胞与内皮细胞的相互作用,可发生广泛的炎症激活,引起组织损伤。

2. **全身性炎症反应失控**

(1) 全身炎性反应综合征:是由严重感染或非感染因素作用于机体后所引起的一种难以控制的全身性瀑布式炎性反应。其主要病理变化为全身持续高代谢状态、高动力循环以及细胞因子等多种炎症介质的失控性释放,引起多个器官系统功能不全。全身炎性反应综合征的诊断标准(患者需具备下列各指标中的两项或两项以上):①体温大于38℃或小于36℃;②心率大于90次/分;③呼吸大于20次/分或$PaCO_2$低于32mmHg;④血白细胞计数高于$12×10^9/L$或低于$4×10^9/L$,或未成熟白细胞高于10%。

(2) 代偿性抗感染反应综合征:是在促炎因子引起损伤性炎症反应的同时,机体可通过释放炎症介质(如IL-4、IL-10、IL-11、可溶性TNF受体及转化生长因子等)所产生内源性抗炎反应。适量的抗炎反应可以起到控制炎症、稳定内环境和减轻细胞损伤的作用,但过度则可抑制免疫、增加感染机会。

3. **肠屏障功能损伤及肠道细菌移位**　在某些情况下,肠内细菌和内毒素从肠内逸出,进入肠淋巴管和肠系膜淋巴结,继而进入门静脉系统和体循环,引起全身性感染和内毒素血症,称细菌移位和内毒素移位。肠道内毒素大量入血,不仅严重损害器官功能,还可激活巨噬细胞产生大量体液因子,导致多器官衰竭。

4. 细胞代谢障碍　①组织氧债增大:机体所需的氧耗量与实测氧耗量之差称为氧债,氧债增大反映组织缺氧。氧债程度与器官衰竭的严重程度及存活与否有关。②能量代谢障碍:组织灌流量减少和再灌注损伤,使氧化过程障碍,ATP 产生减少而器官功能损害。③高代谢:静息时,全身耗氧量增高的状况称为高代谢。持续高代谢使能量物质消耗过多,促进器官衰竭的发生发展。④氧利用障碍:微循环内微血栓、组织水肿使氧弥散到细胞的距离加大,导致组织严重缺氧。

## 三、发　生　经　过

根据临床发病形式,一般可分为两种不同的类型:

1. 单相速发型　又称原发型。由原始因素直接引起,发生迅速,原无器官功能障碍的患者。病情发展呈连续相,病变的进程中器官功能损伤只有一个高峰(一个时相),故又称一次打击型。

2. 双相迟发型　又称继发型。器官功能障碍非原始损伤本身所致,常出现在创伤、失血、感染等原因作用一定时间或经治疗病情得到缓解并相对稳定后,又继发严重感染,遭受"第二次打击",在此基础上发生 MODS。病情出现两个高峰,呈双相,又称为二次打击型。常迅速引起多个器官障碍。

## 四、各器官系统的功能变化

1. 肺功能不全　肺是最早受累的器官。在严重创伤和感染后 24～72 小时内可出现肺衰竭。主要病理变化表现肺水肿、肺出血、肺不张、肺内微血栓和肺泡内透明膜形成。临床表现发绀、进行性低氧血症和呼吸困难,即产生急性呼吸窘迫综合征,严重时可致呼吸衰竭。

2. 肝功能不全　肝脏受损的机制:①早期线粒体功能下降,能量产生减少;②内源性细菌与毒素的吸收、迁移,进入血循环,一方面直接损害肝实质细胞或通过库普弗细胞介导造成对肝细胞损伤;另一方面,直接或间接通过单核巨噬细胞释放的介质,如 TNF-α、IL-1 等造成肝损伤。肝功能下降,对毒物的清除能力降低,反过来进一步加剧机体各重要器官损伤,形成恶性循环。

3. 急性肾衰竭　主要病理变化是急性肾小管坏死。临床表现少尿或无尿、氮质血症、血尿素氮和血肌酐升高,并伴有水、电解质和酸碱平衡紊乱。预后较差。

4. 心功能不全　危重病人心功能不全的发生率为 10%～23%。主要表现突然发生低血压,在 8.0kPa(60mmHg)以下,对正肌力药物不起反应。

5. 胃肠道功能障碍　胃肠道缺血、缺氧、淤血和微血栓形成,导致黏膜变性、糜烂、坏死,形成应激性溃疡,引起出血。

6. 免疫系统的变化　首先表现 C4a、C3a 升高,C5a 降低。C3a 可增加微血管的通透性、激活白细胞和组织细胞,导致细胞变性、坏死。另外,部分患者由于过度表达 IL-4、IL-10 和 IL-13 等炎症介质,使整个免疫系统处于全面抑制状态。单核-巨噬细胞功能受抑制,杀菌能力降低,外周血淋巴细胞减少,B 细胞分泌抗体的能力减弱。因此,感染容易扩散,发生菌血症或败血症。

7. 凝血-纤溶系统功能的变化　凝血系统功能紊乱:开始时血液高凝,通常不易察觉而漏诊;以后由于凝血因子的大量消耗,继发性纤溶亢进的发生,患者可有明显和难以纠正的出血或出血倾向。

## 五、预 防 原 则

1. 积极采取预防措施　如防治感染、创伤,去除 MODS 的病因。

2. 及时补足血量,阻断炎症介质的有害作用,防治肠源性感染和肠屏障功能损伤,提高氧供,营养支持、保持热量平衡等。

## 复习思考题

1. 名词解释　多器官功能障碍综合征、全身炎性反应综合征、细菌移位
2. 全身炎症反应综合征的诊断标准是什么?
3. 根据发病形式可将 MODS 分为哪两种类型,其各自的特点是什么?
4. 简述 MODS 时肺功能代谢变化。

（杨　红）

# 第十二章

# 应 激

## 一、概 述

应激(stress)是指机体在受到各种内外环境因素刺激时所出现的非特异性全身反应,或称应激反应(stress response)。这些反应包括以交感-肾上腺髓质和下丘脑-垂体-肾上腺皮质轴兴奋为主的神经内分泌反应、细胞和体液中某些蛋白质成分的改变和一系列功能代谢的变化。

应激原(stressor)是指所有能引起应激反应的各种刺激因素的统称。分为三大类:①外环境因素,如过冷或过热,射线、电击、创伤、感染等;②机体内在因素(自稳态度变动),如器官功能障碍、体力消耗等;③心理、社会环境因素,如紧张的生活工作节奏、拥挤、突发事件等,是现代社会中主要的应激原。

全身适应综合征(general adaptation syndrome,GAS)是指各种劣性应激原引起的应激过程。一般分为以下三期:

1. 警觉期 应激原作用于机体后,机体迅速出现以保护防御为主的快速动员阶段。此期,以交感肾上腺髓质系统兴奋为主,并伴有糖皮质激素(GC)增多,表现为血浆儿茶酚胺增多、血压升高、心跳与呼吸加快,血流量增加,血糖升高等。

2. 抵抗期 若应激原持续作用于机体,在产生警觉反应后,以交感肾上腺髓质系统兴奋为主的警告反应将逐步消退,而出现以肾上腺皮质激素分泌增多为主的适应性反应。此期,机体代谢率升高,对特定应激原的适应、抵抗能力增强。但由于防御贮备能力消耗,机体对其他应激原的抵抗力下降。

3. 衰竭期 持续强烈的有害刺激将耗竭机体的抵抗能力,可再度出现警觉期的症状。肾上腺皮质激素持续升高,但糖皮质激素受体的数量和亲和力下降,机体内环境明显失衡,可发生与应激相关的疾病、器官功能衰退甚至休克、死亡。

上述三个阶段并不一定都依次出现,多数应激只引起第一、二期的变化,只有少数严重的应激才进入第三期。

## 二、应激时全身性反应

### (一) 应激的神经内分泌反应

应激的神经内分泌反应是应激的基本反应,包括蓝斑-交感-肾上腺髓质轴、下丘脑-垂体-肾上腺皮质轴的强烈兴奋,并伴有其他多种激素的改变。

1. 蓝斑-交感-肾上腺髓质系统

(1)组成:蓝斑-交感-肾上腺髓质系统是由脑干的去甲肾上腺素能神经元(主要位于蓝

斑)及交感神经-肾上腺髓质系统组成。蓝斑为该系统的中枢,上行主要与大脑边缘系统密切联系,成为应激时情绪、认知、行为变化的机构基础。下行与脊髓侧角相联系,以调节交感神经系统和肾上腺髓质系统的功能。

(2) 中枢效应:该轴的中枢效应与应激时的兴奋、警觉、紧张及焦虑等情绪反应有关。此外,脑干的去甲肾上腺素能神经元还与室旁核分泌促肾上腺皮质激素释放激素(CRH)的神经元有直接的纤维联系,该通路可能是应激启动下丘脑-垂体-肾上腺皮质轴(HPA)的关键结构之一。

(3) 外周效应:该轴主要参与调控机体对应激的急性反应,其防御意义:①使心率增加,心肌收缩力增强,血压升高;②血液重新分布,保证应激时的心脑血供;③使胰岛素分泌减少,胰高血糖素分泌增加,血糖升高以增加组织的能源供应;④支气管扩张,改善肺通气量,增加机体供氧量;⑤促进促肾上腺皮质激素、生长激素、肾素、促红细胞生成素及甲状腺素的分泌。

(4) 不利影响:强烈的交感-肾上腺髓质系统兴奋,对机体将产生不利影响:①使心肌耗氧量增加,导致心功能不全;②外周小血管持续收缩,导致组织缺血缺氧及血压升高;③使组织分解增强,能量消耗过多;④促使自由基生成过多,脂质过氧化反应增强,导致组织器官损伤。

2. 下丘脑-垂体-肾上腺皮质轴(HPA)

(1) 组成:由下丘脑的室旁核(PVN)、腺垂体和肾上腺皮质构成。室旁核为该神经内分泌轴的中枢,上行与杏仁复合体、海马结构或边缘皮层有广泛的往返联系,下行通过 CRH 激素与腺垂体和肾上腺皮质进行往返联系。

(2) 中枢效应:①刺激腺垂体分泌 ACTH,使肾上腺质分泌糖皮质激素(GC)增加;②作用于中枢神经系统(CNS),调控应激时的情绪行为反应,产生兴奋和愉快感;③CRH 还可促进内啡肽分泌,调控蓝斑-去甲肾上腺素能神经元的活性。

(3) 外周效应:①促进蛋白质分解,糖原异生,提高血糖水平,保证重要器官糖供应;②对许多炎症介质和细胞因子的生成、释放和激活具有抑制作用,能稳定溶酶体膜,减轻细胞损伤;③维持循环系统对儿茶酚胺的正常反应性。

(4) 不利影响:在慢性应激时,糖皮质激素增加对机体也会产生不利影响:①抑制机体免疫反应,使免疫力下降;②生长激素(GH)因反馈抑制而分泌减少,引起儿童生长发育迟缓;③性腺轴因交叉反馈抑制,导致性功能减退;④甲状腺轴受抑制,使 TRH,TSH 的分泌减少,并影响 $T_4$ 外周组织转化为活性更高的 $T_3$;⑤代谢改变,如血脂、血糖升高等。

3. 其他激素反应

(1) 胰岛素与胰高血糖素比值下降:应激时,儿茶酚胺增多,抑制胰岛 B 细胞,使胰岛素分泌减少;同时兴奋 A 细胞,使胰高血糖素分泌增加,血糖升高。

(2) 醛固酮与 ADH 分泌增多:其机制与儿茶酚胺增多致肾血管收缩,激活肾素-血管紧张素-醛固酮系统及 ACTH 升高,ADH 与醛固酮增加,导致尿量减少,使血容量增加。

(3) β-内啡肽分泌增多:β-内啡肽在应激调控中的作用:①通过反馈抑制 CRH 释放抑制 ACTH 和 GC 的分泌,以避免应激时 HPA 轴的过度兴奋;②降低交感-肾上腺髓质系统的兴奋性,降低血管收缩程度以减轻组织缺血,并降低过快的心率;③提高机体痛阈,减少疼痛的劣性应激反应。

4. 其他:如 GH 增高(急性应激时)或降低(慢性应激时),胰岛素、TRH、TSH、$T_4$、$T_3$、Gn-RH、LH 和卵泡刺激素(FSH)降低等广泛的神经内分泌反应。

**(二) 应激的细胞、体液反应**

应激原通过细胞信号转导和相关基因激活,使细胞表达一系列的蛋白质,如热休克蛋白、应激反应蛋白等,多数对细胞有保护作用。

1. **热休克蛋白**(heat shock protein,HSP) 指细胞在应激原,特别是热应激原(环境高温)作用下新合成或合成增加的一组蛋白质,属非分泌型蛋白质,主要在细胞内发挥作用。

HSP 的主要生物学功能:HSP 在细胞内含量较高,其功能涉及细胞结构的维持、更新、修复、免疫,防止受损蛋白的变性、聚集,并促进已经聚集蛋白质的解聚及复性,如蛋白质损伤严重,HSP 将帮助对其进行降解,从而促使恢复细胞的正常功能。HSP 本身不是蛋白质代谢的底物或产物,但始终伴随着蛋白质代谢的许多重要步骤,因此被形象地称为"分子伴侣"。此外,HSP 合成增加可增强机体对多种应激原(高热、内毒素、病毒感染、心肌缺血等)的耐受力,是机体重要的内源性保护机制。

2. **急性期反应蛋白**(acute phase protein,AP) 应激时,由于感染、炎症或组织损伤等原因,可使血浆中某些蛋白质浓度迅速升高,这种反应称为急性期反应(acute phase response,APR),这些蛋白质被称为急性期反应蛋白,属于分泌型蛋白质。

急性期反应蛋白主要由肝细胞合成,少量可由单核巨噬细胞和成纤维细胞等产生。AP 种类繁多(C-反应蛋白、补体成分、纤维蛋白原、结合珠蛋白等),具有广泛的防御意义:①抑制蛋白分解酶的活性,减少组织损伤;②清除异物和坏死组织;③加强机体的抗感染能力;④清除自由基,抗损伤及细胞修复;⑤结合、运输功能,调节体内的代谢过程和生理功能。

**(三) 应激时机体的代谢与功能变化**

1. **代谢变化** 机体分解代谢显著增强、合成代谢减弱,血糖升高,血浆游离脂肪酸和酮体增加;蛋白质分解增多,可导致负氮平衡。

2. **中枢神经系统** 中枢神经系统(CNS)是应激反应调控中心,是启动应激反应的关键部位,在应激反应中起调控、整合作用;CNS 的功能改变可导致情绪、行为的变化。

3. **免疫系统** 急性应激反应时,免疫系统功能增强,表现为外周血吞噬细胞数目增多、活性增强,补体、C-反应蛋白(CRP)等 AP 升高等。但持续强烈的应激反应,可因糖皮质激素和儿茶酚胺对免疫功能的抑制效应,而致免疫功能下降,甚至诱发自身免疫疾病。

4. **心血管系统** 主要表现为心率增快,心肌收缩力增强,心输出量增加,血压升高等。可因交感-肾上腺髓质系统兴奋,使血液重分布,有利于心、脑生命重要器官的供血,具有重要的代偿意义。但交感-肾上腺髓质系统持续兴奋,对心血管系统亦有诸多不利影响,如导致腹腔内脏和肾缺血缺氧及酸中毒,心肌耗氧量增加、心肌缺血等。

5. **消化系统** CRH 持续分泌增加,常引起食欲低下。急性应激时,儿茶酚胺水平增高,导致胃肠黏膜血管收缩、缺血,可出现胃肠道黏膜糜烂、坏死、溃疡。

6. **血液系统** 急性应激时,外周血中白细胞数目增多、核左移;血小板数量增多、黏附力增强,血液凝固与纤溶活性暂时增强。这些改变既有抗感染、止血的有利作用,也有促进血栓、DIC 发生的不良影响。慢性应激往往导致贫血,可能与单核巨噬细胞系统对红细胞的破坏加速有关。

7. **泌尿生殖系统** 主要表现少尿,尿比重升高及尿钠浓度降低。这些改变有利于维持循环血量,其发生机制与交感-肾上腺髓质的兴奋、肾素-血管紧张素-醛固酮系统的激活及

ADH 分泌增多有关。过度应激可引起泌尿功能障碍。在精神心理应激时,由于性腺轴受抑制而使生殖功能下降。

## 三、应激与相关疾病

应激直接引起的疾病称为应激性疾病(stress disease),如应激性溃疡。因应激而加重或诱发的疾病称为应激相关疾病,如高血压病、溃疡性结肠炎等。

1. 应激性溃疡　是指病人在遭受强烈或持久应激原作用下而发生的胃、十二指肠黏膜的急性病变。主要表现为黏膜糜烂和浅表溃疡,少数溃疡可较深或穿孔,溃疡侵蚀大血管时,可引起大出血,严重者可导致病人死亡。应激性溃疡是一种急性溃疡,在应激原消除后溃疡可在数天内完全愈合。

应激性溃疡发生机制:①交感-肾上腺髓质系统兴奋,使胃和十二指肠黏膜小血管强烈收缩,使黏膜缺血、缺氧,导致胃黏膜屏障破坏;②糖皮质激素增多抑制胃黏液的合成和分泌,使胃肠黏膜细胞的蛋白质合成减少、分解增强,从而削弱黏膜屏障功能;③酸中毒可使胃肠黏膜细胞中的 $HCO_3^-$ 减少,降低黏膜对 $H^+$ 的缓冲能力;此外,胃液中的胃蛋白酶、反流入胃的十二指肠液中的胆汁酸等亦可导致胃黏膜损伤。

2. 应激与原发性高血压　持续的负性情绪因素,如焦虑、恐惧、愤怒及抑郁等均诱发或加重原发性高血压,其发生机制:①交感-肾上腺髓质兴奋,血管紧张素、血管加压素分泌增多,使外周小动脉收缩,外周阻力增加;②醛固酮、抗利尿激素分泌增多,导致钠水潴留,血容量增加;③糖皮质激素分泌增多使血管平滑肌对儿茶酚胺敏感性增强。另外,情绪心理应激还可能通过激活高血压的遗传易感性基因而诱发高血压的发生。

3. 创伤后应激障碍(posttraumatic stress disorder,PTSD)　是指对创伤性事件等严重应激因素的一种异常的精神反应。创伤性事件是指经历或目睹威胁生命的事件,包括战争、地震、严重事故、被强暴、被抢劫等。它能引起个体产生极度恐惧、害怕。PTSD 患者可表现闯入性症状、回避症状和激惹性增高等三组核心症状。PTSD 可以共病焦虑、抑郁等多种精神疾患,也可以共病高血压、支气管哮喘等躯体疾病。

## 四、预防原则

1. 积极预防引起应激的因素　包括避免躯体性损伤和有害的精神刺激、过度而持久的精神紧张等,如控制感染、修复创伤、清除有毒物质等。

2. 应用糖皮质激素,补充营养,维持机体内环境稳定。

### 复习思考题

1. 名词解释　应激、应激性溃疡、创伤后应激反应
2. 何谓全身适应综合征? 简述其分期及各期主要特点。
3. 急性期反应蛋白对应激的防御意义有哪些?
4. 试述应激导致原发性高血压的机制。

(杨　红)

# 第十三章

# 肿　瘤

肿瘤(tumor/neoplasm)是一种常见病、多发病,其中恶性肿瘤是目前危害人类健康最严重的疾病之一。我国恶性肿瘤的发病率和死亡率不断升高,城市居民恶性肿瘤的死亡率居第一位。全世界每年约有700万人死于恶性肿瘤。目前,最为常见和危害性严重的肿瘤是肺癌、鼻咽癌、食管癌、胃癌、大肠癌、肝癌、乳腺癌、宫颈癌、白血病及淋巴瘤等。

> **肿瘤流行趋势:**据世界卫生组织(WHO)报告,1990年全球新发病癌症例数约807万人,比1975年的517万增加了37.4%。而1997年全球的癌症死亡数约620万,预测到2020年随着世界人口达80亿,将有2 000万新发癌症病例,死亡人数将达1 200万,大部分集中于发展中国家。

## 第一节　肿瘤的概念

肿瘤是机体在各种致瘤因素作用下,局部组织的细胞生长调控发生严重紊乱,导致异常增殖而形成的新生物。这种新生物常表现为局部肿块。但是,一些肿瘤不一定形成局部肿块,如白血病等。临床表现肿块者并非肿瘤,如肉芽肿等。根据肿瘤生物学特性及其对机体影响不同,将肿瘤分为良性和恶性肿瘤两大类。这种分类对肿瘤的诊治及预后具有重要意义。

正常细胞转变为肿瘤细胞后,肿瘤细胞形态、代谢和功能发生了变化,失去了分化成熟的能力。肿瘤性增殖与机体不协调,并可将这些特性基因遗传给子代。肿瘤性增殖一般呈克隆性增殖,具有相对无限制的生长能力,去除了致瘤因素的作用,肿瘤仍能继续生长。

炎症、再生、修复性增生是针对一定刺激或损伤而发生的适应性反应,受机体调控,一旦增生的原因消退就不再继续增生,与肿瘤性增生有着本质的区别(表13-1)。

表13-1　肿瘤性增生与非肿瘤性增生的区别

| | 肿瘤性增生 | 非肿瘤性增生 |
| --- | --- | --- |
| 病因 | 环境或内在致瘤因素 | 炎症、组织损伤 |
| 增生类型 | 单克隆性 | 多克隆性 |
| 细胞分化 | 细胞分化不成熟 | 细胞分化成熟 |
| 增生形式 | 呈失控性增生,与机体不协调 | 增生受机体调控,与机体相互协调 |

## 第二节　肿瘤的特征

### 一、肿瘤的形态

**（一）肿瘤的大体形态**

1. 形态　多种多样，有乳头状、菜花状、绒毛状、蕈状、息肉状、结节状、分叶状、浸润性包块状、弥漫性肥厚状、溃疡状和囊状等（图 13-1）。肿瘤的形状与其发生部位、组织来源、生长方式和良、恶性肿瘤有密切关系，如起源于膀胱移行上皮的良性肿瘤可呈乳头状，脂肪瘤呈分叶状，胃腺癌可呈溃疡状等。

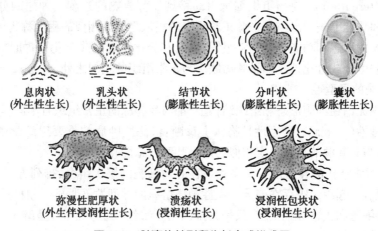

| 息肉状 | 乳头状 | 结节状 | 分叶状 | 囊状 |
| --- | --- | --- | --- | --- |
| （外生性生长） | （外生性生长） | （膨胀性生长） | （膨胀性生长） | （膨胀性生长） |

| 弥漫性肥厚状 | 溃疡状 | 浸润性包块状 |
| --- | --- | --- |
| （外生伴浸润性生长） | （浸润性生长） | （浸润性生长） |

**图 13-1　肿瘤的外形和生长方式模式图**

2. 大小　大小不一，小者极小甚至在显微镜下才能发现，如原位癌、一点癌（微小癌）等；大者可重达数公斤乃至数十公斤。肿瘤的大小与良、恶性，生长时间，生长速度和发生部位有关。生长于体表或大的体腔（腹腔）内的肿瘤可长得很大；生长于狭小腔道（颅腔，椎管）内的肿瘤则一般较小。大的肿瘤通常生长缓慢，生长时间较长，且多为良性。恶性肿瘤生长迅速，短期内即可带来不良后果，一般不会长得很大。

3. 颜色　一般灰白或灰红色，但因组织来源不同、含血量的多少不同，肿瘤有无变性、坏死、出血以及是否含有色素等，可呈不同的颜色，如血管瘤多呈红色或暗红色，脂肪瘤呈黄色，黑色素瘤呈黑色等。

4. 硬度　与肿瘤的组织来源、肿瘤的实质和间质比例以及有无变性、坏死等有关。例如，来源于骨组织的骨瘤，质地较硬；来源于脂肪组织的脂肪瘤，质地则较软；实质多于间质的肿瘤一般较软，反之则较硬；瘤组织发生坏死时变软，有钙质沉着（钙化）变硬。

5. 数目　肿瘤一般是单发，数目通常为一个（单发肿瘤）。但也有某些病人同时或先后发生多个原发性肿瘤（多发肿瘤），如多发性的子宫平滑肌瘤。临床检查和治疗时，应避免仅注意明显的肿瘤，而忽略了多发性肿瘤。肿瘤的数目与肿瘤"多中心起源"有关系。

**（二）肿瘤的组织形态**

肿瘤的组织形态多种多样，但均有实质和间质两部分构成。

1. 肿瘤的实质　是指肿瘤细胞，为肿瘤的主要成分。肿瘤的生物学特点是由肿瘤的实质决定。肿瘤实质的形态也是多种多样,可以一种,也可以多种。根据肿瘤细胞的形态特点可确定肿瘤的组织来源、性质及恶性程度,分类、命名和组织学诊断。

2. 肿瘤的间质 一般由结缔组织和血管组成,还可有淋巴管。间质不具有特异性,对肿瘤细胞起着支持和营养作用。通常生长快的肿瘤,其间质中的血管较丰富;生长缓慢的肿瘤,其间质中的血管则较少。此外,肿瘤间质内可伴有淋巴细胞、单核细胞浸润等,这是机体对肿瘤细胞的免疫反应。肿瘤间质中成纤维细胞,其具有收缩功能。因此,该细胞的增生、收缩及形成胶原纤维,包绕肿瘤细胞,可减少肿瘤扩散机会等。

## 二、肿瘤的分化与异型性

### (一) 肿瘤的分化

分化(differentiation)是指组织细胞由幼稚到发育成熟的过程。肿瘤的分化是指肿瘤组织在形态和功能上表现出与其来源正常组织的相似之处。相似的程度称为肿瘤的分化程度。如果肿瘤的形态和功能接近正常组织,说明其分化程度高或分化好;如果相似性小,则说明其分化程度低或分化差。如果肿瘤缺乏与正常组织的相似之处,称为未分化肿瘤。

### (二) 肿瘤的异型性

肿瘤组织无论在细胞形态和组织结构上,都与其起源的正常组织有不同程度的差异,这种差异称异型性(atypia)。异型性是临床上诊断良、恶性肿瘤的重要组织学依据。良性肿瘤异型性小,与其起源的正常组织相似,分化程度高,恶性肿瘤相反。

1. 肿瘤组织结构的异型性 主要表现在肿瘤细胞的层次组合、排列方式不规则,与间质的关系紊乱,与起源组织存在差异。良性肿瘤组织的异型性不明显,一般与其起源组织相似,如纤维瘤细胞和正常纤维细胞,只是其排列与正常纤维组织不同,呈编织状。恶性肿瘤细胞异型性明显,排列紊乱,失去正常的层次、极性及排列结构,如腺癌、鳞癌等。

2. 肿瘤细胞的异型性 肿瘤细胞的形态变化,特别是细胞核的改变,对区别良、恶性肿瘤具有重要意义。表现为以下特点(彩图13-2):

(1) 细胞的多形性:肿瘤细胞的形态及大小不一。恶性肿瘤细胞一般较正常细胞大,可出现瘤巨细胞。但少数分化极差的肿瘤细胞较正常细胞小、圆形,大小比较一致。

(2) 细胞核的多形性:瘤细胞核大小、形状及染色不一致。细胞核体积增大(核肥大),核质比例比正常增大(正常为1:4~6),可出现巨核、双核、多核或奇异形的核。细胞核染色深(核内DAN增多),染色质呈粗颗粒状,分布不均匀,常堆积在核膜下,使核膜显得增厚。核仁肥大,数目也常增多(可达3~5个)。核分裂象多见,可呈不对称性的双极核分裂、多极性及顿挫性核分裂等病理性核分裂,对诊断恶性肿瘤具有重要意义(彩图13-3)。

(3) 细胞质的改变:胞质内核蛋白体增多,呈嗜碱性。并可产生的异常分泌物或代谢产物,如激素、黏液、糖原、脂质、角质和色素等。

## 三、肿瘤的生长与扩散

### (一) 肿瘤的生长

1. 肿瘤的生长方式 主要有膨胀性生长、浸润性生长、外生性生长三种方式。

(1) 膨胀性生长(expansile growth):常见于良性肿瘤。肿瘤不侵袭破坏周围组织,似吹气球样生长,对周围组织形成挤压,常有完整的包膜,与周围组织分界清楚。触诊时,肿瘤可活动,手术易完全摘除,术后不易复发。

　　(2) 浸润性生长(invasive growth)：常见于恶性肿瘤。肿瘤细胞侵入周围组织时，似树根长入泥土一样，侵袭和破坏周围组织，常无包膜，与周围组织分界不清，检查时肿瘤常常固定，手术难以切除干净，即使手术范围大于肉眼见到的肿瘤范围，甚至连同一部分正常组织切除，术后仍易复发。

　　(3) 外生性生长(exophytic growth)：生长在体表、体腔表面及自然管道表面的肿瘤多呈外生性生长，形成乳头状、息肉状、蕈状、菜花状肿物。良、恶性肿瘤均可呈外生性生长，但恶性肿瘤常还有向基底部呈浸润性生长，其外生性生长部分，由于血液供应不足，常发生坏死、脱落而形成边缘隆起的溃疡。

　　2. 肿瘤的生长速度　　肿瘤的生长速度差异比较大，与其良、恶性程度有关。良性肿瘤生长速度比较慢，病程可达几年甚至几十年。当一个生长缓慢的良性肿瘤，在短期内突然加速生长，体积增大时，应考虑有恶变的可能。恶性肿瘤生长速度较快，当营养供应相对不足时，易发生坏死、出血等继发性改变。肿瘤生长速度可能与下列因素有关：

　　(1) 肿瘤细胞生长动力学：①肿瘤的生长分数(growth fraction，GF)：GF 是指处于增殖期(S 期和 G2 期)的瘤细胞在肿瘤细胞群体中所占的比例。GF 大，进入增殖期的细胞多，肿瘤的生长速度快，否则相反。②肿瘤细胞的生成与死亡：肿瘤的生长速度决定肿瘤细胞生成与死亡的比值。肿瘤细胞的死亡受营养供应、机体的抗肿瘤反应等因素的影响，常以凋亡的形式发生。肿瘤细胞的增殖大于肿瘤细胞的死亡，肿瘤就会迅速地增长。否则相反。因此，抑制肿瘤细胞的生成和促使肿瘤细胞的死亡是治疗肿瘤的关键环节。

　　(2) 肿瘤血管形成：肿瘤组织中早期无血管(原位癌)，肿瘤细胞的营养主要依赖于营养物质的扩散。当肿瘤达到直径 1～2mm 时，如果没有新生的血管形成，肿瘤将不再增大。而毛细血管长入肿瘤内，保证其营养而迅速增长。肿瘤组织可产生促进血管形成的生长因子和抗血管生成因子。肿瘤生长快、慢与血管生长因子和抗血管生长因子有关。因此，抑制肿瘤组织血管生成可望成为治疗肿瘤的新途径。

　　(3) 肿瘤的演进与异质化：肿瘤的演进(progression)是指恶性肿瘤在生长过程中，其侵袭性增加的现象。可表现生长速度加快、浸润周围组织并发生转移。肿瘤的异质化(heterogeneity)是指一个克隆来源的肿瘤细胞，在生长过程中，形成了多种不同基因表型的亚克隆过程，这些亚克隆在生化特点、侵袭能力、增生速度、对抗癌药和放射治疗的敏感性等方面存在着差异。肿瘤的异质性可加快肿瘤的生长，并使瘤细胞侵袭能力加强。

**(二) 肿瘤的扩散**

　　肿瘤的扩散是恶性肿瘤的一个重要生物学特性。恶性肿瘤不但在原发部位生长，还可向周围直接蔓延和转移。

　　1. 直接蔓延(direct spread)　　是指肿瘤细胞沿着组织间隙、血管壁或神经束衣等侵入、破坏邻近的正常器官或组织，并继续生长。如子宫颈癌晚期可蔓延至直肠和膀胱。

　　2. 转移(metastasis)　　是指肿瘤细胞从原发部位侵入淋巴管、血管或体腔，随体液运行被带到它处继续生长，形成与原发瘤同样类型的肿瘤。转移所形成的肿瘤称为转移瘤或继发瘤。肿瘤细胞转移，间质不转移，瘤细胞转移到远隔部位，该部位组织又构成转移瘤的间质。转移瘤的出现意味着肿瘤已处于晚期阶段。往往根据转移瘤的部位、形态，判断其原发部位和组织来源。

　　常见的转移途径有以下三种：

　　(1) 淋巴道转移(lymphatic metastasis)：肿瘤细胞侵入淋巴管后，随淋巴液运行到达局部淋巴结,再依次累及远隔淋巴结,最后经胸导管入血而发生血道转移。当肿瘤细胞侵入到达淋巴结,使淋巴结增大、变硬、切面灰白色。严重时,肿瘤细胞浸润淋巴结被膜而互相融合成团块。例如,乳腺外上象限发生的癌常首先转移至同侧腋窝淋巴结,形成淋巴结的转移性乳腺癌(图 13-4)。

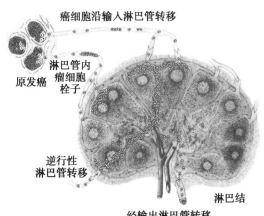

图 13-4    癌的淋巴道转移模式图

(2)血道转移(hematogenous metastasis):肿瘤细胞侵入血管后,随血流运行到达远隔器官继续生长,形成转移瘤(图 13-5)。血道转移的途径:①侵入门静脉系统的瘤细胞可转移到肝,如胃癌的肝转移;②侵入体循环静脉的瘤细胞可转移到肺,如子宫绒毛膜上皮癌可引起肺转移;③侵入肺静脉的瘤细胞可转移至全身各器官,肾、脑、骨等处;④侵入胸、腰、骨盆静脉的瘤细胞,可以经吻合支到达脊椎静脉丛,如前列腺癌可经此途径转移至脊椎进而转移到脑。

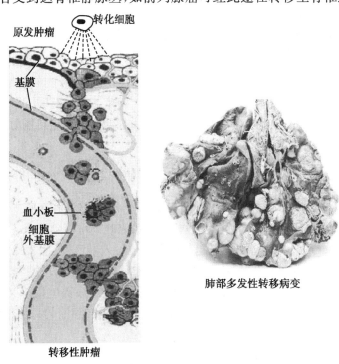

图 13-5    恶性肿瘤的血道转移

一般说来,血道转移最常见的转移部位是肺,其次是肝(图 13-6)。故临床上判断有无血道转移,作肺和肝的影像学检查很有必要。其特点是多个、散在、结节状,边界清楚,多位于器官表面。有时瘤结节中央出血,坏死而下陷,形成"癌脐"。

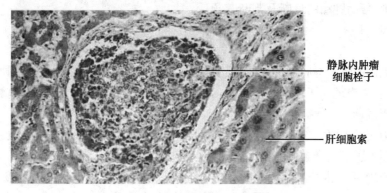

图 13-6　恶性肿瘤的肝内血道转移

(3) 种植性转移(implantation metastasis):内脏器官的肿瘤浸润至器官表面时,瘤细胞脱落似播种一样,种植在体腔或其他器官的表面,形成转移瘤,称为种植性转移。如胃癌侵犯浆膜后,可种植于大网膜、腹膜及腹腔内器官(种植到卵巢,导致双侧卵巢肿大,形成库肯勃瘤(Krukenberg 瘤)形成转移瘤,常有浆膜腔内血性积液。临床上抽取积水做细胞学检查,是诊断恶性肿瘤的重要方法之一。另外,医护人员在工作中(肿瘤的手术、检查中等)要规范操作,防止医源性种植。

3. 恶性肿瘤细胞的扩散机制　　可能是:①瘤细胞之间黏附力降低,易分离;②瘤细胞与基底膜及间质细胞间的黏着力增加等;③肿瘤细胞分泌各种溶解蛋白酶,导致肿瘤周围组织降解,有助于肿瘤转移;④瘤细胞的移走;⑤器官亲和性,血液循环丰富的组织器官有利于肿瘤扩散,如肝、肺等。软骨、心脏很少有肿瘤的转移等。

## 四、肿瘤的复发

肿瘤的复发是指恶性肿瘤经手术切除或放疗、化疗等治疗后,获得一段消退期或缓解期后,又重新出现同样类型的肿瘤。复发可在原发部位,也可在其他部位,引起复发的原因主要是与手术切除不干净、切口种植、隐性转移灶以及肿瘤细胞的多克隆灶等有关。

## 五、肿瘤细胞的代谢特点

肿瘤组织的代谢与正常组织的代谢无质的区别,只是代谢旺盛。

1. 核酸代谢　　肿瘤细胞中的 DNA 聚合酶和 RNA 聚合酶活性增高,核酸合成代谢增强,使瘤细胞内的 DNA 和 RNA 含量增多。DNA 与细胞的分裂和增殖有关,RNA 与细胞蛋白质合成及生长有关。这是肿瘤迅速生长的物质基础。

2. 蛋白质代谢　　合成代谢和分解代谢都增强,以合成代谢增强为主。因此,肿瘤细胞利用其分解产物,合成肿瘤本身所需的蛋白质,以保证肿瘤不断的生长。肿瘤组织还可合成一些酶、激素和特异性肿瘤蛋白,作为肿瘤的特异性抗原或相关抗原,引起或参与机体的免疫反应。如肝细胞癌产生的甲胎蛋白(AFP),胃癌产生胎儿硫糖蛋白等。这些物质可以作为肿瘤组织的标记物,用于肿瘤的研究和诊断。

3. 糖代谢　　肿瘤组织在氧供应充足的情况下,也以无氧酵解为主。糖酵解产生的一些中间代谢产物,被肿瘤细胞利用合成蛋白质、核酸等,以保证肿瘤细胞不断生长。

4. 酶代谢　肿瘤氧化酶常减少,无氧酵解能力增强。肿瘤组织需要不断夺取正常组织的蛋白质的分解产物,其蛋白分解酶增加;骨肉瘤的碱性磷酸酶增多等。临床上可以通过对血清酶学检测,帮助肿瘤的诊断及判断其预后。

## 六、肿瘤对机体的影响

肿瘤对机体的影响与肿瘤的性质、生长部位、良恶性肿瘤等有关系。良性肿瘤一般对机体影响较小,主要表现为压迫和阻塞症状。恶性肿瘤破坏组织、器官的结构和功能,转移,故对机体影响严重。

1. 局部压迫和阻塞　如甲状腺腺瘤可以压迫气管,引起呼吸困难;压迫喉返神经,引起声音嘶哑。颅内肿瘤可导致脑脊液循环障碍,引起颅内压增高。

2. 激素的作用　内分泌腺来源的良性肿瘤,可产生激素,引起靶器官的变化和相应症状。如垂体前叶的嗜酸细胞腺瘤,可分泌大量的生长激素,引起巨人症或肢端肥大症。

3. 破坏组织器官的结构和功能　恶性肿瘤呈侵袭性生长,破坏周围组织结构,影响功能,如肝癌可破坏肝组织,引起肝功能障碍;骨肉瘤可致病理性骨折等。

4. 继发改变　恶性肿瘤可侵蚀破坏周围血管,引起出血、坏死。坏死时,又易继发感染,如子宫颈癌常有不规则的阴道出血和表面继发感染,出现恶臭和发热。

5. 疼痛　肿瘤组织侵袭、压迫周围神经,可引起严重的顽固性疼痛。另外,不良的精神因素等也会加重病人的疼痛。

6. 恶病质(cachexia)　大多数恶性肿瘤病人在晚期会出现进行性的消瘦、贫血、乏力、食欲低下及全身衰竭等症状,这种综合性的临床表现称为恶病质。其发生是:①瘤组织生长过旺,消耗大量营养物质;②继发改变;③肿瘤产生的毒性代谢产物;④晚期的疼痛导致病人不能很好地休息、进食以及病人不良的心理精神状态等。

7. 副肿瘤综合征　一些非内分泌系统的恶性肿瘤,除肿瘤本身及转移引起的临床表现外,还伴有内分泌、神经、肌肉、皮肤、关节等症状,称为副肿瘤综合征或称肿瘤相关综合征。对于肿瘤的早期诊断有一定的帮助。

# 第三节　良性肿瘤与恶性肿瘤的区别

良性肿瘤一般对机体的危害小,易于治疗,预后好;恶性肿瘤对机体的危害较大,治疗措施复杂,预后较差。如果把恶性肿瘤误诊为良性肿瘤,就会造成治疗的延误或不彻底。相反,如果把良性肿瘤误诊为恶性肿瘤,就会进行一些对病人不必要、不恰当的治疗,使病人遭受不应有的痛苦、损害和精神心理负担。因此,良性肿瘤与恶性肿瘤的区别,对于肿瘤正确的诊断和治疗具有重要的意义(表13-2)。

表13-2　良性肿瘤与恶性肿瘤的区别

| 区别项目 | 良性肿瘤 | 恶性肿瘤 |
|---|---|---|
| 分化程度 | 分化好,异型性小,与原有组织的形态相似 | 分化差,异型性大,与原有组织的形态差别大 |
| 生长速度 | 缓慢 | 较快 |

续表

| 区 别 项 目 | 良 性 肿 瘤 | 恶 性 肿 瘤 |
|---|---|---|
| 生长方式 | 膨胀性和外生性生长,常有包膜形成,与周围组织一般分界清楚,活动性大 | 浸润性和外生性生长,无包膜,一般与周围组织分界不清楚,活动性小 |
| 核分裂象 | 无或少,不见病理核分裂象 | 多见,并可见病理核分裂象 |
| 继发性改变 | 少见 | 常发生出血、坏死、溃疡形成等 |
| 转移 | 不转移 | 可有转移 |
| 复发 | 很少复发 | 易复发 |
| 对机体影响 | 较小,主要为局部压迫或阻塞作用 | 较大,除压迫、阻塞外,还可破坏原发处和转移处的组织,引起坏死、出血,合并感染,恶病质 |

　　必须指出,良性肿瘤与恶性肿瘤之间并无绝对界限,有些肿瘤可以介于两者之间,称为交界性肿瘤(borderline tumer),如卵巢交界性浆液性乳头状囊腺瘤和黏液性囊腺瘤等。肿瘤的良、恶性也不是一成不变,有些良性肿瘤如不及时治疗,可转变为恶性肿瘤,称为恶性变,如结肠息肉样腺瘤,可恶变为腺癌。个别的恶性肿瘤(黑色素瘤),有时会随着机体免疫能力的增高等,可使肿瘤停止生长甚至自然消退。能否使恶性肿瘤逆转为良性肿瘤,是目前研究的重要课题之一。

# 第四节　肿瘤的命名和分类

## 一、肿瘤的命名

　　人体任何组织都可以发生肿瘤。因此,肿瘤种类繁多,命名复杂。肿瘤的命名原则应反映肿瘤的组织来源和良、恶性肿瘤。

### (一) 肿瘤的一般命名原则

　　肿瘤的命名原则,根据其生长部位及组织来源(表 13-3)。良性肿瘤,如乳腺纤维瘤、结肠腺瘤等;可结合肿瘤的形态特点,呈乳头状结构的肿瘤,如甲状腺乳头状腺瘤,呈囊性结构的腺上皮肿瘤,如卵巢囊腺瘤等。恶性肿瘤,如乳腺腺癌,股骨骨肉瘤等;结合肿瘤的形态特点命名,如甲状腺乳头状腺癌等。一般人所说的“癌症”(cancer),习惯上常泛指所有的恶性肿瘤。上皮组织来源的恶性肿瘤,称癌(carcinoma),间叶组织来源的恶性肿瘤,称肉瘤(sarcoma)。一个肿瘤中既有癌的成分又有肉瘤的成分,则称为癌肉瘤(carcinosarcoma)。

表 13-3　肿瘤的命名

| 性 　质 | | 来 源 组 织 | 命 名 原 则 |
|---|---|---|---|
| 良性肿瘤 | | 上皮组织或间叶组织 | 部位＋来源组织＋瘤 |
| 恶性肿瘤 | 癌 | 上皮组织 | 部位＋来源组织＋癌 |
| | 肉瘤 | 间叶组织 | 部位＋来源组织＋肉瘤 |

### (二) 特殊肿瘤的命名

1. 以“母细胞瘤”命名　来源于幼稚组织及神经组织的恶性肿瘤,称为“母细胞瘤”,大

　　多数是恶性肿瘤,如视网膜母细胞瘤、神经母细胞瘤;少数是良性肿瘤,如骨母细胞瘤。

　　2. 肿瘤名称前加"恶性"二字　少数恶性肿瘤成分复杂,习惯称谓"恶性××瘤",如恶性畸胎瘤、恶性神经鞘瘤等。

　　3. 以"瘤"命名的恶性肿瘤　如无性细胞瘤(卵巢)、精原细胞瘤(睾丸)等。

　　4. 以"病"命名的恶性肿瘤　如白血病(造血组织的恶性肿瘤)等。

　　5. 以人名命名的恶性肿瘤　如霍奇金(Hodgkin)淋巴瘤,尤文(Ewing)肉瘤(骨组织内未分化细胞发生的恶性肿瘤)。

## 二、肿瘤的分类

　　肿瘤的分类是以其组织起源为依据,不同起源组织的肿瘤,按其分化程度、对机体的影响大小不同,又分为良性和恶性两大类(表 13-4)。

表 13-4　肿瘤分类举例

| 组织来源 | 良性肿瘤 | 恶性肿瘤 | 好发部位 |
|---|---|---|---|
| 一、上皮组织 | | | |
| 基底细胞 | | 基底细胞癌 | 头面部皮肤 |
| 鳞状上皮 | 乳头状瘤 | 鳞状细胞癌 | 乳头状瘤见于皮肤、鼻、喉等;鳞状细胞癌见于皮肤、宫颈、食管、肺、鼻窦和阴茎等 |
| 腺上皮 | 腺瘤 | 腺癌 | 腺瘤多见于乳腺、甲状腺、胃、肠;腺癌见于胃、肠、乳腺、甲状腺等 |
| | 囊腺瘤 | 囊腺癌 | 卵巢 |
| | 多形性腺瘤 | 恶性多形性腺瘤 | 涎腺 |
| 移行上皮 | 乳头状瘤 | 移行细胞癌 | 膀胱、肾盂 |
| 二、间叶组织 | | | |
| 纤维组织 | 纤维瘤 | 纤维肉瘤 | 四肢 |
| 纤维组织细胞 | 纤维组织细胞瘤 | 恶生纤维组织细胞瘤 | 四肢 |
| 脂肪组织 | 脂肪瘤 | 脂肪肉瘤 | 前者多见于背、肩、颈等皮下组织;后者多见于下肢和腹膜后深部软组织 |
| 平滑肌组织 | 平滑肌瘤 | 平滑肌肉瘤 | 子宫、胃肠 |
| 横纹肌组织 | 横纹肌瘤 | 横纹肌肉瘤 | 肉瘤多见于头颈、生殖泌尿道及四肢 |
| 血管组织 | 血管瘤 | 血管肉瘤 | 皮肤和皮下组织 |
| 淋巴管组织 | 淋巴管瘤 | 淋巴管肉瘤 | 舌、唇等 |
| 骨组织 | 骨瘤 | 骨肉瘤 | 骨瘤多见于颅骨、长骨;骨肉瘤多见于长骨上下端,以膝关节上下尤为多见 |
| 软骨组织 | 软骨瘤 | 软骨肉瘤 | 软骨瘤多见于手足短骨;软骨肉瘤多见于盆骨、肋骨、股骨、肱骨及肩胛骨等 |
| 滑膜组织 | 滑膜瘤 | 滑膜肉瘤 | 膝、踝、腕、肩和肘等关节附近 |
| 间皮 | 间皮瘤 | 恶性间皮瘤 | 胸、腹膜 |

续表

| 组织来源 | 良性肿瘤 | 恶性肿瘤 | 好发部位 |
|---|---|---|---|
| 三、淋巴造血组织 | | | |
| 　造血组织 | | 白血病 | 淋巴造血组织 |
| 　淋巴组织 | | 淋巴瘤 | 颈部、纵隔、肠系膜和腹膜后淋巴结 |
| 四、神经组织 | | | |
| 　神经鞘膜组织 | 神经纤维瘤 | 神经纤维肉瘤 | 全身皮肤、四肢、腹膜后神经 |
| 　神经鞘组织 | 神经鞘瘤 | 恶性神经鞘瘤 | 头、颈、四肢等处神经 |
| 　胶质细胞 | 胶质细胞瘤 | 恶性胶质细胞瘤 | 大脑 |
| 　原始神经细胞 | | 髓母细胞瘤 | 小脑 |
| 　脑膜组织 | 脑膜瘤 | 恶性脑膜瘤 | 脑膜 |
| 　交感神经节 | 节细胞神经瘤 | 神经母细胞瘤 | 前者多见于纵隔和腹膜后；后者多见于肾下腺髓质 |
| 五、其他肿瘤 | | | |
| 　黑色素细胞 | | 黑色素瘤 | 皮肤 |
| 　胎盘组织 | 葡萄胎 | 绒毛膜上皮癌、恶性葡萄胎 | 子宫 |
| 　性索 | 支持细胞、间质细胞瘤 | 恶性支持细胞、间质细胞瘤 | 卵巢、睾丸 |
| 　生殖细胞 | | 无性细胞瘤 | 卵巢 |
| | | 精原细胞瘤 | 睾丸 |
| | | 胚胎性癌 | 卵巢、睾丸 |
| 　性腺或胚胎剩件中的全能细胞 | 畸胎瘤 | 恶性畸胎瘤 | 卵巢、睾丸、纵隔和骶尾部 |

# 第五节　肿瘤的分级和分期

肿瘤分级和分期一般用于恶性肿瘤。依据其分化程度高低、异型性大小、核分裂象多少、原发瘤大小、有无淋巴结及血道转移或其他远处转移确定肿瘤的分级和分期。有利于临床确立治疗方案及估计患者的预后。

1. 肿瘤分级(grading)　常采用三级分级法，即Ⅰ级为高分化，属于低度恶性。Ⅱ级为中等分化，为中度恶性。Ⅲ级为低分化，属于高度恶性。肿瘤的分级是判断肿瘤恶性程度的重要指标。这种分级法虽然简单易行，但易受主观因素影响，缺乏定量标准。

2. 肿瘤的分期(staging)　常采用国际上广泛应用的 TNM 分期法，TNM 分期是根据原发瘤的大小、有无淋巴结及血道转移或其他远处转移来进行分期。TNM 分期：T 是指原发肿瘤，可用 $T_1$-$T_4$ 表示；N 指淋巴结转移情况，淋巴结无转移用 $N_0$ 来表示，随受累程度和范围的大小，可用 $N_1$-$N_3$ 表示；M 指血道转移，有血道转移者用 $M_1$ 表示，无转移者用 $M_0$ 表示。

## 第六节    癌前病变(癌前疾病)、上皮内瘤变和原位癌

1. 癌前病变(precancerous lesions)或癌前疾病(precancerous disease)    是指某些具有恶变潜在可能性的良性病变或疾病,长期存在有可能转变为恶性肿瘤。但应注意不是癌前病变(癌前疾病)一定发展为恶性肿瘤。早期发现及时治疗,对降低肿瘤的发病率有着重要意义。常见的癌前病变(癌前疾病)如下:

(1) 乳腺纤维囊性病:多见于 40 岁左右的妇女,与内分泌紊乱有关。病变为乳腺小叶导管和腺泡增生,大汗腺化生及导管囊性扩张。如伴有导管内乳头状增生者易癌变。

(2) 子宫颈糜烂:子宫颈鳞状上皮破坏,由宫颈管柱状上皮取代,病变处呈粉红色,似上皮黏膜缺损,称为子宫颈糜烂。少数病例可转变为鳞状细胞癌。

(3) 黏膜白斑:黏膜上皮局部增生、增厚,呈白色斑块。位于口腔、外阴和阴茎等处,长期不愈,可能转变为鳞状细胞癌。

(4) 大肠腺瘤:单发或多发,均可发生癌变。多发性腺瘤常有家族史,更易癌变。

(5) 慢性萎缩性胃炎与肠上皮化生:慢性萎缩性胃炎,常有肠上皮化生,与胃癌的发生有关系。胃溃疡边缘的黏膜,因受刺激而不断增生,少数亦可发生癌变。

(6) 皮肤慢性溃疡:长期慢性刺激,表皮(鳞状上皮)增生而易发生癌变。

(7) 慢性溃疡性结肠炎:反复发生溃疡和黏膜增生时,可发生结肠腺癌。

(8) 肝硬化:尤其是乙型、丙型肝炎导致的肝硬化,部分可发生癌变。

2. 上皮内瘤变(intraepithelial neoplasia,IN)    是指上皮细胞出现异常增生,增生的细胞呈现一定程度的异型性,但在诊断上还不能确立为癌,又称异型增生。增生的细胞大小不等,形态各异,核大而深染,核分裂增多,无病理性核分裂象。细胞排列紊乱,极向丧失。根据病变累及的程度不同,可分为三级,增生异型上皮细胞累及上皮全层下 1/3 为上皮内瘤变Ⅰ级,累及上皮全层下 2/3 为上皮内瘤变Ⅱ级,累及全层上皮的 2/3 以上为上皮内瘤变Ⅲ级。

3. 原位癌(carcinoma in situ)    是指累及上皮全层的癌变,尚未突破基底膜,局限于黏膜上皮层内、皮肤表皮层内、腺体内的非浸润性癌。如子宫颈、皮肤的原位癌,乳腺的小叶原位癌。及时发生、诊断并治疗原位癌,可防止其继续发展为浸润性癌,可以提高肿瘤的治愈率,延长患者的生命(图 13-7)。

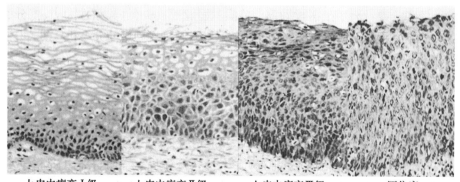

上皮内瘤变Ⅰ级    上皮内瘤变Ⅱ级    上皮内瘤变Ⅲ级    原位癌

图 13-7    上皮内瘤变、原位癌

# 第七节  常见肿瘤举例

## 一、上皮组织肿瘤

### （一）良性上皮性肿瘤

1. 乳头状瘤（papilloma）  好发于皮肤、口腔黏膜、膀胱、阴茎等部位。由被覆上皮来源，乳头状结构向表面外生性生长，如菜花状或绒毛状。肿瘤的根部较狭窄，有成蒂与基底部正常组织相连。镜下观，乳头中央为肿瘤的间质，表面被覆增生的上皮细胞为肿瘤的实质，根据肿瘤的发生部位不同，可为鳞状上皮、移行上皮或柱状上皮。值得注意的是外耳道、阴茎、膀胱等处的乳头状瘤易发生恶变（图 13-8）。

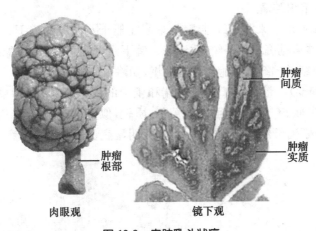

肉眼观　　　　　　　　　镜下观

**图 13-8  皮肤乳头状瘤**

2. 腺瘤（adenoma）  多见于甲状腺、乳腺、卵巢、肠和涎腺等，由腺上皮来源。可分为以下类型：①囊腺瘤：由于肿瘤中腺体分泌物的潴留，形成大小不等的单房或多房的囊腔，多见于卵巢。②纤维腺瘤：在肿瘤组织中除有腺体增生外，伴有大量的纤维结缔组织增生，多见于乳腺。③多形性腺瘤：肿瘤是由腺体、黏液样及软骨样组织等多种成分组成，好发于涎腺。④息肉状腺瘤：肿瘤组织外生性生长，呈息肉状、乳头状，多见于胃肠道。

### （二）恶性上皮性肿瘤

1. 鳞状细胞癌（squamous cell carcinoma）  简称鳞癌，常发生于有鳞状上皮覆盖的部位，如皮肤、口腔、食管、喉、宫颈、阴茎等处，也可发生于原无鳞状上皮覆盖但发生了鳞状化生的部位，如支气管、胆囊、肾盂等。肿瘤多呈菜花状，可因坏死脱落而呈溃疡状。镜下观，癌细胞可呈巢状（癌巢），与间质分界清楚，分化程度高的鳞状细胞癌，癌巢外层的细胞类似基底细胞，中层细胞似棘细胞，可见细胞间桥，中央可见同心圆状的角化物，称为角化珠（keratin pearl）或癌珠。分化程度差的鳞状细胞癌，角化珠和细胞间桥少见（彩图 13-9）。

2. 基底细胞癌（basal cell carcinoma）  好发于老年人的面部，如眼睑、颊、鼻翼等处。基底细胞癌常在局部形成溃疡，生长缓慢。镜下观，癌细胞呈多角形或梭形，可向深部侵袭，形成大小不等的癌巢，癌巢周边的癌细胞呈高柱状，呈栅栏状排列。该肿瘤很少转移，对放射治疗敏感，预后较好，是一种低度恶性的肿瘤。

3. 尿路上皮癌（transitional cell carcinoma）  来源于膀胱、肾盂等处的尿路上皮，多呈乳头状,多发性,乳头细而脆。镜下观,分化较好者的癌细胞似尿路上皮,呈多层排列。分化较差者,异型性明显,可广泛侵袭和早期转移。临床表现无痛性血尿。

4. 腺癌(adenocarcinoma)　来源于腺上皮,好发于乳腺、胃肠道、甲状腺、肝脏等处。肿瘤常呈结节状、溃疡状、息肉状。镜下观,分化好的可形成大小不等、形态不规则的腺管样结构(彩图 13-10)。分化差的则呈实体癌巢,称为实性癌。如果肿瘤的实质少而间质成分多,其质地则硬,称为硬癌;反之,实质成分多而间质少,则其质地软似脑髓,称为髓样癌。一些胃肠道的腺癌可产生大量的黏液,分泌到细胞外,形成黏液湖,癌细胞呈腺管状或条索状,漂浮于黏液湖中,称为黏液癌,肉眼观,呈胶冻状,又称胶样癌。黏液潴留于细胞内,胞核受压而偏于细胞一侧,癌细胞在外观上似戒指,称为印戒细胞癌(彩图 13-11)。

## 二、间叶组织肿瘤

### (一)良性间叶组织肿瘤

1. 纤维瘤(fibroma)　来源于纤维组织,好发于躯干及四肢的皮下。肿瘤呈结节状,有包膜,切面灰白色,并可见编织状条纹,质地韧。镜下观,瘤组织内的胶原纤维排列成束,互相编织,纤维间含有细长的纤维细胞。生长缓慢,切除后一般不复发。

2. 脂肪瘤(lipoma)　最常见于四肢近端和躯干的皮下组织,多为单发,少数为多发。肿瘤呈分叶状或结节状,有包膜,切面呈淡黄色,质软,似正常脂肪组织。镜下观,肿瘤由分化好的脂肪细胞构成,有纤维间隔(图 13-12)。无明显症状,手术易切除。

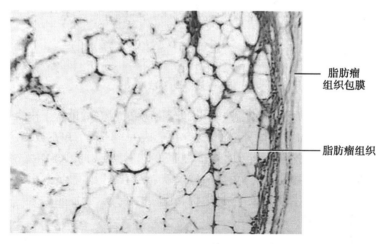

脂肪瘤
组织包膜

脂肪瘤组织

**图 13-12　脂肪瘤**

3. 血管瘤(hemangioma)　常见,多为先天性的,故多见于儿童。好发于面部、颈部、唇、口腔等处的皮肤和黏膜。肿瘤多呈紫红色,无包膜,形态不规则。可分为:①毛细血管瘤:由增生的毛细血管和血管内皮细胞组成;②海绵状血管瘤:由形态不规则的、腔大、壁薄的扩张的窦样血管构成;③静脉血管瘤:由厚壁的静脉血管构成。

4. 平滑肌瘤(leiomyoma)　来源于平滑肌,最常见于子宫,其次是胃肠道。肿瘤呈灰白色,结节状,可多发或单发,肿瘤与周围组织分界清楚,切面可见编织状纹理,质地较硬。镜下观,肿瘤组织由形态一致的梭形平滑肌细胞构成,瘤细胞排列成束状,相互编织,细胞核呈长杆状,两端钝圆,核分裂象少见(图 13-13)。

5. 骨瘤(osteoma)　多见于颅面骨,一般为单发,肿瘤生长缓慢,常为无痛性的局部隆

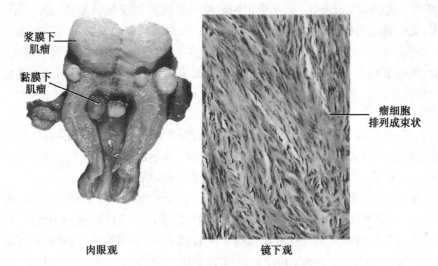

图 13-13　多发性子宫平滑肌瘤

起,边界清楚。镜下观,肿瘤主要是由分化成熟的板层骨和编织骨构成,骨小梁排列紊乱,无正常的哈弗管系统。间质为纤维组织,有时可见脂肪细胞和造血细胞。

6. 软骨瘤(chondroma)　一种为外生软骨瘤,来源于软骨膜;另一种为内生软骨瘤,发生于骨髓腔内。肿瘤切面呈淡蓝色或灰白色,半透明,可伴有钙化和骨化,也可发生囊性变。镜下观,肿瘤组织由分化成熟的透明软骨和软骨基质构成,呈不规则分叶状。发生于盆骨、胸骨、肋骨和四肢长骨的软骨瘤易恶变,而发生于手、足短骨的不易恶变。

**(二)恶性间叶组织肿瘤**

癌与肉瘤同属于恶性肿瘤,两者的生物学特性,临床表现及病理变化均不相同。区别癌与肉瘤(表 13-5),对临床诊断和治疗有着重要的作用。

表 13-5　癌与肉瘤的区别

| 区别项目 | 癌 | 肉瘤 |
|---|---|---|
| 组织来源 | 上皮组织 | 间叶组织 |
| 发病率、年龄 | 较常见,约为肉瘤的 9 倍,多发生于中、老年人 | 较少见,多发生于青、少年 |
| 大体特点 | 切面质地较脆,灰白色,干燥,呈粗颗粒状,常伴坏死 | 切面质地较软,灰红色,湿润,细腻似鱼肉状,常伴出血 |
| 组织学特点 | 癌细胞呈实性条索、团块状结构(癌巢),实质与间质分界清楚,间质中常有淋巴细胞浸润 | 肉瘤细胞弥漫分布,实质与间质分界不清,间质中有丰富的血管,纤维组织较少 |
| 网状纤维染色 | 癌巢被网状纤维包绕,癌细胞间无网状纤维 | 肉瘤细胞间的网状纤维 |
| 免疫组化特点 | 上皮细胞标记物为阳性,如上皮细胞膜抗原(EMA)阳性 | 上皮细胞标记物阴性,间叶标记物为阳性,如 vimentin 阳性 |
| 转移 | 多经淋巴道转移 | 多经血道转移 |

1. **纤维肉瘤(fibrosarcoma)** 主要以四肢皮下组织或深部组织多见。肿瘤呈结节状或不规则形,无包膜或有假包膜,切面细腻呈鱼肉状,灰白或粉红色,质韧,可见出血、坏死。镜下观,分化程度高者,肉瘤细胞呈梭形,异型性较小,似正常纤维组织,肿瘤生长缓慢。分化程度低者,肉瘤细胞大小不一,异型性明显,核分裂象多见,肿瘤生长迅速,恶性程度较高,易出现复发和转移。免疫组化标记波形蛋白(vimentin)阳性。

2. **脂肪肉瘤(liposarcoma)** 较常见,来源于原始间叶组织。多见于大腿及腹膜后的软组织。好发于 40 岁以上的成人。肿瘤呈结节状或分叶状,表面常有薄层假包膜。镜下观,肿瘤由分化程度不等的脂肪细胞和脂肪母细胞构成,呈小圆形或多形性。免疫组化标记波形蛋白(vimentin)阳性。分化程度低者易出现血道转移,预后较差。

3. **横纹肌肉瘤(rhabdomyosarcoma,RMS)** 由分化程度不等的横纹肌母细胞构成。分化较高者红染的胞质中可见纵纹和横纹。根据肿瘤细胞的分化程度分为胚胎性横纹肌肉瘤、腺泡状横纹肌肉瘤和多形性横纹肌肉瘤。生长迅速,易早期发生血道转移,预后较差。

4. **平滑肌肉瘤(leiomyosarcoma)** 好发于子宫和胃肠道。中老年人多见。肿瘤呈不规则的结节状,可有假包膜,切面呈编织状,颜色灰白或灰红,质地细腻似鱼肉状,可继发出现的坏死、出血等。镜下观,分化程度高者瘤细胞的异型性较小,瘤细胞可呈梭形,相互交织排列。分化程度较差者,瘤细胞可呈现高度的异型性,瘤细胞排列紊乱,核分裂象多见。核分裂象的多少对于病理诊断及其恶性程度的判断十分重要。

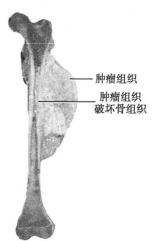

肿瘤组织

肿瘤组织
破坏骨组织

**图 13-14　骨肉瘤**

5. **骨肉瘤(osteosarcoma)** 好发于青少年,男性多见。最常发生于股骨下端、胫骨上端。肿瘤起源于骨膜中多潜能骨母细胞。肉眼观,肿瘤由骨内膜或外膜向周围作侵袭性生长,破坏骨质可造成病理性骨折,侵袭周围软组织,形成一梭形肿块。切面灰白色,鱼肉状,质地较硬,切之有砂粒感(图 13-14)。镜下观,肿瘤由异型性较大的肉瘤细胞及肿瘤样新生骨质构成。临床上,可见肿瘤组织穿破骨质,刺激骨膜细胞增生形成反应性新生骨。肿瘤的上、下两端的骨皮质和掀起的骨外膜形成三角形隆起,构成在 X 线上所见的 Codman 三角。在骨膜被掀起时牵拉了一些小血管,加上其周围的反应性新生骨小梁,这些改变向外伸展形成与骨干长轴垂直的放射状结构,X 线显示为日光放射状阴影。这些影像学表现是骨肉瘤的特征。

# 三、淋巴造血组织肿瘤

## (一)恶性淋巴瘤(malignant lymphoma)

是指原发于淋巴结和结外淋巴组织等处的恶性肿瘤,可分霍奇金病和非霍奇金淋巴瘤二类。

1. **霍奇金病(Hodgkin disease,HD)** 青少年,男性多见。好发于浅表淋巴结,以颈部和锁骨上最多见。淋巴结增大,常粘连成结节状肿块,质地硬,切面灰白色。镜下观,淋巴结的正常结构被肿瘤组织所取代,由肿瘤细胞及非肿瘤细胞构成,肿瘤细胞中具有诊断价值的是 R-S(Reed-Sternberg)细胞,该细胞典型的特点是双核或多核的瘤巨细胞,核大、核膜厚、核内有明显嗜酸性核仁,周围有空晕,最典型的 R-S 细胞的双叶核面对面排列,称为镜影细胞(mirror image cell),具诊断意义。其非肿瘤细胞有 T、B 淋巴细胞、组织细胞、嗜酸性粒细胞等,共同构成了 HD 的炎性背景。组织学可分为:结节硬化型、混合细胞型、淋巴细胞减少型、淋巴细胞为主型四种类型。

2. 非霍奇金淋巴瘤(non-Hodgkin lymphoma,NHL)　是指 HD 以外所有的淋巴瘤。好发于 40～60 岁,男性发病率高于女性。多累及颈部、纵隔、腋窝等处淋巴结,其肉眼特点与 HD 相似。镜下特征是:①肿瘤细胞较单一,有一定的异型性;②基本结构呈滤泡型或弥漫型;③淋巴结或结外淋巴组织可部分或全部被肿瘤组织所破坏。一般分为 B 淋巴细胞淋巴瘤和 T 淋巴细胞淋巴瘤两类。

**(二) 白血病(leukemia)**

是骨髓造血干细胞来源的恶性肿瘤。我国儿童和青少年恶性肿瘤中发病率最高。特征是髓内白血病细胞弥漫增生取代正常骨髓组织,并侵入周围血液,使外周血中白细胞明显增多,在 $15 \times 10^9$/L 以上。白血病细胞可浸润肝、脾、淋巴结等全身各组织和器官。根据其临床表现、病程和肿瘤细胞的形态特点,可分为急性粒细胞性白血病、慢性粒细胞性白血病、慢性淋巴细胞性白血病和急性淋巴细胞性白血病。

## 四、其他肿瘤

1. 畸胎瘤(teratoma)　来源于性腺或胚胎剩件中的全能细胞。肿瘤由来自三个胚层的多种多样组织细胞成分构成。最常见于卵巢,其次是睾丸、骶尾部、纵隔等处。好发于青少年,女性多见。可分为:①良性畸胎瘤:好发于卵巢,多为囊性,又称囊性畸胎瘤或皮样囊肿。常呈单房,可见骨质,牙齿,毛发、皮脂等。镜下观,为分化成熟的表皮组织、皮肤附件、腺体、上皮、平滑肌组织等,预后好。②恶性畸胎瘤:多为实体性,好发于睾丸。镜下观,不成熟的神经组织,形成菊花团样结构。不成熟的软骨组织或胚胎性间叶组织。此瘤易发生远处转移,预后差。

2. 视网膜母细胞瘤(retinoblastoma)　来源于神经外胚层的视网膜胚基,多见于三岁以下的婴幼儿。肿瘤呈扁平或结节状灰白色,也可呈多灶性或弥漫性增生,易侵入玻璃体腔,易发生钙化和坏死。镜下观,肿瘤由大小较一致的圆形或梭形细胞构成,核深染,核分裂象多见。恶性度极高,预后较差,易出现颅内或全身转移。

3. 黑色素瘤(melanoma)　又称恶性黑色素瘤。来源于黑色素细胞,属于高度恶性的肿瘤。好发于头颈部、足底、外阴及肛门周围。肿瘤形态不规则,表面粗糙,呈棕黑色,易伴出血、坏死。镜下观,肿瘤细胞排列成索状、巢状或腺泡状,瘤细胞大小较一致,圆形、多边形或梭形,胞质内含黑色素颗粒,细胞核大深染,常见嗜酸性核仁,核分裂象多见。该瘤易经淋巴道或血道转移,预后差。

# 第八节　肿瘤的病因学

肿瘤的病因十分复杂,包括环境致癌因素和影响肿瘤发生发展的内在因素。

## 一、环境致瘤因素

**(一) 化学性致瘤因素**

目前已确认的对动物有致癌作用的化学物质有 1 000 多种,其中有部分对人类具有致癌作用。可分为直接致癌物和间接致癌物。常见的化学致癌物如下。

1. 多环芳烃化合物　致癌性强的有 3,4-苯并芘、1,2,5,6-双苯并蒽等。主要存在煤烟、烟草燃烧的烟雾、内燃机排放的废气,这与肺癌发生有关。另外,熏、烤的肉类食品中也含有多环芳烃类物质,这与某些地区胃癌的发生有关。

2. 芳香胺类化合物　如乙萘胺、联苯胺、4-氨基联苯等,这些物质多为工业用品或原料。从事橡胶、印染等行业的人员易患膀胱癌,可能与接触这类物质有关。

3. 氨基偶氮染料　如过去食品中使用的奶油黄(二甲基氨基偶氮苯)和猩红等食品色素,可致实验性大白鼠肝细胞癌。

4. 亚硝胺类化合物　这类致癌物具有致癌谱广、致癌性强的特点。可能引起胃、肠道癌等。其普遍存在于水、腐败的蔬菜及变质的食品中,进入机体经胃酸的作用,转变为具有致癌性的亚硝胺类物质。我国林州市是食管癌的高发区,与食物中的亚硝胺含量高有关。

5. 真菌毒素　黄曲霉素广泛存在霉变的花生、玉米和谷物等食物中,黄曲霉素有多种,其中以黄曲霉素 $B_1$ 的致癌性最强,主要与肝癌的发生有关。

6. 其他化学致癌物　如环磷酰胺既是抗癌药物又是免疫抑制剂,临床上用于抗肿瘤治疗和抗免疫治疗,可诱发白细胞,应谨慎应用。目前使用的聚氯乙烯与白血病、肺癌、肝血管瘤的发生有关;砷可导致皮肤癌、肝癌;镍、铬可引起鼻咽癌、肺癌等。

**(二) 物理性致瘤因素**

1. 电离辐射　包括 X 射线、γ 射线、亚原子微粒的辐射。长期接触这些射线易致白血病、皮肤癌、肺癌等。

2. 紫外线　紫外线长期照射,可以引起皮肤癌。如白种人、着色性干皮病患者(病人体内缺乏修复紫外线所致 DNA 损伤所需的酶)。

3. 慢性刺激　临床上常可见到慢性皮肤溃疡导致的皮肤癌;长期接触石棉纤维易致肺癌。说明慢性刺激可促进肿瘤的发生。

**(三) 生物性致瘤因素**

1. DNA 肿瘤病毒　目前发现与人类肿瘤发生关系密切的 DNA 肿瘤病毒有人乳头状瘤病毒(HPV)与生殖器肿瘤的发生有关;EB 病毒与鼻咽癌、淋巴瘤的发生有关;乙型肝炎病毒与肝癌发生有关。研究发现 HBV 感染者肝细胞癌发病率是未感染者的 200 倍。

2. RNA 肿瘤病毒　人类 T 细胞白血病、淋巴瘤病毒 I 与人类 T 细胞白血病、淋巴瘤的发生有关。

3. 细菌　幽门螺杆菌的感染与胃黏膜相关淋巴组织淋巴瘤、胃癌的发生有关。

## 二、影响肿瘤发生、发展的内在因素

1. 肿瘤与遗传因素　①常染色体显性遗传的肿瘤:如肾母细胞瘤、视网膜母细胞瘤等。②常染色体隐性遗传的肿瘤:如着色性干皮病易致皮肤癌;Bloom 综合征(先天性毛细血管扩张性红斑及生长发育障碍)易发生白血病和淋巴瘤。③多因素遗传:如乳腺癌、胃、肠道癌等。

2. 肿瘤与免疫因素　机体的抗肿瘤免疫反应主要是细胞免疫,参与杀伤肿瘤细胞。机体免疫能力低下时易患肿瘤,如先天性免疫缺陷病和获得性免疫缺陷症患者,其肿瘤发生率明显较高;肿瘤间质有大量淋巴细胞浸润,肿瘤的生长速度较慢,不易转移,预后较好。

3. 激素因素　如乳腺癌、子宫平滑肌瘤与机体中雌激素水平有关。

# 第九节　肿瘤的发病学

肿瘤的发生具有复杂的分子学基础。包含原癌基因的激活、肿瘤抑制基因的灭活与丢失，凋亡调节基因、DNA 修复基因、微小 RNA（miRNA）功能紊乱。各种肿瘤因素通过影响这些基因的结构和功能导致肿瘤。

肿瘤发生过程分为三个阶段，即激发、促进和进展。激发是指正常细胞在致瘤因素的作用下，经过基因突变，转化为肿瘤细胞的过程。促进阶段是指在激发阶段形成的肿瘤细胞，在促癌物质的作用下，出现基因表达异常，肿瘤细胞进行克隆性增生，形成良性肿瘤的过程。进展阶段是指良性肿瘤细胞不断地获得一个或多个具有肿瘤特征的不可逆性质的变化，转化为恶性肿瘤的过程。由良性肿瘤演进为恶性肿瘤的过程中，瘤细胞以克隆的方式作无限制的增生，经过多次附加突变，选择性地形成了不同特点的多种亚克隆，从而使肿瘤获得了浸润和侵袭的能力，形成恶性肿瘤（图 13-15）。

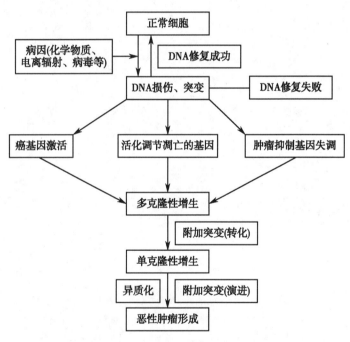

图 13-15　肿瘤的形成和演进示意图

# 第十节　肿瘤的预防原则

1. 一级预防　①病因预防：消除和避免致癌因素，改善生活习惯（戒烟），注意保护环境（避免大气、水源、土壤和农作物等污染），减少和避免职业性致癌物的接触，如减少霉变食品的摄入、不吸烟等。②增强机体抗肿瘤能力：加强锻炼，合理饮食，保持良好的心理和精神状态等。

2. 二级预防　对肿瘤采取"三早"原则：即早期发现、早期诊断、早期治疗。广泛开展防癌普查,积极治疗癌前病变等,发现不明原因的肿块、进行性消瘦、咯血、血尿、便血、阴道不规则出血等症状应及时就诊。

3. **三级预防**　通过治疗,提高治愈率、生存率和生存质量,减轻痛苦,延长寿命等。

## 复习思考题

1. **名词解释**　肿瘤、肿瘤的异型性、转移、恶病质、癌前病变、上皮内瘤变、原位癌、副肿瘤综合征、癌、肉瘤、异质性

2. 试举例说明良、恶性肿瘤的鉴别。

3. 简述癌与肉瘤的区别。

4. 常见的癌前病变有哪些?

5. 试述炎性增生与肿瘤性增生的区别。

(丁运良)

# 第十四章

# 心血管系统疾病

　　心血管系统疾病是危害人类生命健康最大的一类疾病。在我国,心血管疾病的死亡率仅次于恶性肿瘤,居第二位。心血管系统疾病的种类很多,常见的有动脉粥样硬化、高血压病、风湿病、感染性心内膜炎等。

## 第一节　动脉粥样硬化

　　动脉粥样硬化(atherosclerosis,AS)是血脂沉积于动脉内膜,内膜灶性纤维化,形成粥样斑块,导致动脉硬化,引起一系列继发病变,尤其引起心、脑等重要器官的缺血性改变,是心血管系统疾病最常见的疾病。病变主要累及大、中动脉。中、老年人发病为主,40～50岁发展最快,北方略多于南方,在我国发病率呈上升趋势。

### 一、病因及发病机制

　　1. 高脂血症　是指血浆中总胆固醇(TC)和甘油三脂(TG)的异常增高。动脉粥样硬化多发于高脂血症的人,血脂升高与动脉粥样硬化的严重程度成正比,特别是血浆低密度脂蛋白(LDL)、极低密度脂蛋白(VLDL)水平持续升高和高密度脂蛋白(HDL)水平的降低与其发病率呈正相关。低密度脂蛋白被动脉壁细胞氧化修饰后具有促进粥样斑块形成的作用,氧化LDL(ox-LDL)是最重要的致粥样硬化因子,也是损伤内皮细胞和平滑肌细胞的主要因子。氧化LDL不能被正常LDL受体识别,而被巨噬细胞的清道夫受体识别而快速摄取,促进巨噬细胞形成泡沫细胞(图14-1);相反,HDL可通过胆固醇逆向转运机制清除动脉壁的胆固醇及抗氧化作用,防止LDL的氧化。HDL还可竞争性抑制LDL与内皮细胞的受体结合而减少其摄取;减少AS的发生。

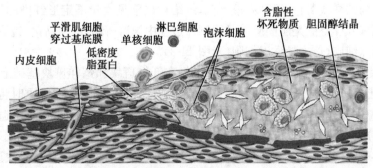

图14-1　单核细胞和平滑肌细胞迁入内膜及泡沫细胞形成模式图

血脂升高的因素主要有外源性摄入过多,如饮食中含动物脂肪和胆固醇过高。内源性生成过多,常见于某些疾病,如糖尿病、甲状腺功能低下、肾病综合征等。缺乏体力活动的人也易发生高脂血症。

2. 高血压病 高血压时,血流对血管壁机械性压力和冲击作用,使血管内皮细胞受损,通透性增高,脂质蛋白浸入内膜,而单核细胞、血小板的黏附以及中膜平滑肌细胞迁入内膜等变化,均可促使动脉粥样硬化的发生。

3. 遗传因素 多种基因影响脂质的摄取、代谢和排泄,LDL 受体基因突变导致血浆LDL 极度升高,年轻时即发病。脂质代谢有关基因变化和饮食因素相互作用,可能是高脂血症的主要原因。

4. 吸烟 吸烟引起血中一氧化碳浓度升高,使血管内皮细胞缺氧性损伤;大量吸烟可使血液中 LDL 易于氧化,促使血液中单核细胞迁入内膜并转化为泡沫细胞;烟内含有一种糖蛋白,可激活凝血因子以及某些致突变物质,使平滑肌细胞向内膜移行、增生,从而使动脉粥样硬化发生。

5. 其他因素 ①年龄:随年龄增大,动脉血管发生内皮细胞密度下降,管壁通透性增高,内膜纤维性增生,促使动脉硬化的发生。②性别:女性在绝经前其动脉粥样硬化发病率远低于同龄组男性,而 HDL 高于同龄组男性,LDL 则低于同龄组男性。但绝经以后,这种差别消失,是由于雌激素具有改善血管内皮的功能、降低血胆固醇水平的作用。③肥胖:肥胖者易患高脂血症、高血压和糖尿病,可间接促使动脉粥样硬化的发生。

# 二、基本病理变化

病变主要累及全身的大、中型动脉。以主动脉病变最典型,其危害性最大的是冠状动脉和脑动脉。按病变的发展过程可分为几个阶段:

1. 脂斑、脂纹(fatty streak) 最早病变。肉眼观,动脉内膜出现黄色斑点和条纹,微隆起或不隆起于内膜表面;镜下观,病灶处内膜下见大量泡沫细胞聚集。泡沫细胞体积大,圆形或椭圆形,胞质内含有大量小空泡。泡沫细胞来源于巨噬细胞和平滑肌细胞(彩图 14-2)。

2. 纤维斑块(fibrous plaque) 是由脂斑、脂纹病变发展而来。肉眼观,动脉内膜面散在不规则的斑块,颜色呈瓷白色蜡滴状;镜下观,病灶由大量增生的平滑肌细胞、脂质和细胞外基质(胶原纤维和蛋白多糖)组成厚薄不一的纤维帽,在纤维帽下可见数量不等的泡沫细胞、平滑肌细胞、细胞外基质和炎细胞。

3. 粥样斑块(atheromatous plaque) 随着病变进展,纤维斑块深部的细胞发生坏死并与脂质混合形成粥样物质。肉眼观,内膜面可见灰黄色斑块既向内膜表面突起又向深部压迫中膜。深部为粥样淡黄色坏死物;镜下观,纤维帽层下见大量不定形红染的坏死、崩解产物、胆固醇结晶(针样空隙是胆固醇结晶因制片过程中被溶解而成)和钙化,边缘和底部增生肉芽组织和泡沫细胞,伴少量淋巴细胞(彩图 14-3)。

4. 复合性病变(complicated lesion) 是指在纤维斑块和粥样斑块基础上的继发性病变:①斑块内出血:斑块内新生的血管破裂形成血肿,使斑块迅速增大,严重时将管腔完全阻塞,造成器官急性梗死。②斑块破裂:斑块表面纤维帽破裂,粥样物进入血液,遗留粥瘤样溃疡。③血栓形成:斑块溃疡形成和内皮损伤,暴露胶原纤维,可继发性血栓形成。④钙化:在纤维帽和粥样斑块内钙盐沉积,使动脉壁变硬、变脆。⑤动脉瘤形成:粥样斑块形成,中膜平滑肌受压萎缩变薄,弹性降低,在血管内压的作用下,动脉壁局限性向外膨出,形成动脉瘤。

## 三、主要动脉病变

1. **主动脉粥样硬化**　病变好发于主动脉后壁及其分支开口处,以腹主动脉病变最为严重,依次为胸主动脉、主动脉弓和升主动脉。由于主动脉管腔较大,一般不引起明显的症状。但病变严重者,因中膜萎缩及弹力板断裂致使管壁变得薄弱,受血压的作用而形成动脉瘤,动脉瘤破裂可导致致命性大出血。

2. **冠状动脉粥样硬化**(见第二节)。

3. **脑动脉粥样硬化**　病变主要累及大脑中动脉及 Willis 动脉环,因动脉内膜不规则增厚,管壁变硬,管腔狭窄。可引起继发性病变:①长期脑供血不足,脑组织萎缩;②继发血栓形成而使管腔阻塞,引起脑梗死;③脑动脉粥样硬化形成动脉瘤,在血压突然升高时,使动脉瘤破裂出血。

4. **肾动脉粥样硬化**　多发生于肾动脉开口处或主干近侧端。动脉管腔狭窄,引起相应区域肾组织缺血、萎缩及间质纤维组织增生。

> **冠状动脉搭桥术:**是在冠状动脉狭窄的近端和远端之间重建一条通道,恰似桥梁跨越江河一样,使血液绕过狭窄段而到达远端,目前是国际上公认的治疗冠心病有效方法之一。

# 第二节　冠状动脉粥样硬化性心脏病

冠状动脉性心脏病(coronary heart disease,CHD),简称冠心病。是由于冠状动脉狭窄所致心肌缺血的心脏病,也称缺血性心脏病。冠状动脉粥样硬化症占冠状动脉性心脏病的绝大多数。因此,习惯上把 CHD 视为冠状动脉粥样硬化性心脏病的同义词。

冠状动脉粥样硬化是冠心病最常见原因。当冠状动脉粥样硬化引起心肌缺血、缺氧的功能性和(或)器质性病变时,称为冠状动脉粥样硬化性心脏病。最常发生于左冠状动脉前降支,其次为右主干、左主干、左旋支、后降支。斑块主要发生在靠近心肌侧的血管壁。病变的内膜呈半月形增厚引起管腔狭窄。管腔狭窄的程度可分为四级:①I级管腔狭窄在 25% 以下;②II级管腔狭窄在 25%～50%;③III级管腔狭窄在 50%～75%;④IV级管腔狭窄在 75% 以上(图 14-4)。

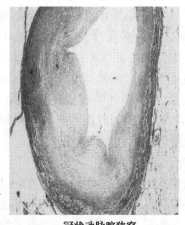
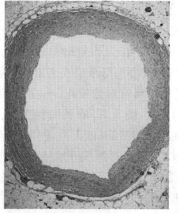

冠状动脉腔狭窄　　　　　　　正常冠状动脉

**图 14-4　正常冠状动脉和冠状动脉狭窄**

心肌缺血缺氧的原因：①冠状动脉粥样硬化引起管腔狭窄（>50%），继发性复合病变和冠状动脉痉挛等；②心肌耗氧量剧增，而冠状动脉供血不能相应增加，如严重贫血、过度劳累、心肌肥大等。主要病理临床类型有心绞痛、心肌梗死、心肌纤维化、冠状动脉性猝死。

## 一、心　绞　痛

心绞痛（angina pectoris）是由于心肌急剧性、暂时性缺血、缺氧引起的临床综合征。临床表现为阵发性心前区疼痛或压迫感，疼痛常放射至心前区或左上肢；持续时间约数分钟，休息或用扩张冠状动脉药物（硝酸酯制剂）可缓解，常因激动、劳累或寒冷等诱发。心绞痛的发生机制是心肌缺血、缺氧而造成代谢不全产物堆积，刺激心肌局部交感神经末梢至大脑而产生绞痛感。

心绞痛根据引起的原因和疼痛程度分为：①稳定性心绞痛，又称轻型心绞痛，一般很少发作，可稳定数月，多在过度劳累、心肌耗氧量增多时发病。②不稳定性心绞痛，是一种进行性加重的心绞痛。临床上频繁发病，极不稳定，在心负荷增加时或休息时均可发作。病变累及一支或多支冠状动脉，病变处心肌发生纤维化，心肌细胞变性、萎缩和坏死。③变异型心绞痛，发病多无明显诱因，常在休息或梦醒时发作。由冠状动脉明显狭窄，发作性痉挛引起。

## 二、心　肌　梗　死

心肌梗死（myocardial infarction，MI）是由于冠状动脉血流中断，引起供血区持久的心肌缺血、缺氧使心肌发生坏死。临床表现为剧烈而持久的胸骨后疼痛，用硝酸酯制剂或休息不能缓解，可并发心律失常、心源性休克或心力衰竭。

1. 原因　在冠状动脉粥样硬化管腔狭窄的基础上，常合并：①血栓形成，造成冠状动脉急性阻塞；②斑块内出血，可使斑块体积突然增大，致冠状动脉阻塞；③冠状动脉持久性痉挛而使管腔闭塞；④休克、心动过速致冠状动脉血流急剧减少；⑤劳累、情绪激动使心肌耗氧量急剧增加而供血不足。

2. 部位及范围　心肌梗死的部位与冠状动脉粥样硬化管腔狭窄区域一致。多发生在左冠状动脉前降支，所以心肌梗死在左心室前壁、心尖部及室间隔前 2/3，约占全部心肌梗死的 50%；约有 25% 的心肌梗死发生于左心室后壁、室间隔的后 1/3 及右心室大部分，此为右冠状动脉供血区。心肌梗死的范围和大小与阻塞的冠状动脉分支的大小和阻塞程度有关。按梗死所占心肌厚度的不同，将心肌梗死分为两种类型：①心内膜下心肌梗死，累及心室壁心腔侧 1/3 的心肌，并波及肉柱和乳头肌，常为多发性、小灶状坏死，直径约 0.5～1.5cm，其厚度不及一半。②透壁性心肌梗死，是典型心肌梗死的类型，病灶较大，最大直径在 2.5cm 以上，累及心室壁全层或未累及全层但已深达室壁 2/3 以上，则称厚壁梗死。

3. 病理变化　属贫血性梗死，一般 6 小时以后肉眼才能辨认，梗死灶呈灰白色或灰黄色，不规则的地图状，镜下观，心肌细胞变性、坏死，呈均质红染或不规则粗颗粒状，间质水肿，有少量中性粒细胞浸润；四天后，梗死边缘出现充血、出血带（图 14-5）；1～2 周梗死边缘出现肉芽组织，3 周后肉芽组织开始机化，逐渐形成瘢痕组织。

心肌细胞受损后，肌红蛋白迅速从心肌细胞逸出入血，在心肌梗死后 6～12 小时内出现峰值，心肌细胞内的各种酶释放入血，如谷氨酸-草酰乙酸转氨酶（SGOT）、谷氨酸-丙酮酸转氨酶（SGPT）、肌酸磷酸激酶（CPK）和乳酸脱氢酶（LDH），24 小时后血清浓度达最高值。测 CPK 值对心肌梗死具有临床诊断意义。

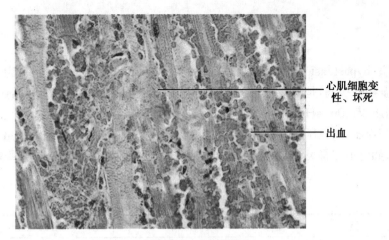

心肌细胞变性、坏死

出血

图 14-5　心肌梗死

4. 并发症　常并发下列病变：

（1）心力衰竭：心肌梗死，心肌收缩力降低，导致左、右心或全心衰竭，是常见的死亡原因。

（2）心源性休克：心肌梗死面积＞40％时，使心收缩力极度减弱，心输出量显著减少，发生心源性休克而死亡。

（3）附壁血栓形成：梗死部位心内膜变粗糙，血小板沉积，多见于左心室内形成附壁血栓，血栓可发生机化，也可脱落形成栓子，引起动脉系统栓塞。

（4）室壁瘤形成：多见于心肌梗死的急性期和痊愈期，由于陈旧梗死区机化形成瘢痕，心壁变薄，弹性降低，在心腔内压的作用下逐渐向外局限性膨出，称为室壁瘤形成。室壁瘤破裂，引起急性心包压塞而猝死。

（5）心律失常：梗死累及心脏传导系统，引起传导紊乱，导致心脏骤停、猝死。

（6）心脏破裂：发生于梗死后的 2 周内。由于心肌坏死，中性粒细胞和单核细胞释放蛋白水解酶，使梗死灶发生溶解，导致心脏破裂，血液流入心包腔，造成急性心包压塞，而迅速死亡。

（7）急性心包炎：心肌梗死 2～4 天，累及心外膜，引起纤维素性心包炎。

## 三、心肌纤维化

冠状动脉粥样硬化、管腔狭窄，引起心肌纤维持续性缺血、缺氧，引起心肌细胞弥漫性变性、萎缩、坏死，广泛纤维化，间质纤维组织增生，形成瘢痕。残留的心肌细胞肥大。心脏体积缩小，质地变硬。表现心律失常或心力衰竭。

## 四、冠状动脉性猝死

冠状动脉性猝死是心源性猝死中最常见的一种。猝死是指自然发生的、出乎意料的突然死亡。一般见于 40～50 岁的男性，比女性高近 4 倍。可发生于某种诱因后，如饮酒、劳累、吸烟及运动后，患者突然昏倒，四肢抽搐，小便失禁，呼吸困难，口吐白沫，迅速昏迷，立即死亡或在一至数小时后死亡；有的则无任何诱因在夜间睡眠中死亡。其猝死发生在中、重度冠状动脉粥样硬化的基础上，合并斑块内出血、冠状动脉痉挛等导致心肌急性缺血，严重心律失常等。

# 第三节 高血压病

高血压病(hypertension)是一种原因不明的以体循环动脉血压持续升高为主要临床特征的独立性全身性疾病,是最常见的心血管疾病之一。高血压是以体循环动脉血压持续升高[成人收缩压≥140mmHg(18.4kPa)和(或)舒张压≥90mmHg(12.0kPa)](表14-1)。可分为原发性高血压(高血压病)和继发性高血压(症状性高血压)。后者是由于患某些疾病引起血压升高,如肾小球肾炎、肾动脉狭窄、肾上腺、垂体肿瘤等,高血压只是某些疾病的症状之一。

**表 14-1 高血压水平(WHO/ISH)**

| 分 类 | SBP(mmHg) | DBP(mmHg) |
|---|---|---|
| 理想 BP | <120 | <80 |
| 正常 BP | <130 | <85 |
| 正常高值 | 130～139 | 85～89 |
| 一级高 BP(轻度) | 140～159 | 90～99 |
| 亚组:临界高 BP | 140～149 | 90～94 |
| 二级高 BP(中度) | 160～179 | 100～109 |
| 三级高 BP(重度) | ≥180 | ≥110 |
| 纯收缩期 | ≥140 | <90 |
| 亚组:临界高 BP | 140～149 | <90 |

原发性高血压占高血压的90%～95%,多见于30～40岁或以后的中、老年人,发病率呈升高趋势,男女患病率无明显差异。病程较长,症状显隐不定,不易坚持治疗;晚期往往出现左心室肥大,两肾弥漫性颗粒性萎缩,脑内出血等严重的并发症。本章主要叙述高血压病。

## 一、病因及发病机制

1. 遗传因素 约有75%的原发性高血压有明显的家族集聚性,双亲有高血压病史的高血压患病率,比无高血压家族史高2～3倍,比单亲有高血压史的患病率高1.5倍。研究发现,高血压患者肾素-血管紧张素系统的编码基因有多种变化(多态性和突变点),使血浆中血管紧张素原的水平高于一般人。在某些因素的作用下,导致正常血压调节机制失调而使血压升高。

2. 社会、心理因素 长期精神紧张、忧虑、压抑、恐惧等心理因素,使大脑皮质的兴奋与抑制平衡失调,失去对皮层下血管舒缩中枢的调节能力,当血管收缩中枢产生持久性收缩为主的兴奋时,引起全身细、小动脉痉挛,增加外周血管阻力,使血压升高。脑力劳动者明显高于体力劳动者。

3. 饮食因素 高$Na^+$的摄入和潴留导致血容量增加及动脉壁平滑肌对去甲肾上腺素、血管紧张素等缩血管物质的敏感性增加,使血压升高。$Na^+$的摄入增加是高血压最常见原因之一。

4. 神经内分泌因素　细动脉的交感神经纤维兴奋性增强是高血压发病的重要环节。交感神经功能增强,可使血压升高。

5. 其他因素　肥胖、吸烟、年龄增长和缺乏体力活动等。

## 二、类型和病理变化

原发性高血压可分为缓进型高血压和急进型高血压两类。

### (一) 缓进型高血压(chronic hypertension)

又称良性高血压病,多见于中、老年人,占原发性高血压的95%,病程长,进展缓慢,可达十余年或数十年,按病变发展分为三期。

1. 功能障碍期(一期)　早期阶段,主要病变为全身细动脉和小动脉间歇性痉挛收缩,血压升高。因动脉血管无器质性改变,所以,血压处于波动状态,血管痉挛时血压升高,痉挛缓解后血压可恢复正常。临床表现血压升高,头晕、头痛,经适当休息和治疗,血压可恢复正常。

2. 动脉病变期(二期)　中期阶段,全身细、小动脉发生器质性病变。

(1) 细动脉硬化:细动脉是指血管口径<1mm的动脉。细动脉硬化是良性高血压的主要病变特征。由于细动脉长期痉挛,管壁缺血、缺氧,内皮细胞和基膜受损,通透性增高,使血浆蛋白渗入到血管壁内,同时平滑肌细胞分泌大量细胞外基质,平滑肌细胞因缺氧而发生变性、坏死,逐渐凝固成均匀红染无结构的玻璃样物质,致细动脉壁增厚,管腔狭窄甚至闭塞。

(2) 小动脉硬化:主要累及肾小球叶间动脉、弓形动脉及脑动脉等。表现为小动脉内膜胶原纤维和弹力纤维增生,中膜平滑肌细胞增生、肥大,使小动脉管壁增厚、变硬、管腔狭窄。

(3) 大动脉硬化:主要累及主动脉及其主要分支,并发动脉粥样硬化。由于全身细动脉、小动脉广泛硬化,外周阻力持续增加,使血压持续升高并日趋恒定,即使休息也很难恢复到正常;外周阻力持续升高,使心脏压力负荷持续增高而出现代偿性肥厚。临床表现头痛、头晕、心悸、乏力、注意力不集中等。

3. 内脏病变期(三期)　晚期阶段。心、脑、肾、视网膜等器官受累。

(1) 心脏:因持久血压升高,外周阻力增大,心肌负荷增加,左心室发生代偿性肥大。肉眼观,心脏重量增加,可达400g以上,左心室壁增厚,可达1.5~2.0cm(正常1.0cm以内)。此时心腔不扩张,而相对缩小,称为向心性肥大。镜下观,心肌细胞增粗、变长,细胞核大而深染。左心室代偿失调,心肌收缩力降低,逐渐出现心腔扩张,称为离心性肥大。由高血压引起心脏病变,称为高血压性心脏病。重者可导致心力衰竭。

(2) 脑:脑细、小动脉硬化造成局部组织缺血,可发生以下三种病变:

1) 高血压脑病:高血压时,由于脑内小动脉痉挛和硬化,局部组织缺血,毛细血管通透性增高,可引起急性脑水肿,颅内压升高。临床表现有头痛、头晕、恶心、呕吐、视力障碍等;血压急剧升高,患者可出现剧烈头痛、意识障碍、抽搐等症状,称高血压危象。

2) 脑出血:是高血压最严重的并发症和最常见的致死原因。其原因是:①脑内细、小动脉硬化,血管壁变脆,易发生破裂性出血;②血管壁弹性降低,局部膨出形成小动脉瘤和微小动脉瘤,如血压突然升高,可使动脉瘤发生破裂性出血;③脑内小动脉痉挛时,局部组织缺血、缺氧、酸性代谢产物堆积,局部酸中毒,导致细、小动脉通透性增加,引起漏出性出血。

脑出血(图 14-6)常发生在基底核、内囊，其次是大脑白质、脑桥和小脑。尤以豆状核处最多见，是因为供应该区域的豆纹动脉从大脑中动脉呈直角分支，直接受大脑中动脉压力较高，使豆纹动脉破裂出血。临床表现常因出血部位不同、出血量多少而不同。内囊出血可引起对侧肢体偏瘫及感觉消失；左侧脑出血常引起失语；脑桥出血可引起同侧面神经及对侧上

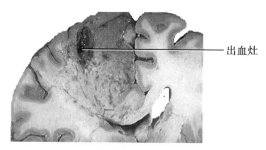

出血灶

图 14-6 脑出血

下肢瘫痪；脑出血可因血肿占位及脑水肿，引起颅内高压，脑疝形成，可出现昏迷，甚至死亡。

3) 脑软化：脑细小动脉痉挛和硬化，管腔狭窄，使供血区脑组织缺血坏死，形成多灶性梗死灶。镜下观，脑组织液化坏死，形成质地疏松的筛网状病灶，周围有不同程度胶质细胞增生和炎性细胞浸润。后期坏死组织被吸收，由胶质纤维增生来修复，形成胶质瘢痕。

(3) 肾脏：高血压时，肾入球小动脉的玻璃样变性，管壁增厚，管腔狭窄，使病变区的肾小球缺血而发生纤维化和玻璃样变性，相应的肾小管因缺血而萎缩、消失，病变相对较轻的肾小球可发生代偿性肥大、肾小管扩张，间质内纤维组织增生和淋巴细胞浸润。肉眼观，双侧肾脏对称性缩小，重量减轻，少于 100g，(正常成人约 150g)、质地变硬、肾表面凹凸不平，呈细颗粒状，称原发性颗粒性固缩肾(图 14-7)。切面肾皮质变薄为 0.2cm(正常厚 0.3～0.6cm)，皮髓质界限不清，肾盂和肾周围脂肪组织增多。临床表现水肿、蛋白尿和管型尿，严重时发生肾功能不全。

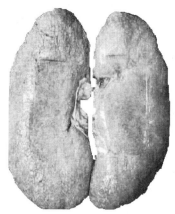

双侧肾脏对称性缩小、
肾表面呈细颗粒状

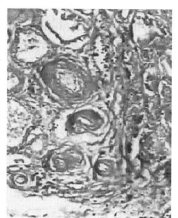

肾小球纤维化、玻璃样变性

图 14-7 原发性颗粒性固缩肾

(4) 视网膜：视网膜中央动脉发生硬化。眼底检查可见血管迂曲，反光增强，动静脉交叉处出现压痕。严重时视乳头水肿，视网膜出血，视力模糊。

**(二) 急进型高血压(accelerated hypertension)**

又称恶性高血压，约占原发性高血压的 1％～5％，多见于青少年，血压显著升高，常超过 230/130mmHg，病变进展迅速，早期出现肾衰竭或高血压性脑病。

病理变化，特征性的病变是增生性小动脉硬化和坏死性细动脉炎。主要累及肾和脑的细动脉、小动脉，病变累及内膜和中膜，管壁发生纤维素样坏死，HE 染色时管壁伊红深

染,周围有单核细胞及中性粒细胞浸润。动脉内膜增厚,伴平滑肌细胞增生及胶原纤维增多,使血管腔狭窄。临床表现血压显著升高,可发生高血压脑病、肾衰竭或心力衰竭而死亡。

# 第四节　风　湿　病

风湿病(rheumatism)是一种 A 组乙型溶血性链球菌感染有关的变态反应性疾病,也称为风湿热。病变主要累及全身结缔组织,最常见于心脏、关节、皮肤和脑等,以心脏病变最为严重。呈急性或慢性结缔组织炎症过程。临床上,风湿病的急性期有发热、环形红斑、皮下结节、舞蹈病等症状和体征。血液检查:抗链球菌溶血素抗体"O"滴度升高,血沉加快,白细胞增多,心电图改变等表现。风湿热常反复发作,造成心脏瓣膜器质性病变(慢性风湿性心瓣膜病)。

风湿病在寒冷地区发病率较高,发病年龄多在 5～15 岁之间,以 6～9 岁为发病高峰,出现心瓣膜变形常在 20～40 岁之间,男女发病率无明显差别。风湿病与类风湿性关节炎、硬皮病、皮肌炎、结节性多动脉炎及系统性红斑狼疮等同属于结缔组织病,也统称为胶原病。

## 一、病因及发病机制

风湿病的病因与咽喉部 A 组乙型溶血性链球菌感染所致的变态反应有关。其依据是发病前 2～3 周,多数患者常有咽峡炎、扁桃体炎等上呼吸道链球菌感染的病史。患者血中抗链球菌溶血素"O"的抗体增高;风湿病的发生与链球菌感染盛行的冬、春季节及咽部链球菌感染好发的寒冷潮湿地区相一致;抗生素广泛使用后,预防和治疗咽峡炎、扁桃体炎,也明显地减少了风湿病的发病和复发。事实说明本病的发生不是链球菌的直接作用,其理由是:①风湿病患者体内病变组织和血液中都查不到链球菌;②风湿病的发病不在链球菌的感染期,而相隔 2～3 周;③风湿病性病变不属于化脓性炎症。

风湿病的发病机制多数倾向于抗原抗体交叉反应,认为链球菌感染后,链球菌细胞壁的C 抗原(糖蛋白)引起的抗体与结缔组织(心瓣膜及关节等)的糖蛋白发生交叉反应,而链球菌壁的 M 蛋白与存在于心脏、关节及其他组织中的糖蛋白亦发生交叉反应,导致组织损伤而发病。

## 二、基本病理变化

风湿病发展过程大致可分三期:

1. 变质、渗出期　早期病变。在心脏、浆膜、关节、皮肤等处,病变表现为结缔组织基质黏液变性和胶原纤维发生纤维素样坏死。血管扩张充血,浆液纤维素渗出,少量淋巴细胞、单核细胞浸润。此期病变可持续 1 个月左右。

2. 增生期(肉芽肿期)　在变质渗出的基础上形成特征性风湿小体,又称 Aschoff body 小体。在心肌间质,心内膜下和皮下结缔组织中,出现巨噬细胞的增生、聚集吞噬纤维素样坏死物质后,形成的风湿细胞或阿少夫细胞(Aschoff cell),其细胞体积大,呈圆形,胞质丰富,核大,圆形或椭圆形,核膜厚,染色质集中于中央,核的横切面似枭眼状,纵切面呈毛虫状,伴有少量淋巴细胞、单核细胞浸润(彩图 14-8)。形成的风湿小体,具有病理诊断意义。此期病变可持续约 2～3 个月。

　　3. 瘢痕期(愈合期)　病变的纤维素样坏死物被吸收,风湿细胞和成纤维细胞逐渐转变为纤维细胞。使风湿小体纤维化,最后形成的瘢痕而愈合。此期病变可持续约 2～3 个月。

　　上述病程约持续 4～6 个月,由于风湿病反复发作,受累的器官和组织中常可见到新旧病变并存,纤维化瘢痕不断增多,破坏组织结构,影响器官功能。

# 三、各器官病理变化

## (一) 风湿性心脏病

　　风湿病累及心脏时,可表现为风湿性心内膜炎、风湿性心肌炎和风湿性心外膜炎。心脏全层组织受累,称风湿性全心炎或风湿性心脏炎。儿童风湿病患者中,60%～80%有心脏炎。

　　1. 风湿性心内膜炎(rheumatic endocarditis)　病变主要累及心脏瓣膜,其中二尖瓣最常受累,其次是二尖瓣与主动脉瓣同时受累,三尖瓣和肺动脉瓣极少受累。病变初期,受累瓣膜肿胀,黏液样变性和纤维素样坏死,浆液渗出和炎细胞浸润。病变瓣膜受血流冲击和瓣膜不停地关闭、开启的摩擦,使闭锁缘处内皮细胞受损脱落,瓣膜下胶原纤维暴露,随即血小板和纤维蛋白不断在瓣膜闭锁缘上沉积,形成单行排列、直径约 1～2mm 疣状赘生物。赘生物呈灰白色半透明状,附着牢固,不易脱落(图 14-9)。镜下观,赘生物由血小板和纤维素构成,伴小灶状的纤维素样坏死,其周围少量单核细胞浸润和风湿细胞。病变后期,反复发作,赘生物被机化,导致瓣膜间相互粘连、腱索增粗、缩短,最终造成瓣膜口狭窄和闭锁不全,引起心瓣膜病。

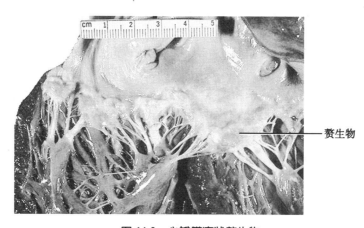

图 14-9　心瓣膜疣状赘生物

　　2. 风湿性心肌炎(rheumatic myocarditis)　可单独存在,也可与风湿性内膜炎同时存在,主要累及心肌间质结缔组织,心肌间质水肿、在间质小血管附近可见风湿细胞增生,淋巴细胞、单核细胞浸润,形成风湿小体,多见于左心室、室间隔、左心房及左心耳等处。影响心肌收缩力,表现心率加快,第一心音低钝,累及传导系统,可出现传导阻滞。严重者可引起急性心力衰竭。

　　3. 风湿性心包炎(rheumatic pericarditis)　也称为心外膜炎,可单独存在,也可与内膜炎和心肌炎同时存在,主要累及心外膜脏层,呈浆液性或纤维素性炎症。大量浆液和纤维素渗出,形成心外膜积液,当渗出以纤维素为主时,覆盖于心外膜表面的纤维素可因心脏不停搏动和牵拉而形成绒毛状,称绒毛心。听诊时可闻及心包摩擦音。渗出的大量纤维素不能被溶解吸收,使心外膜脏层和壁层间相互粘连,形成缩窄性心外膜炎。

### (二) 风湿性关节炎

风湿性关节炎(rheumatic arthritis)约有75%的风湿病患者早期可发生风湿性关节炎。多见于成人,呈游走性,多发生于肢体大关节,最常侵犯膝关节和踝关节,其次为肩、肘、腕关节,关节局部可出现红、肿、热、痛和功能障碍。关节腔内有浆液及纤维素渗出,滑膜充血,邻近软组织中可见不典型的风湿小体。急性期后,关节腔内渗出物可完全吸收消散,一般不留关节畸形。

### (三) 皮肤病变(环形红斑)

具有诊断意义,为渗出性病变。多见于躯干和四肢皮肤,淡红色环状红晕,中央皮肤色泽可正常。镜下观,红斑处真皮浅层血管充血、血管周围水肿及淋巴细胞、单核细胞浸润。常在1~2天后自然消退。

### (四) 皮下结节

发生于皮肤的增生性病变。具有诊断意义。常见于四肢大关节附近的伸侧面皮下结缔组织内,直径约0.5~2cm,圆形或椭圆形,质地硬、无压痛的结节,可单发或多发。镜下观,结节中心为多量纤维素样坏死物,周围呈放射状排列的风湿细胞和成纤维细胞,伴有淋巴细胞和单核细胞浸润,数日或数周后可纤维化,皮肤可留有小瘢痕。

### (五) 风湿性脑病

多见于5~12岁。主要为风湿性脑动脉炎和皮质下脑炎。累及大脑皮质、基底神经节、丘脑和小脑等。镜下观,脑实质充血、水肿及血管周围淋巴细胞浸润,神经细胞变性和胶质细胞增生,形成胶质结节。病变累及锥体外系时,患儿可出现肢体和头面部不自主的运动,临床上称小舞蹈症。

## 第五节　感染性心内膜炎

感染性心内膜炎(infective endocarditis)是由病原微生物直接侵袭心内膜特别是心瓣膜而发生的炎症性疾病。引起感染的病原微生物有细菌、真菌、立克次体和病毒等,其中细菌感染较多见,故又称细菌性心内膜炎。可分为急性和亚急性两种,以亚急性细菌性心内膜炎较多见。

### 一、急性感染性心内膜炎

急性感染性心内膜炎(acute infective endocarditis)主要由致病力较强的化脓菌引起,如金黄色葡萄球菌,溶血性链球菌、肺炎球菌等。通常病原体在体内某部位发生的化脓性感染(化脓性骨髓炎、痈、产褥热等),当机体抵抗力下降,细菌侵入血流引起脓毒血症或败血症并侵犯心内膜引起病变,病变多发生于原来无病变的心内膜,主要累及二尖瓣或主动脉瓣,引起急性化脓性心内膜炎,在受累的瓣膜上形成疣状赘生物。镜下观,赘生物由脓性渗出物、纤维素、血小板及大量细菌菌落混合而成。疣状赘生物体积较大、质地松脆、灰黄和淡绿色,易脱落形成细菌性栓子,引起心、脑、肾、脾等脏器的感染性梗死和脓肿。严重时受累瓣膜可发生破裂、穿孔或腱索断裂,引起急性心瓣膜功能不全。

本病起病较急,病情严重,病程短,患者多在数日或数周内死亡。由于抗生素的广泛应用,其死亡率明显降低。

### 二、亚急性感染性心内膜炎

亚急性感染性心内膜炎(subacute infective endocarditis),也称亚急性细菌性心内膜炎,多见于青壮年,病程在 6 周以上,也可迁延数月甚至 1～2 年。

**（一）病因及发病机制**

约 75% 由致病力较弱的草绿色链球菌致病,其次有肠球菌、革兰氏阴性杆菌、立克次体、真菌等。致病菌可由感染病灶(扁桃体炎、牙周炎、咽喉炎、骨髓炎等)侵入血流或由手术(拔牙、心导管及心脏手术、泌尿道手术等)医源性感染而入血,形成菌血症,再随血流侵犯已有病变的心瓣膜(风湿性心内膜炎),使瓣膜内皮细胞损伤,为细菌侵入提供了条件,极少数病例也可发于无病变的瓣膜。

**（二）病理变化及病理临床联系**

1. 心脏　病变多侵犯二尖瓣和主动脉瓣。肉眼观,在已有病变的瓣膜上赘生物形成,赘生物大小不等、单个或多个,呈疣状、质松脆、易脱落。受累瓣膜有不同程度的变形、增厚,严重者可形成溃疡使瓣膜穿孔。镜下观,赘生物由纤维素、血小板、细菌菌落、坏死组织及少量中性粒细胞组成,溃疡底部可见肉芽组织增生、淋巴细胞和单核细胞浸润。

由于心瓣膜损害,使瓣膜瘢痕形成引起瓣膜变形、增厚、腱索增粗缩短引起瓣膜口狭窄和关闭不全,临床上,可听到相应的杂音,严重时可出现心力衰竭。

2. 血管　细菌毒素和赘生物脱落形成栓子,引起动脉栓塞和血管炎。栓塞多见于脑,其次为肾、脾等,出现相应部位的动脉栓塞是本病的重要表现。

3. 变态反应　因微血栓的发生可引起局灶性或弥漫性肾小球肾炎。皮肤出现红色、微隆起、有压痛的小结节,称 Osler 小结。

4. 败血症　脱落的赘生物内有细菌,侵入血流,并在血液中繁殖,致使患者可出现长期发热、白细胞增多、脾大、皮肤黏膜和眼底小出血点、贫血等表现。

# 第六节　心瓣膜病

心瓣膜病(valvular vitium of the heart)是指心瓣膜因各种病因导致瓣膜损伤或先天发育异常造成器质性瓣膜口狭窄和(或)关闭不全。瓣膜口狭窄是指瓣膜开放时不能充分张开,导致血流通过障碍。瓣膜关闭不全是指瓣膜关闭时瓣膜口不能完全闭合,使部分血液反流。狭窄与关闭不全可单独存在,亦可合并存在。如同时两个或两个以上瓣膜病变存在(二尖瓣和主动脉瓣),称为联合瓣膜病,如一瓣膜有两种病变(二尖瓣狭窄和二尖瓣关闭不全),称为瓣膜双病变。

心瓣膜病常见原因有风湿性心内膜炎或感染性心内膜炎,主动脉粥样硬化或主动脉梅毒,瓣膜先天发育异常等。

## 一、二尖瓣狭窄

二尖瓣狭窄(mitral stenosis)是指瓣膜口狭窄可缩小到 $1.0～2.0cm^2$,严重时可达 $0.5cm^2$(正常成人二尖瓣口完全开放时,其面积约为 $5cm^2$,可通过成人两个手指),病变晚期呈鱼口状,腱索和乳头肌粘连缩短时,常可合并关闭不全。

早期由于二尖瓣口狭窄,在心脏舒张期从左心房流入左心室的血流受阻,导致左心房淤血、压力升高、左心房代偿性扩张、肥大,通过心肌纤维拉长收缩力加强,迫使血液快速通过狭窄的瓣膜口,并产生漩涡与震动,形成心尖区舒张期隆隆样杂音。久之发生心肌劳损,心房功能代偿失调,使左心房血液淤积,导致肺静脉回流受阻,引起肺淤血、肺水肿。临床表现呼吸困难、发绀、咳嗽和咳红色泡沫痰等症状。当肺静脉压升高,反射性引起肺内小动脉收缩或痉挛,使肺动脉压升高,导致右心室负荷加重,右心室代偿扩张、肥大,继而失代偿,右心室扩张,三尖瓣相对关闭不全,最终引起右心房及体循环静脉淤血。

临床听诊在心尖区闻及舒张期隆隆样杂音。X线:左心房增大,呈"梨形心"。

## 二、二尖瓣关闭不全

二尖瓣关闭不全(mitral insuffciency)时,在心室收缩期,左心室的部分血液可通过关闭不全的瓣膜口反流到左心房内。此时左心房不但要接受来自肺静脉的血,还要接受从左心室返回的血液,导致左心房内血容量过多而压力升高,久之左心房出现代偿性扩张肥大。当心脏舒张时,左心房将多于正常的血流排入左心室,从而左心室在舒张末期血容量增多,内压升高而代偿扩张肥大,久之左心房、左心室均发生代偿失调,引起左心衰竭。出现肺淤血、肺动脉压力升高,右心负荷加重,导致右心衰竭及体循环淤血。

临床听诊在心尖区闻及收缩期吹风样杂音。X线:左心室肥大,呈"球形心"。

## 三、主动脉瓣关闭不全

主动脉瓣关闭不全(aortic valve insufficiency)时,在左心室舒张期,进入主动脉内的部分血液反流进入左心室,造成左心室血量增多而内压升高,发生代偿扩张肥大,久而久之,代偿失调发生左心衰竭、肺淤血、肺动脉高压,进而引起右心衰竭,体循环淤血。

临床听诊在主动脉瓣区可闻及舒张期杂音。由于舒张期主动脉部分血液反流,舒张压可降低,故脉压差增大。患者可出现水冲脉、血管枪击音及毛细血管搏动现象,由于舒张压明显降低,冠状动脉供血不足,可出现心绞痛。

## 四、主动脉瓣狭窄

主动脉瓣狭窄(aortic valve stenosis)时,在左心室收缩期,左室排血受阻,引起左心室内血量增多,内压升高而发生代偿性肥大,心室壁增厚,呈向心性肥大。后期由于左心功能代偿失调,继而出现左心衰竭,引起肺淤血、右心衰竭和体循环淤血。

临床听诊在主动脉瓣区可闻及收缩期吹风样杂音。X线:左心室明显扩张肥大,呈"靴形心"。狭窄严重时,心输出量极度减少,血压降低,冠状动脉供血不足,患者可出现晕厥,心绞痛甚至猝死。

# 第七节　心　肌　炎

心肌炎(myocarditis)是指各种原因引起的心肌局限性或弥漫性炎症。引起心肌炎的原因很多,如病毒、细菌、真菌、寄生虫、免疫反应,以及物理、化学因素等。根据病因可分为病毒性心肌炎、细菌性心肌炎、寄生虫性心肌炎、孤立性心肌炎和免疫反应性心肌炎。本节介绍几种常见心肌炎。

## 一、病毒性心肌炎

比较常见,是由亲心肌病毒引起的原发性的心肌炎症。常见的病毒是柯萨奇病毒、埃可病毒、流行性感冒病毒和风疹病毒等。可通过不同途径进入侵犯心肌,直接导致心肌细胞损伤,也可通过 T 淋巴细胞介导的免疫反应间接引起心肌细胞的损伤。肉眼观,心脏略增大。镜下观,心肌间质水肿,大量淋巴细胞和单核细胞浸润,将心肌分割成条索状,有的心肌纤维断裂,心肌间质纤维化等,如累及传导系统,临床表现心律失常,严重者可引起心力衰竭。

## 二、细菌性心肌炎

常由化脓菌引起,如葡萄球菌、链球菌、肺炎球菌、脑膜炎球菌等。化脓菌来源于脓毒败血症细菌菌落或化脓菌的菌栓。肉眼观,心脏切面可见散在灰黄色小脓肿。镜下观,心肌间弥漫性中性粒细胞浸润,并有多发性小脓肿形成,心肌细胞有不同程度的变性、坏死。

## 三、孤立性心肌炎

又称特发性心肌炎。其原因至今不明,多见于 20～50 岁青中年人。根据组织学变化可分两型:①弥漫性间质性心肌炎:心肌间质和血管周围淋巴细胞、单核细胞和巨噬细胞浸润。早期心肌细胞变性,坏死较少见,病程较长者,心肌间质纤维化和心肌细胞肥大。②特发性巨细胞性心肌炎:心肌内灶状坏死和肉芽肿形成。病灶中心可见红染、无结构的坏死物,周围淋巴细胞、单核细胞、浆细胞或嗜酸性粒细胞浸润,并有多量多核巨细胞。

## 四、免疫反应性心肌炎

主要见于一些变态反应性疾病,如风湿性心肌炎、类风湿性关节炎、系统性红斑狼疮和结节性多动脉炎等引起的心肌炎,其中以风湿性心肌炎最常见。其次见于某些药物引起的过敏性心肌炎,如磺胺类、抗生素(青霉素、四环素、链霉素)、消炎镇痛药(吲哚美辛)、抗癫痫药(苯妥英钠)等。其特点是心肌间质及小血管周围见嗜酸性粒细胞、淋巴细胞、单核细胞和浆细胞浸润,心肌细胞有不同程度的变性、坏死。

# 第八节　心功能不全

心功能不全(cardiac insufficiency)是指在各种致病因素作用下,心脏的舒缩功能障碍,使心输出量绝对或相对减少,以至不能满足机体代谢需要的病理过程。心功能不全包括代偿阶段和失代偿阶段,心力衰竭(heart failure)属于心功能不全的失代偿阶段,本质则是相同的,只是程度不同。心力衰竭是指在各种致病因素作用下,心肌收缩力下降,使心的输出量减少,以至不能满足机体代谢需要的病理过程。

## 一、心功能不全的分类

1. **根据发病部位分**　①左心衰竭:见于冠心病、高血压性心脏病等;②右心衰竭:见于肺源性心脏病等;③全心衰竭:见于严重贫血、心肌炎等。

2. **根据发展速度分**　①急性心力衰竭:见于急性心肌梗死、心肌炎等;②慢性心力衰竭:常见于慢性心瓣膜病、高血压病和肺动脉高压等。

3. **根据心排出量的高低分**　①低排出量性心力衰竭:见于心肌病、心肌炎、冠心病等;②高排出量性心力衰竭:见于甲状腺功能亢进、严重贫血等。

## 二、心功能不全的原因、诱因

**（一）心功能不全的原因**

1. **心肌舒缩功能障碍**　①心肌结构的破坏：如心肌梗死、心肌病、心肌炎、心肌纤维化等，引起心肌收缩力减弱。②心肌能量代谢障碍：严重贫血、维生素 $B_1$ 的缺乏、糖尿病性心肌病、心肌过度肥大等，心肌原发性或继发性能量代谢障碍，使心肌收缩力减弱而发生心力衰竭。

2. **心脏负荷过重**　①压力负荷（后负荷）过重：指心脏收缩时所承受的负荷过重，如高血压、主动脉狭窄等，导致左心室后负荷过重；肺动脉高压、肺动脉狭窄致右心室负荷过重。②容量负荷（前负荷）过重：指心舒张时所承受负荷过重，如二尖瓣关闭不全，导致左心室前负荷过重；肺动脉瓣或三尖瓣关闭不全导致右心室前负荷过重。甲状腺功能亢进、严重贫血等可导致双室容量负荷过重。

**（二）心功能不全的诱因**

常见因素有心肌耗氧量增加、供氧供血不足等。

1. **全身感染**　如感染中毒导致发热，使心率加快、心肌耗氧量增加，细菌毒素可直接损伤心肌，呼吸道感染可引起肺通气功能及气体交换功能障碍，引起肺循环阻力增大，加重右心负荷而诱发心力衰竭。

2. **妊娠与分娩**　妊娠期血容量明显增加，临近产期达到最高值，加重心脏负荷；临产时，由于宫缩疼痛、精神紧张、腹内压增高等因素可使静脉回流增加和外周阻力增高，从而加大心脏的前、后负荷和心肌耗氧。

3. **心律失常**　如快速型心律失常，由于舒张期缩短而心室充盈不足、收缩时心输出量减少、心肌缺血，另一方面心率加快使心泵功能降低。

4. **水、电解质、酸碱平衡紊乱**　钠水潴溜可使血容量增加，使心脏负荷过重，高钾或低钾血症均可影响心肌收缩力，导致心律失常，酸碱失衡均可直接或间接地影响心肌收缩功能。

5. **其他**　贫血、情绪激动、过度劳累、气候剧变、过多过快的输液、洋地黄中毒、甲状腺功能亢进等。

## 三、发　生　机　制

**（一）心肌收缩性减弱**

1. **心肌收缩相关蛋白质的破坏**　当心肌细胞死亡后与心肌收缩有关的蛋白质随即被分解破坏，心肌收缩力也随之下降。①心肌细胞坏死：严重心肌缺血、缺氧、炎症、中毒等造成大量心肌纤维变性、坏死，使心肌收缩蛋白大量破坏，心肌收缩力减弱。②心肌细胞凋亡：如应激、压力和容量负荷过重、缺血、缺氧等诱导心肌细胞凋亡，造成心肌细胞数量减少，心肌收缩力降低。

2. **心肌能量代谢障碍**　心肌的收缩是一种主动耗能过程，$Ca^{2+}$ 的转运和肌丝的滑动都需要消耗 ATP。因而凡是干扰能量生成、储存或利用的因素，都可影响到心肌收缩性。①能量生成障碍：缺血性心脏病、严重贫血、心肌过度肥大等引起缺血缺氧使物质代谢发生障碍，ATP 生成减少；维生素 $B_1$ 缺乏导致丙酮酸氧化脱羧障碍也可使 ATP 生成减少等。②能量利用障碍：长期心脏负荷过重引起心肌肥大，其肌球蛋白头部 ATP 酶肽键结构发生变异，使其活性降低,ATP 水解发生障碍,ATP 含量正常,心肌也不能正常利用 ATP 中的化学能转变为机械能。

3. 心肌兴奋-收缩耦联障碍 ①肌质网摄取、储存和释放 $Ca^{2+}$ 障碍:心肌肥大等,肌浆网的 ATP 酶活性降低,在心肌复极化时,使肌质网摄取、储存 $Ca^{2+}$ 减少,故心肌兴奋时,肌浆网向胞浆中释放 $Ca^{2+}$ 减少,如果伴有细胞内酸中毒时,肌质网和 $Ca^{2+}$ 结合牢固使 $Ca^{2+}$ 释放缓慢,心肌兴奋时,胞质中 $Ca^{2+}$ 浓度不能迅速达到引起心肌收缩的阈值($10^{-5}$ mmol/L),使兴奋-收缩耦联障碍。②细胞外 $Ca^{2+}$ 内流障碍:如肥大的心肌内去甲肾上腺素减少及肌膜 β 受体异常,酸中毒可降低膜 β 受体对去甲肾上腺素的敏感性,使"受体操纵性"钙通道不易开启,$Ca^{2+}$ 内流受阻,高钾血症时,细胞外液中 $K^+$ 与 $Ca^{2+}$ 相互竞争作用,导致 $Ca^{2+}$ 内流受阻。③肌钙蛋白与 $Ca^{2+}$ 结合障碍:如酸中毒 $H^+$ 与 $Ca^{2+}$ 竞争肌钙蛋白的结合位置(TnC),$H^+$ 取代 $Ca^{2+}$ 而与肌钙蛋白 TnC 结合,肌动-肌球蛋白复合体难以形成,兴奋-收缩耦联障碍;细胞内 $H^+$ 增多,增加肌浆网与 $Ca^{2+}$ 的亲和力,并且结合牢固,去极化时释放 $Ca^{2+}$ 缓慢,使兴奋-收缩耦联障碍。

**(二)心室舒张功能障碍和顺应性降低**

1. $Ca^{2+}$ 离子复位延缓 ATP 供应不足或肌浆网 $Ca^{2+}$-ATP 酶活性降低使心肌复位延缓,肌浆网中 $Ca^{2+}$ 浓度不能迅速降到脱离肌钙蛋白的水平(即 $10^{-5}$ mmol/L 降至 $10^{-7}$ mmol/L),导致心肌舒张延缓。

2. 肌球-肌动蛋白复合体解离障碍 心肌能量不足,肌球-肌动蛋白复合体解离障碍,也导致心肌舒张功能障碍。

3. 心室舒张势能减弱 心室舒张势能来自心室的收缩,各种原因使心肌收缩性减弱,产生舒张势能减弱,影响心室充分舒张。

4. 心室顺应性降低 心室顺应性是指心室在单位压力变化下所引起的容积改变,即心室的可扩张性,如心肌肥大、炎症、水肿、间质增生和心肌纤维化等。

**(三)心脏各部舒缩活动的不协调性**

临床最常见于各种类型的心律失常,可导致心脏心室收缩不协调,可减少心室射血量;舒张不协调,可影响心脏各部的充盈。两者均可使心输出量减少。

# 四、机体的代偿反应

**(一)心脏的代偿方式**

1. 心率加快 心率加快是心脏快速、有效的代偿方式,当心输出量减少或血压下降时,反射性地引起交感-肾上腺髓质系统兴奋,儿茶酚胺释放增加,作用于心脏的 β 受体使心率加快,输出量增加。但心率过快(成人超过 180 次/分)时,由于缩短了舒张期,导致心室充盈不足和冠脉供血减少,增加了心肌的耗氧量,不仅没有代偿作用,反而引起心输出量下降,促使心力衰竭发生。

2. 心脏扩张 心肌紧张源性扩张是心脏对容量负荷加重时一种代偿方式。根据 Frank-Starling 定律,在一定范围内(肌节长度为 $1.7\sim2.1\mu m$)心肌收缩力与心肌纤维初长度成正比。如心腔过度扩大,使肌节的初长度超过最适长度($2.2\mu m$),心肌的收缩力反而下降。这种心腔扩张无代偿意义,称肌源性扩张。

3. 心肌肥大 心肌肥大,心脏重量增加,是心脏长期负荷过度时一种慢性代偿机制。心肌肥大分两类:①向心性肥大,如高血压病引起心肌向心性肥大,此时心肌纤维呈并联性增生,使心肌纤维增粗、室壁增厚,心腔无明显扩张;②离心性肥大,如主动脉瓣关闭不全,心肌纤维呈串联性增生,心肌纤维长度增加,心室腔明显扩大。

### (二) 心脏以外的代偿方式

1. 血容量增加　①降低肾小球滤过率:肾素-血管紧张素-醛固酮系统兴奋,肾血管收缩、肾小球滤过率降低,水潴留,使血容量增加。②增加肾小管对水钠的重吸收:醛固酮及 ADH 分泌增加,促进肾小管对水钠重吸收,使血容量增加。

2. 血流重分布　交感-肾上腺髓质系统兴奋,儿茶酚胺释放增多,皮肤、内脏血管收缩,血流减少;心、脑血流量增加,以保证心、脑重要器官的供血。

3. 红细胞增多　缺血缺氧刺激肾脏合成红细胞生成素增多,促进骨髓造血功能,使血液红细胞增多,可增加血量,血液携带氧功能增强,但红细胞过多,可引起血黏度增大,增加心脏负荷。

4. 组织细胞利用氧能力增强　心功能不全时,组织、细胞中线粒体数量增多,呼吸酶活性增强,使组织利用氧的能力增强。

## 五、病理临床联系

心力衰竭的表现三大主征:肺循环淤血、体循环淤血、心输出量不足。

### (一) 肺循环淤血

1. 呼吸困难

(1) 劳力性呼吸困难:其原因:①体力活动时,回心血量增多,加重肺淤血;②心率加快,舒张期缩短,冠脉灌注不足,左心室的血量减少,加重肺淤血;③需氧量增加,$CO_2$ 潴留,刺激呼吸中枢,出现呼吸困难。

(2) 端坐呼吸:心衰竭患者,平卧休息时也感到呼吸困难,常被迫采取端坐位或半卧位方可减轻呼吸困难的状态,称端坐呼吸。其机制是:①端坐位时,受重力影响,机体下半部血液回流减少,减轻肺淤血和水肿;②膈肌下移,使胸腔容积变大,肺活量增加,腹水、肝脾大时,端坐使挤压胸腔舒缓,通气改善;③下肢水肿液吸收入血减少,使血容量降低,减轻肺淤血。

(3) 夜间阵发性呼吸困难:患者夜间入睡后突然感到气闷而被惊醒,在端坐咳喘后缓解,称夜间阵发性呼吸困难,是左心衰竭典型表现。其机制是:①平卧位后,胸容量减少,不利于通气;②入睡后迷走神经兴奋性升高,使支气管收缩,气道阻力增大;③熟睡时神经反射敏感性降低,只有当肺淤血比较严重时,$PaO_2$ 降到一定水平后,才能刺激呼吸中枢,病人随之被惊醒,并感到气促。若发作时伴有哮鸣音,称为心源性哮喘。

2. 肺水肿　是急性左心衰竭最常见表现,其机制:毛细血管静脉压升高和毛细血管通透性加大,均可导致肺水肿。

### (二) 体循环淤血

体循环淤血是全心衰或右心衰的结果,主要表现为体循环静脉系统过度充盈,压力增高,内脏器官充血、水肿等。

1. 静脉淤血和静脉压升高　由于右心衰竭,静脉回流障碍,使体循环静脉系统血液淤积,压力上升。临床上表现颈-静脉怒张、臂-肺循环时间延长、肝-颈静脉反流征阳性等。

2. 全身性水肿　是全心衰竭和右心衰竭的主要表现。根据水肿液分布的不同可表现为皮下水肿、腹水、胸水等。尽管水肿的形式及部位不同,均可称为心源性水肿。水钠潴留和毛细血管静压的升高是心源性水肿最主要的发病因素。

3. 肝大和肝功能异常　是右心衰竭早期表现,由于右房压升高和静脉系统淤血,使肝淤血,长时间淤血、缺氧,肝细胞可变性坏死,导致肝功能异常。长期慢性右心衰竭可引起肝小叶纤维化,造成心源性肝硬化。

**（三）心输出量不足**

1. 皮肤苍白或发绀　由于输出量减少,交感神经兴奋,皮肤血管收缩,血流量减少,皮肤苍白,皮温降低,出冷汗等。严重时,患者肢端皮肤呈现斑片状或网状青紫。

2. 疲乏无力、失眠、嗜睡　机体各部肌肉供血减少,能量代谢水平降低,不能为肌肉的活动提供充足的能量;脑血流量下降,供血不足,使中枢神经系统功能紊乱。病人出现头痛、失眠、烦躁不安等,严重者发生嗜睡、昏迷。

3. 尿量减少　心输出量下降,使肾血液灌流减少,肾小球滤过率降低,尿量减少。

4. 心源性休克　急性、严重心衰时,由于心输出量急剧减少,动脉血压也随之下降,组织的灌流量也随之减少,而发生休克。

# 六、预 防 原 则

1. 预防原发病,消除诱因,如发热、感染等。

2. 改善心脏舒缩功能　增强心肌收缩功能,改善心肌舒张功能,降低心脏后负荷,调整心脏前负荷,控制水肿等治疗。

## 复习思考题

1. 名词解释　心力衰竭、心绞痛、猝死、向心性肥大、离心性肥大、高血压脑病、心肌梗死、室壁瘤、心肌纤维化、泡沫细胞、原发性颗粒性固缩肾、瓣膜关闭不全、瓣膜狭窄、风湿小体、端坐呼吸、心源性哮喘、压力负荷、容量负荷

2. 试述心绞痛的临床表现及机制。

3. 概述心肌梗死的病理变化及后果。

4. 试述高血压时动脉系统病变特点。

5. 简述动脉粥样硬化的基本病理变化。

6. 试述高血压的诊断标准。

7. 试述高血压时心、脑、肾的病理变化。

8. 风湿病有哪些基本病理变化?

9. 风湿性心内膜炎有何病变特点?

10. 二尖瓣狭窄时的血流动力学及心脏变化如何?

11. 夜间阵发性呼吸困难发生机制是什么?

（陈家让）

# 第十五章

# 呼吸系统疾病

呼吸系统疾病是我国人群中最常见疾病，包括：①炎症性疾病，如慢性支气管炎、肺炎等；②肿瘤性疾病，如鼻咽癌、肺癌等；③其他疾病，如肺硅沉着症、肺气肿、支气管扩张、肺源性心脏病、呼吸功能不全等。

## 第一节　慢性阻塞性肺疾病

慢性阻塞性肺疾病（chronic obstructive pulmonary disease，COPD）是由肺内小气道病变引起的，以呼气性呼吸困难为特征的一组肺疾病的统称。主要包括部分慢性支气管炎、慢性阻塞性肺气肿、支气管哮喘和支气管扩张症等。

### 一、慢性支气管炎

慢性支气管炎（chronic bronchitis）是指由致炎因子引起的累及气管、支气管黏膜及其周围组织的慢性非特异性炎症。冬、春季节易发病，中老年男性多见，故有"老慢支"之称。临床上出现反复发作的咳嗽、咳痰或伴有喘息，每年发病三个月以上，持续两年以上，并排除其他疾病，可考虑慢性支气管炎。

1. 病因及发病机制

（1）感染因素：常见致病菌有甲型链球菌、流感嗜血杆菌、肺炎球菌等。常见的病毒有鼻病毒、腺病毒、呼吸道合胞病毒等。

（2）理化因素：空气污染、吸烟等理化性因素是主要的致炎因子。烟雾中的有害气体、焦油、尼古丁等物质，可直接损伤呼吸道黏膜上皮细胞，引起机体发生炎症反应。寒冷是重要的诱发因素，冷空气可引起呼吸道血管收缩，使局部组织防御能力减弱。

（3）过敏因素：喘息型慢性支气管炎患者常有粉尘、烟草、花粉等过敏史，变态反应使气管黏膜充血、水肿和平滑肌痉挛，易造成呼吸道损伤和继发细菌感染，从而引起慢性支气管炎。

2. 病理变化　累及大、中型支气管，包括主支气管、叶支气管和段支气管，向上可波及气管，向下可累及小、细支气管。病理变化首先从黏膜层开始发生，逐渐累及黏膜下层、外膜层，出现变质、渗出、增生性变化（彩图 15-1）。杯状细胞和黏液腺泡增生、肥大是支气管炎的形态学特征。

（1）黏膜层：炎性渗出物和黏液分泌物增多，纤毛发生粘连、倒伏，甚至脱失。柱状上皮细胞出现不同程度的变性、坏死，严重或过久，可发生鳞状上皮化生。杯状细胞增生、肥大，黏膜层坏死脱落，形成溃疡。

（2）黏膜下层：急性发作时，毛细血管充血，中性粒细胞、淋巴细胞、浆细胞、单核细胞浸润。黏液腺体增生、肥大，部分浆液腺体发生黏液腺体化生。严重时腺体变性、坏死、消失。

（3）外膜层：炎症反复发作可引起弹力纤维、平滑肌和软骨变性、坏死，纤维组织增生，可见骨性化生。

3. 病理临床联系    杯状细胞和黏液腺体增生、肥大引起支气管黏液增多，刺激支气管黏膜，患者主要表现为咳嗽、咳黏痰（单纯型）或伴有喘息（喘息型）。痰液呈白色泡沫状，不易咳出。并发细菌感染时，出现脓性黏痰。黏液阻塞支气管，影响通气，造成缺氧，出现呼吸困难。气体通过狭窄的气道可出现哮鸣音。

4. 结局及并发症    慢性支气管炎患者通过戒烟、防寒，及时控制感染、加强呼吸功能锻炼等可痊愈。若反复发作，最终引发慢性阻塞性肺气肿、支气管扩张、支气管哮喘和慢性肺源性心脏病等并发症。

## 二、慢性阻塞性肺气肿

肺气肿（Pulmonary emphysema）是指细、小支气管以下的末梢肺组织（包括呼吸性细支气管、肺泡管、肺泡囊和肺泡）含气量增多的一种病理状态。

1. 病因及发病机制    慢性支气管炎是慢性阻塞性肺气肿最常见原因之一。发生机制：①慢性支气管炎时，分泌物使小、细支气管不全性阻塞。吸气时呼吸道扩张，空气进入肺泡。呼气时小、细支气管闭塞，残气量增加，引起肺气肿。②小、细支气管管壁的炎性损伤，导致支撑能力和弹性下降，吸气时气体可进入肺泡，呼气时管壁塌陷，引起肺气肿。③吸烟或遗传引起 $\alpha_1$ - 抗胰蛋白酶缺乏，弹性蛋白酶大量降解弹性蛋白等，导致肺组织的弹性下降，末梢肺组织的残气量增加，引起肺气肿。

2. 病理变化    肉眼观，病变部位肺体积显著增大，边缘钝圆，灰白色，质地柔软，弹性降低，表面可见肋骨压痕和气球状囊泡，切面呈明显的海绵状。严重时，全肺切除后置于水中呈现上浮现象。镜下观，肺泡高度扩张，肺泡间隔变窄，肺泡壁毛细血管减少，部分肺泡壁发生断裂，相邻的多数肺泡互相融合成大小不等的囊腔，甚至出现肺大泡。肺泡壁毛细血管受压，数目减少。细、小支气管可见慢性炎症。肺小动脉内膜呈纤维性增厚（图 15-2）。

呼吸性细支气管囊状扩张，称小叶中央型肺气肿；肺泡管、肺泡囊和肺泡呈弥漫性扩张，

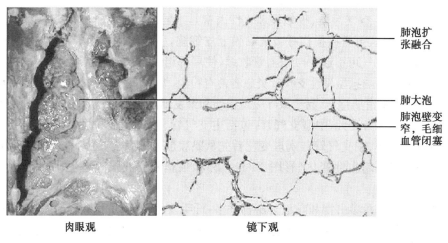

肺泡扩
张融合

肺大泡
肺泡壁变
窄，毛细
血管闭塞

肉眼观                                    镜下观

图 15-2　肺气肿

称小叶周围型肺气肿;呼吸性细支气管、肺泡管、肺泡囊和肺泡呈弥漫性囊状扩张,称全小叶型肺气肿(图 15-3)。过度扩张的肺泡或支气管破裂,空气进入肺间质,称间质性肺气肿。

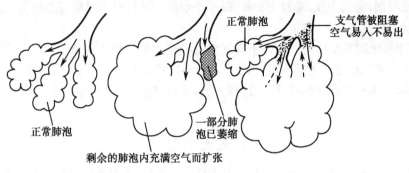

图 15-3　肺气肿形成示意图

3. 病理临床联系及结局　出现呼吸困难、胸闷。视诊呈桶状胸(胸廓前后增大、肋间隙增宽、膈肌降低),听诊可闻及呼吸音减弱,叩诊呈现过清音、心浊音界缩小或消失、肝浊音界下降。X 线检查显示:肺野透光度增强。慢性阻塞性肺气肿进行性发展可并发慢性肺源性心脏病、自发性气胸、呼吸衰竭等。

## 三、支气管扩张症

支气管扩张症(bronchiectasis)是指以小、细支气管持久扩张为特征的慢性疾病。临床表现为慢性咳嗽、反复咳大量脓痰及间断咯血等,多见于成人。可合并肺气肿、肺不张、肺脓肿、脓胸、慢性肺源性心脏病等。

1. 病因及发病机制　多继发于慢性支气管炎、麻疹、百日咳后肺炎及肺结核等,由于管壁平滑肌、弹性纤维和软骨遭受破坏,使小、细支气管的支撑能力和弹性下降,吸气时,由于胸腔负压增加,使小、细支气管扩张;呼气时,由于小、细支气管回缩不良,最终导致小、细支气管持久性扩张。

2. 病理变化　肉眼观,左肺下叶、背侧肺组织出现大量管、囊状改变(图 15-4),接近肺

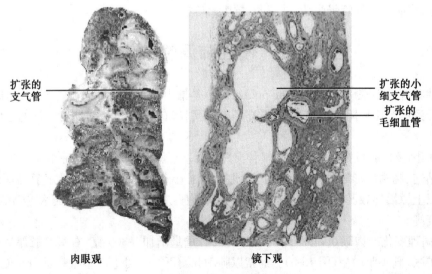

肉眼观　　　　　　　　　镜下观

图 15-4　支气管扩张

膜。切面扩张的支气管内可见大量黏液脓性渗出物,恶臭味。周围肺组织呈不同程度萎缩、纤维化和肺气肿变化。镜下观,扩张的小、细支气管黏膜充血、水肿,可见浆细胞、淋巴细胞、中性粒细胞浸润,黏膜上皮、黏膜下腺体、外膜平滑肌和软骨有不同程度的损伤,部分黏膜上皮出现鳞状上皮化生。

3. 病理临床联系及结局　潴留于支气管的液体不断刺激支气管黏膜,出现慢性咳嗽、反复咳痰及间断咯血等。阻塞支气管,引起呼气性呼吸困难。小、细支气管扩张导致炎性渗出物难以排出,为病原微生物提供了良好的培养基,使病变迁延不愈、进行性加重,并发慢性肺源性心脏病。

## 四、支气管哮喘

支气管哮喘(bronchial asthma)是指以支气管可逆性、反复发作性痉挛为特征的慢性阻塞性疾病。多在儿童或青少年期发病,以发作性喘息为特征,发作期间两肺布满哮鸣音,缓解后症状消失。

1. 病因及发病机制　本病的病因较复杂,如花粉、尘螨、动物毛屑、真菌、某些食品和药物等主要经呼吸道吸入,但也可通过食物或其他途径进入人体,激活呼吸道 T 淋巴细胞,释放多种白细胞介素(IL-5)。可促进 B 淋巴细胞产生 IgE,促进肥大细胞生成,并由 IgE 包裹的致敏肥大细胞与抗原反应,诱发哮喘。

2. 病理变化　肉眼观,肺膨胀,支气管腔内有黏液栓,管壁轻度增厚。镜下观,黏液腺和杯状细胞增生、肥大,管壁平滑肌肥厚,黏膜上皮损伤,黏膜下水肿,嗜酸性粒细胞和淋巴细胞浸润。

3. 病理临床联系及结局　哮喘发作时,由于细支气管痉挛和黏液栓阻塞,可引起呼气性呼吸困难,呼吸加深、加快,并伴有哮鸣音。反复的哮喘发作,可诱发胸廓变形及弥漫性肺气肿,有时可发生自发性气胸。出现缺氧、发绀、酸中毒等。合并慢性肺源性心脏病。

## 五、预 防 原 则

1. 积极采取预防措施,消除致病因素。如预防呼吸道感染、戒烟等。
2. 适当应用支气管舒张药、祛痰药、抗生素等措施。

# 第二节　慢性肺源性心脏病

慢性肺源性心脏病(chronic cor pulmonale)是指由于支气管、肺、胸廓或肺动脉的慢性病变所导致的肺循环阻力增加、肺动脉高压,进而引起右心室肥大、扩张为特征的心脏病,简称肺心病。

1. 病因及发病机制　①慢性支气管炎并发阻塞性肺气肿等引起肺毛细血管数目减少;②胸膜粘连、胸廓畸形等病变引起肺血管扭曲;③肺小动脉硬化、肺小动脉痉挛、肺小动脉栓塞等。以上原因导致肺动脉高压,右心室后负荷增加,右心室出现代偿性肥大、扩张,晚期出现右心衰竭。

2. 病理变化　肉眼观,心脏增大,心尖钝圆,重量增加>300 克,右室壁肥厚>0.3cm,右心腔扩张,乳头肌增粗(图 15-5)。通常以肺动脉瓣下 2cm 处右心室壁超过 5mm(正常3~4mm)作为诊断肺心病的病理标准。镜下观,心肌肥大,心肌纤维萎缩,间质水肿和胶原纤维增生。肺部除肺部原有疾病的病变外,肺内肌型肺小动脉中膜肥厚,肺小动脉炎、血栓形成及肺泡壁毛细血管数量减少等。

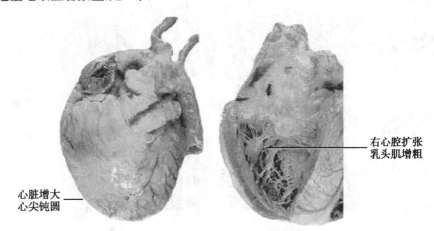

右心腔扩张
乳头肌增粗

心脏增大
心尖钝圆

图 15-5　肺心病

3. 病理临床联系及结局　患者除原有肺疾病的临床症状和体征外,还出现呼吸功能不全和右心衰竭的表现,如呼吸困难、发绀、心悸、气急、肝、脾大、全身淤血、下肢水肿等。如伴有严重的呼吸道感染,可继发呼吸衰竭和肺性脑病。

4. 预防原则　①积极采取预防措施,预防呼吸道感染是控制右心衰竭的关键;②限制水、钠的摄入,适当吸氧和给予增强心肌收缩力的药物等。

# 第三节　肺　　炎

肺炎(pneumonia)主要是肺组织发生的急性渗出性炎症。根据累及范围分为大叶性肺炎、小叶性肺炎和间质性肺炎。根据病因分为细菌性、病毒性、支原体性、真菌性及寄生虫性肺炎,吸入性肺炎等。根据病变性质分为浆液性肺炎、纤维蛋白性肺炎、化脓性肺炎等。本节主要阐述大叶性肺炎、小叶性肺炎、病毒性肺炎和支原体肺炎。

## 一、大叶性肺炎

大叶性肺炎(lobar pneumonia)主要是由肺炎球菌引起的、累及肺叶或肺段的急性纤维蛋白性炎症。好发于冬、春季节,青壮年男性多见。起病急,病程短,1周左右。大叶性肺炎的主要临床表现为高热、寒战、咳嗽、咳铁锈色痰、白细胞升高,可伴胸痛。

1. 病因与发病机制　95%以上致病菌是肺炎球菌,其次是金黄色葡萄球菌、溶血链球菌、肺炎杆菌和流感杆菌等。当受寒、疲劳、酗酒、感冒、麻醉、胸廓外伤、糖尿病等诱因使机体抵抗力降低或呼吸道防御功能减弱时,存在于鼻咽部的肺炎球菌沿呼吸道到达肺泡,在肺泡内迅速繁殖,通过肺泡间孔或呼吸性细支气管迅速向邻近肺泡蔓延,波及一个肺段或整个肺大叶,引起大叶性肺炎。

2. 病理变化及病理临床联系　病变特征是肺泡内大量纤维蛋白渗出,多累及左肺下叶。临床上在未用抗生素治疗的情况下,典型病变分为四期。

(1) 充血水肿期:发病后 1～2 天。肉眼观,病变肺组织充血、肿大,呈暗红色,重量增加,切面可挤压出粉红色泡沫状液体。镜下观,肺泡壁毛细血管扩张、充血,肺泡内可见大量淡红色水肿液、少量红细胞和中性粒细胞,渗出液中可检出肺炎球菌(图15-6)。

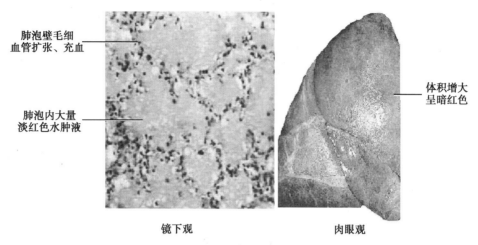

肺泡壁毛细血管扩张、充血

肺泡内大量淡红色水肿液

体积增大呈暗红色

镜下观          肉眼观

图 15-6  充血水肿期

听诊时可闻及湿性啰音,呼吸音减弱,患者可有咳嗽、咳粉红色泡沫痰、高热,呈稽留热(39～40℃),X线检查,仅见肺纹理加重。

(2) 红色肝样变期(实变早期):发病后2～4天。肉眼观,病变肺组织进一步充血、肿大,呈暗红色,重量增加,质实如肝,切面有细小颗粒状物质突出,有时可见胸膜有纤维蛋白性渗出物覆盖。镜下观,肺泡壁毛细血管高度扩张、充血,肺泡内充满纤维蛋白、红细胞和少量中性粒细胞,渗出液中仍然可检出肺炎球菌(图15-7)。

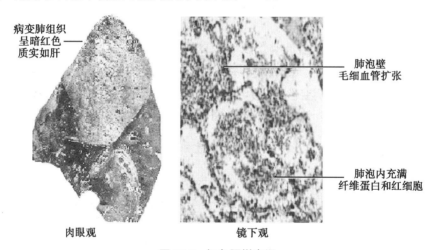

病变肺组织呈暗红色质实如肝

肺泡壁毛细血管扩张

肺泡内充满纤维蛋白和红细胞

肉眼观          镜下观

图 15-7  红色肝样变期

此期患者可出现发绀、呼吸困难;肺泡腔内的红细胞崩解后形成的含铁血黄素混入痰中,所以痰呈铁锈色;如炎症波及胸膜,可并发纤维蛋白性胸膜炎,患者可有胸痛;叩诊,病变肺组织呈浊音;触诊,语音震颤增强;听诊,肺泡呼吸音减弱或消失,出现支气管呼吸音;X线,病变肺叶可见大片致密阴影。

(3) 灰色肝样变期(实变晚期):发病后4～6天。肉眼观,病变肺组织肿大,呈灰白,重量增加,质实如肝,切面有干燥、颗粒状物质突出。镜下观,肺泡内充满纤维蛋白和中性粒细胞,肺泡壁毛细血管受压闭塞呈缺血状态(彩图 15-8)。此期渗出物中肺炎球菌已大多被消灭,故不易查出肺炎球菌。

患者症状基本同肺实变早期,痰由铁锈色逐渐变成黏液脓性痰。

(4) 溶解消散期:约在发病后 7 天进入此期。肉眼观,病变肺叶体积基本恢复正常,质地变软,病变肺组织渐黄色,挤之可见少量脓性混浊液体溢出,胸膜渗出物被吸收。镜下观,肺泡腔内中性粒细胞大多数变性、坏死崩解,肺泡巨噬细胞数量明显增多,纤维蛋白网经中性粒细胞释出的溶蛋白酶的作用而逐渐溶解。溶解物大部分由气道咳出,小部分经淋巴道吸收,病变逐渐净化、复原,肺泡内重新恢复通气,最终肺组织可完全恢复正常结构和功能。

肺泡内的渗出物溶解液化,故患者咳痰量增多。可闻及湿性啰音,肺实变体征逐渐消失,体温降到正常。X 线检查,肺部病变处,可显示散在不均匀的片状阴影,约 1~3 周阴影消失。

3. 结局与并发症　大叶性肺炎绝大多数患者经及时治疗,可以痊愈。少数病例合并其他病原微生物的感染或患者抵抗力低,可发生一系列并发症。

(1) 感染性休克:是大叶性肺炎最严重的并发症。细菌毒素入血,可发生休克,病死率较高。

(2) 肺肉质变:由于灰色肝样变期肺泡内渗出中性粒细胞较少或纤维蛋白过多,导致溶蛋白酶不能将纤维蛋白完全溶解液化,肺泡内残留的纤维蛋白由肉芽组织取代,使病变肺组织变成褐色肉样纤维组织,称为肺肉质变(彩图 15-9)。X 线检查可见病变肺组织呈现永久性不规则点片状阴影。

(3) 败血症或脓毒败血症:严重感染时,细菌及毒素侵入血流生长、繁殖,引起全身中毒症状,还可引起心内膜炎、关节炎和化脓性脑膜炎等。

(4) 肺脓肿、脓胸、脓气胸:多见于合并金黄色葡萄球菌等化脓菌感染时,肺组织变性、坏死,液化形成肺脓肿;脓液、气体破入胸腔,引起脓胸、脓气胸。

(5) 胸膜增厚及粘连:病变累及胸膜,可伴发纤维蛋白性胸膜炎,未完全溶解吸收而发生纤维化,则导致胸膜肥厚或粘连。

## 二、小叶性肺炎

小叶性肺炎(lobular pneumonia)是指发生于以细支气管为中心的肺小叶的急性化脓性炎症。病变始于细支气管,而渐蔓延到所属肺泡管及肺泡,又称支气管肺炎。多发生于婴幼儿、老人等体弱者。临床表现发热、咳嗽、咳脓痰、呼吸困难等。

1. 病因与发病机制　往往是多种病菌混合感染引起。常见的为致病力较弱的肺炎球菌,其次可为葡萄球菌、链球菌、嗜血流感杆菌或多种细菌混合感染。往往并发有诱因:①继发于急性传染病,如麻疹、流行性感冒、白喉、百日咳等感染时,呼吸道的防御功能减弱,细菌侵入细支气管远端或末梢肺组织;②长期卧床病人,如大手术后、心力衰竭、脑出血引起的偏瘫病人,两肺下叶背侧局部血液循环障碍,并发坠积性肺炎;③全身麻醉及昏迷病人,如食道癌手术、乳腺癌根治手术等,上呼吸道分泌物或呕吐物吸入肺,并发吸入性肺炎。

2. 病理变化及病理临床联系　肉眼观,化脓灶呈散在性分布,大小不一,多数病灶直径约为 1cm 左右(一个肺小叶范围),形状不规则,呈灰红或灰黄色。切面可挤压出脓液。镜下观,病灶中央或周边可见细支气管及其周围肺泡壁毛细血管扩张、充血,中性粒细胞弥漫性浸润,部分细支气管内充满脓细胞及坏死脱落的黏膜上皮细胞(彩图 15-10)。病灶间肺组织可见代偿性肺气肿或肺不张。新生儿羊水吸入性肺炎,在肺泡内可见胎粪、胎毛和脱落的角化上皮细胞等。

临床表现由于肺泡内脓性渗出物增多,刺激支气管黏膜,使患者出现咳嗽、咳黏液脓痰。支气管和肺泡内含有液体,听诊可闻及湿性啰音。X线检查,可见肺野内散在不规则、小片状或斑点状模糊阴影。

3. 结局及并发症    如能及时有效治疗,可临床治愈。因多累及老、弱、幼小人群,预后较差,常出现呼吸衰竭、心力衰竭、肺脓肿、败血症等。

大叶性肺炎与小叶性肺炎比较见表15-1。

表 15-1    大叶性肺炎与小叶性肺炎比较

| 区别项目 | 大叶性肺炎 | 小叶性肺炎 |
| --- | --- | --- |
| 原因 | 多为肺炎链球菌感染 | 多种细菌混合感染 |
| 诱因 | 劳累、淋雨、受寒、酗酒等 | 呼吸道传染病、异物吸入、肺淤血等 |
| 好发年龄 | 青壮年 | 小儿、老年、体弱者 |
| 范围 | 一个肺段或大叶 | 肺小叶 |
| 部位 | 多见于左肺下叶 | 多见于两肺下叶及背侧 |
| 特点 | 肺泡内弥漫性纤维素性炎 | 细支气管及其周围肺泡化脓性炎 |
| 肉眼观 | 病变肺叶或肺段肿大、实变、暗红色或灰白色,可累及胸膜 | 病灶大小不一,不规则,灰黄色,质实,不侵犯胸膜 |
| 镜下观 | 充血水肿期、红色肝样变期、灰色肝变期、溶解消散期 | 细支气管及其周围肺泡腔内大量中性粒细胞渗出,肺组织坏死明显 |
| 并发症 | 中毒性休克、肺脓肿、脓胸、败血症、肺肉质变 | 呼吸衰竭、心力衰竭、脓毒血症、肺脓肿脓胸 |

## 三、病毒性肺炎

病毒性肺炎(viral pneumonia)由流感病毒、腺病毒、呼吸道合胞病毒、麻疹病毒、巨细胞病毒等引起的主要累及肺间质的急性渗出性炎症。多发于冬、春季节,婴幼儿和老年患者较重。

病变肺组织轻度肿大,重量增加。肺泡间隔明显增宽,有淋巴细胞、单核细胞浸润,可见具有诊断意义的病毒包涵体(强嗜酸性,圆形或椭圆形染色均匀,约红细胞大小,其周围常有清晰的透明晕),包涵体可见于细胞核内(腺病毒)或胞质中(呼吸道合胞病毒)或两者均有(麻疹病毒)。肺实质病变较轻。腺病毒、麻疹病毒、流感病毒性肺炎渗出的蛋白质在肺泡腔面浓缩形成红染的膜样物,称为肺透明膜形成。麻疹肺炎常有多核巨细胞形成,又称巨细胞肺炎(彩图15-11)。

患者发热、呼吸困难、发绀、全身中毒等比较明显。X线检查,肺纹理增粗,斑点状或片状阴影。严重病例出现呼吸衰竭、心力衰竭。

## 四、支原体性肺炎

支原体性肺炎(mycoplasmal pneumonia)是由肺炎支原体引起的、累及肺间质的急性渗出性肺炎。青少年、儿童发病率较高,常发生于夏末秋初,通常散发性。

病变呈灶状、节段性分布,下叶多见,呈暗红色,切面可有少量红色泡沫状液体流出,气管及支气管内可有黏液性渗出物。肺泡间隔明显增宽、充血水肿,有淋巴细胞、单核细胞浸润。

一般起病缓慢，常以鼻炎、咽炎等为主要前驱症状，全身症状较轻。最突出的临床表现为阵发性、刺激性、剧烈干咳或咳黏液痰。X线检查可见肺纹理增粗，有节段性斑点状、片状模糊阴影。白细胞计数有轻度升高，淋巴细胞和单核细胞增多。起病后2周，约2/3患者红细胞冷凝集试验阳性。支原体性肺炎的预后良好，自然病程2周左右。

## 五、预防原则

1. 积极采取预防措施　预防上呼吸道感染，保持空气新鲜，空气消毒。
2. 健康教育　对不同类型的肺炎，选用不同的抗生素；结合中医中药等。

# 第四节　肺硅沉着症

肺硅沉着症（silicosis）是由于长期吸入含游离二氧化硅的粉尘所引起的一种慢性肺疾病，又称矽肺。病理变化以弥漫性硅结节形成和肺组织进行性纤维化为特征。多数为职业病。

1. 病因及发病机制　肺硅沉着症与生产性粉尘有密切联系，矿石开发或加工业等生产环境中含硅的粉尘浓度越高，吸入时间越长，发病率就越高。直径小于 $5\mu m$ 的粉尘（尤其是 $1\sim2\mu m$），容易逃避呼吸道纤毛-黏液系统、巨噬细胞及肺淋巴组织等防御，引起肺组织发生坏死、纤维化。其发生机制：粉尘微粒机械性摩擦及形成硅酸损伤肺组织，引起吞噬细胞增生，形成细胞性硅结节，首先发生于肺门淋巴结（与吞噬细胞游走有关）；吞噬细胞难以完全处理吞入其内的粉尘，引起吞噬细胞崩解，释放溶酶体酶、氧自由基等致损伤物质，造成肺组织损伤，纤维组织增生，形成纤维性硅结节，最终导致肺纤维化。

2. 病理变化　以肺门淋巴结为中心，肺组织内形成特征性硅结节和肺纤维化。肉眼观，硅结节境界清楚，直径 $2\sim5mm$，可达2cm以上，呈圆形或类圆形，灰白或灰黑色，质坚硬，触之有砂粒感。镜下观，可见细胞性结节（吞噬微粒的巨噬细胞），纤维性结节（同心层状排列的胶原纤维包绕粉尘微粒，犹如洋葱切面）及玻璃样结节（胶原纤维从结节中央开始发生玻璃样变）（图15-12）。

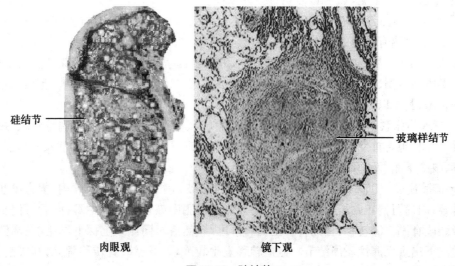

硅结节　　　　　　　　　　　　　　　　　　玻璃样结节

肉眼观　　　　　　　　　镜下观

**图 15-12　硅结节**

3. 病理临床联系　早期患者常无明显自觉症状,随着病情发展,患者可出现气短、胸闷、咳嗽、咳痰等表现。X线影像是硅肺病理变化的重要表现,在症状和体征未出现前就可以有典型的 X 线表现,根据肺内硅结节分布范围、直径大小及 X 线影像特点将硅肺分为Ⅰ期、Ⅱ期和Ⅲ期硅肺。

(1) Ⅰ期硅肺(早期):硅结节主要分布于肺门淋巴结(两肺中下叶),结节直径一般 1～3mm,X 线检查显示肺门类圆形致密阴影。

(2) Ⅱ期硅肺(中期):以肺门为中心的硅结节不超过全肺的 1/3,结节直径一般 5～10mm,X 线检查可见以肺门为中心的团块状致密阴影,有时伴有胸膜增厚。

(3) Ⅲ期硅肺(晚期):以肺门为中心的硅结节超过全肺的 2/3,结节一般在 10mm×20mm 左右,X 线检查发现肺内布满致密大阴影,胸膜有不同程度增厚、粘连,部分患者可出现肺气肿的征象。

4. 并发症　常常是促使硅肺病情加重和引起患者死亡的重要原因。

(1) 肺结核病:Ⅲ期硅肺合并肺结核病可达 60%～70% 或更高,称为硅肺结核病。合并肺结核病的发病率与硅肺的严重程度成平行关系。

(2) 肺感染:由于患者抵抗力降低,易继发细菌和病毒感染。

(3) 肺源性心脏病:约有 60%～75% 硅肺患者并发慢性肺源性心脏病。肺间质弥漫性纤维化造成肺毛细血管减少、狭窄甚至闭塞以及缺氧引起的小动脉痉挛,导致肺动脉压力增高,最终导致右心功能不全。

(4) 肺气肿和自发性气胸:患者常有不同程度的阻塞性肺气肿。如肺大泡破裂空气进入胸腔,可引起自发性气胸。

# 第五节　呼吸系统常见肿瘤

## 一、鼻　咽　癌

鼻咽癌(nasopharyngeal carcinoma)是起源于鼻咽黏膜上皮和腺体的恶性肿瘤。我国以广东、广西、福建多见,40～50 岁男性发病率高。

1. 病因　多环芳烃、亚硝胺、镍、EB 病毒(Epstein-Barr virus)等与鼻咽癌的发病有一定的关系,鼻咽癌有一定的种族易感性。

2. 病理变化　好发于鼻咽顶部、外侧壁和咽隐窝。早期病变局部粗糙、隆起、小结节,晚期可形成结节型、菜花型、浸润型和溃疡型肿块。组织学上多为鳞癌、腺癌、泡状核细胞癌和未分化癌,其中以低分化鳞癌为最常见类型。

3. 病理临床联系　鼻咽癌患者早期可出现头痛、鼻塞、流涕带血及耳鸣等症状,颈部淋巴结肿大常是患者首发表现。癌组织侵犯脑神经,出现相应脑神经受损的症状和体征,如视力模糊、眼睑下垂、面部麻痹、复视及头痛等。

4. 扩散途径　①直接蔓延:癌组织向上蔓延可破坏颅底骨质,进入颅内,损害第Ⅱ～Ⅵ对脑神经;向前可侵犯筛板、鼻腔、眼眶;向外侧可侵犯咽鼓管而进入中耳;向后可侵犯上段颈椎及颈段脊髓。②转移:首先转移至咽后淋巴结,然后至同侧颈上深淋巴结,在胸锁乳突肌上端皮下出现无痛性质硬结节。血道转移发生较晚,以肝、肺、骨转移常见,其次是肾、肾上腺和胰腺等。

5. 结局 鼻咽癌患者疗效和预后与病理组织学类型有关,其中以泡状核细胞癌和低分化鳞癌对放疗敏感,经治疗后,病情可明显缓解,但较易复发。

## 二、肺 癌

肺癌(carcinoma of the lung)是主要起源于支气管黏膜上皮和腺体的恶性肿瘤。我国多数大城市肺癌的发生率和死亡率居恶性肿瘤第一位或第二位,40 岁以上发病率高,55～75 岁为高峰,男女之比为 2:1。

1. 病因 大气污染和吸烟是重要的致癌因素。通常吸烟者比不吸烟者的肺癌发生率高 25 倍。长期接触铬、石棉、砷等也容易引起肺癌。

2. 病理变化 根据肺癌的发生部位及形态特点分为三种类型:①中央型:最常见,约占肺癌总数的 60%～70%,主要累及主、叶支气管。肿瘤位于肺门部,癌组织破坏支气管向周围浸润性生长,在肺门及其附近形成不规则、边界不清的灰白色巨大肿块(图 15-13)。②周围型:约占肺癌总数的 30%～40%,主要累及段支气管和段以下支气管。肿瘤位于肺的周边部,尤其是肺尖。肿块直径通常在 2～8cm 之间,呈境界不很清楚的结节状或球形,无包膜,常侵犯胸膜。③弥漫型:约占肺癌总数的 2%～5%,主要累及末梢肺组织,沿肺泡管及肺泡弥漫性浸润生长,呈大叶性肺炎样外观或无数小结节状散在于多个肺叶内。肺癌组织学类型主要为鳞癌、腺癌、小细胞癌(燕麦细胞癌,细胞呈短梭形或淋巴细胞样或多角形,浆少而似裸核。典型时癌细胞常一端稍尖,形似燕麦穗粒)、大细胞癌(胞质透亮或呈泡沫状的癌细胞构成,称为透明细胞癌;大量多核和巨核癌细胞,称为巨细胞癌)。

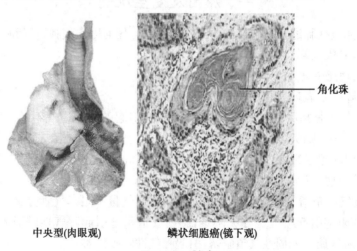

角化珠

中央型(肉眼观)  鳞状细胞癌(镜下观)

**图 15-13 肺癌**

3. 病理临床联系 中央型肺癌出现临床表现较早,刺激呼吸道,患者可出现干性咳嗽、少量痰中带血和呼吸困难等。癌组织累及胸膜,引起胸痛、血性胸水;侵蚀食管引起食管瘘;侵入纵隔、压迫上腔静脉,引起面、颈部水肿及颈、胸静脉曲张等上腔静脉综合征。肺尖部肺癌常侵犯交感神经链,引起病侧眼睑下垂、瞳孔缩小和胸壁皮肤无汗等交感神经麻痹综合征(Horner 综合征)。小细胞癌因分泌 5-羟色胺,引起类癌综合征,表现为支气管痉挛、阵发性心动过速、水样腹泻和皮肤潮红等。

4. 扩散途径 ①直接蔓延:中央型肺癌常直接侵入纵隔、心包及周围血管,沿支气管蔓延到同侧或对侧肺组织。周围型肺癌可直接侵犯胸膜。②转移:首先转移到支气管旁肺门淋巴结,进而转移到纵隔、锁骨上、腋窝及颈部淋巴结。经血道转移，常转移至脑、肾上腺、骨等处。

5. 结局　鳞癌生长缓慢，转移较晚。腺癌转移早，预后极差。

### 三、呼吸系统常见肿瘤的预防原则

1. 积极采取预防措施　认识吸烟、空气污染，加强职业病的预防等。

2. 定期进行呼吸系统的健康检查，争取做到"三早"。如手术、放射治疗、化疗、中医中药等综合治疗。

# 第五节　呼吸功能不全

呼吸功能不全(respiratory insufficiency)是各种原因引起的外呼吸功能障碍，以致不能进行有效的气体交换，导致缺氧或伴有二氧化碳潴留，引起一系列功能和代谢紊乱综合征。呼吸衰竭(respiratory failure)是指外呼吸功能严重障碍，导致静息状态下、海平面水平、呼吸空气时，动脉氧分压($PaO_2$)低于60mmHg(8kPa)伴有或不伴有二氧化碳分压($PaCO_2$)高于50mmHg(6.7kPa)，引起一系列功能、代谢紊乱的病理过程。它是呼吸功能不全的晚期失代偿阶段。

根据$PaCO_2$是否升高，将呼吸衰竭分Ⅰ型呼吸衰竭(低氧血症型)和Ⅱ型呼吸衰竭(低氧血症伴高碳酸血症型)；按病变部位分中枢性和周围性；按病程分为急性和慢性呼吸衰竭。

### 一、原因及发生机制

外呼吸功能包括肺通气和肺换气两个基本环节。任何因素使肺通气和肺换气过程发生障碍，均可导致呼吸衰竭。

**(一) 通气功能障碍**

通气功能障碍常表现为Ⅱ型呼吸功能不全。

1. 限制通气　是指吸气时，肺泡的扩张受限所引起的肺泡通气不足。包括：①呼吸肌功能障碍，如脑外伤、脑炎、外周神经受损、镇静药过量使呼吸中枢受损或抑制，导致肺泡限制性通气不足引起呼吸衰竭。②肺和胸部的顺应性降低，如肺实变、肺不张、肋骨骨折、胸廓畸形、胸腔积液、气胸等可降低肺和胸廓部顺应性而发生限制性通气不足，引起呼吸衰竭。

2. 阻塞通气　是指气道狭窄或阻塞所致肺泡通气量不足。气管分叉以上中央性气道阻塞：胸外气道阻塞引起吸气性呼吸困难；胸内气道阻塞引起呼气性呼吸困难。小支气管(内径<2mm)阻塞属于外周性气道阻塞，引起呼气性呼吸困难。

**(二) 肺换气功能障碍**

换气功能障碍可引起Ⅰ型、Ⅱ型呼吸功能不全。

1. 弥散障碍　由肺泡膜面积减少、肺泡膜异常增厚和弥散时间缩短引起的气体交换障碍。主要包括：①肺泡膜面积减少，单位时间内气体弥散的量与弥散面积成正比。当肺泡面积减少一半以上时，才会发生弥散功能障碍，如肺实变、肺气肿、肺不张、肺叶切除等。②肺泡膜厚度增加，如肺水肿、间质性肺炎、肺泡透明膜形成时，气体弥散距离增宽，导致弥散障碍。由于二氧化碳弥散速度比氧快20倍，所以单纯弥散障碍引起的呼吸衰竭多是Ⅰ型呼吸衰竭。

2. 气、血比值失调　成人在静息状态下，肺泡通气(VA)约为4L/min，肺泡毛细血管的血液灌流量(Q)约为5L/min，V/Q=0.8。气/血正常值的维持是肺泡有效换气的基础。

气、血比值失调见于：①肺泡通气量与肺血流量比值下降：见于支气管哮喘、慢性支气管炎、肺水肿、肺不张、阻塞性肺气肿等，均可导致肺泡通气严重不足，而血流尚未减少，使肺通气与肺血流比值小于0.8，以致流经这部分肺泡的静脉血未经充分动脉化，便掺入动脉血中，又称为功能性分流或静脉血掺杂。②肺泡通气与肺血流比值升高：见于肺动脉压降低、肺微血管阻塞，肺动脉栓塞、肺泡壁毛细血管减少等，肺泡通气与肺血流比值大于0.8，由于病变部位血流少而通气无相应减少，肺泡通气不能充分被利用，故称为死腔样通气(图15-14)。

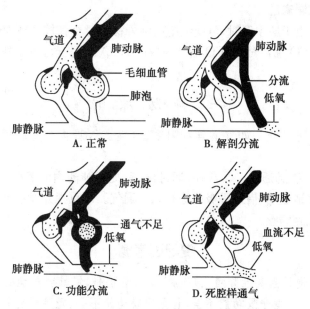

图 15-14　肺泡通气与血流比例失调模式图

# 二、机体的功能和代谢变化

## （一）机体的功能变化

1. **呼吸系统的变化**　表现为潮式呼吸、间歇呼吸、叹气样呼吸、抽泣样呼吸等。呼吸肌功能异常主要表现为呼吸幅度减弱。当 $PaO_2$ 低于60mmHg(8kPa)时，可通过刺激颈动脉体和主动脉体化学感受器，反射性的兴奋呼吸中枢，使呼吸加深加快，增加肺泡通气量。当 $PaO_2$ 低于30mmHg(4.0kPa)或超过90mmHg(12.0kPa)时，则可引起呼吸中枢抑制。$PaCO_2$ 超过50mmHg可直接兴奋呼吸中枢；超过80mmHg可直接抑制呼吸中枢(二氧化碳麻醉)。

2. **中枢神经系统变化**　低氧血症和高碳酸血症引起脑功能障碍，称为肺性脑病。患者出现头痛、烦躁、失眠、记忆力减退、表情淡漠等症状，严重者发生定向力丧失、视力障碍、嗜睡，以致昏迷、死亡。

3. **循环系统变化**　轻中度缺氧、二氧化碳潴留，兴奋心血管运动中枢和交感神经，心率加快，心肌收缩性增强，心输出量增多。重度缺氧、二氧化碳潴留，抑制心血管中枢和心脏活动，引起心率变慢、心肌收缩性降低、心输出量下降等。

4. **泌尿系统变化**　缺氧、二氧化碳潴留，可通过交感神经引起肾血管收缩，肾小球滤过率降低，尿量减少，轻度蛋白尿，管型尿等。重者可发生急性肾衰。

5. **消化系统变化**　轻者表现为恶心、消化不良。重者表现为胃黏膜糜烂、出血、坏死及溃疡等。主要因为缺氧、酸中毒使交感神经兴奋增强，使腹腔内脏血管收缩等所致。

### （二）机体的代谢变化

1. 呼吸性酸碱平衡紊乱　Ⅱ型呼吸功能不全时，由于通气不足，二氧化碳不能充分排出，引起呼吸性酸中毒。如吸氧不当引起通气过度，使二氧化碳排出量过多，形成呼吸性碱中毒。

2. 代谢性酸碱平衡紊乱　缺氧使无氧酵解增强，乳酸、酮体等酸性物质增多，同时肾功能不全使酸性产物排出减少，引起代谢性酸中毒。

### （三）电解质代谢紊乱

1. 血钾升高　由于酸中毒时，可使细胞内钾外移及肾小管排钾减少所致。

2. 血氯下降　$CO_2$ 潴留时，$H_2CO_3$ 解离生成的 $HCO_3^-$ 转移至红细胞外，而血浆中的 $Cl^-$ 移入红细胞内。

## 三、预 防 原 则

1. 积极采取预防措施　如气道异物阻塞、慢性支气管炎合并肺气肿，应预防呼吸道感染。

2. 纠正缺氧，改善肺通气　①氧疗：通过给氧，提高肺泡内的氧分压。②综合治理：尽快改善通气，保持气道通畅，借助呼吸机进行人工通气。③重视并发症处理：如电解质紊乱、酸碱平衡失调、肺性脑病等。

## 复习思考题

1. 名词解释　慢性阻塞性肺病、肺气肿、支气管扩张、慢性肺源性心脏病、肺肉质变、硅结节、呼吸功能不全、Ⅰ型呼吸功能不全、Ⅱ型呼吸功能不全、死腔样通气、功能性分流

2. 简述慢性支气管炎"咳嗽、咳痰、喘息"的病理变化基础。

3. 简述肺气肿典型临床表现的病理变化基础。

4. 简述慢性阻塞性肺气肿、肺心病的形成机制。

5. 列表比较大叶性、小叶性肺炎的病因、好发年龄、病理变化、并发症。

6. 简述病毒性肺炎病变特点。

7. 简述硅肺的基本病变、分期和各期特点。

8. 简述肺癌的肉眼病变分型及镜下组织学类型。

9. 论述呼吸功能不全的发病机制。

（张喜凤）

# 第十六章

# 消化系统疾病

消化系统由消化管和消化腺组成。消化管包括口腔、食管、胃、小肠、大肠等。消化腺包括涎腺、肝、胰及消化管的黏膜腺体等。消化系统常见疾病有胃炎、溃疡病、阑尾炎、肝炎、肝硬化、食管癌、胃癌、肝癌和大肠癌等。

## 第一节 胃 炎

胃炎(gastritis)是胃黏膜常见的炎症性疾病。可分为急性、慢性胃炎。

### 一、急 性 胃 炎

1. **急性刺激性胃炎** 多因暴饮暴食引起，表现为胃黏膜充血、水肿和糜烂，常伴有胃黏液分泌亢进，故又称急性卡他性胃炎。

2. **急性腐蚀性胃炎** 常因咽下强酸、强碱等腐蚀性化学物质所致。胃黏膜溶解坏死，可累及胃深层组织甚至穿孔。

3. **急性出血性胃炎** 常与过量服用水杨酸制剂及过量饮酒有关。创伤及手术等引起的应激反应可诱发胃黏膜出血、糜烂，或多发性应激性浅表溃疡形成。

4. **急性感染性胃炎** 少见，为黄色葡萄球菌、链球菌及大肠杆菌等化脓菌经血道感染（败血症或脓毒血症）或胃外伤直接感染所致的弥漫性化脓性炎。

### 二、慢 性 胃 炎

慢性胃炎是一种十分常见的疾病。其发生可能与幽门螺旋杆菌感染、急性胃炎多次发作、长期饮酒、吸烟、不良饮食刺激、滥用水杨酸类药物、胆汁反流及自身免疫损伤等多种因素有关。

根据病变特点，将慢性胃炎分为浅表性胃炎、萎缩性胃炎、肥厚性胃炎和其他类型胃炎四种类型。

1. **慢性浅表性胃炎(chronic superficial gastritis)** 临床上最常见，病变以胃窦部最明显。病变表面有灰白或灰黄色黏液样渗出物覆盖，可伴有点状出血和糜烂。病变主要限于黏膜浅层（黏膜层上 1/3），呈局灶性或弥漫性黏膜充血、水肿，表浅上皮坏死、脱落，固有层有淋巴细胞、浆细胞浸润。本型胃炎多数可治愈，少数转变为慢性萎缩性胃炎。

2. **慢性萎缩性胃炎(chronic atrophic gastritis)** 病变多发生在胃窦部。以胃黏膜萎缩变薄、腺体减少或消失并伴肠上皮化生及固有层内大量淋巴细胞、浆细胞浸润为病变特点。

胃镜检查：①胃黏膜变薄，黏膜皱襞变浅，甚至消失；②胃黏膜呈灰白或灰黄色；③黏膜下血管清晰可见（彩图16-1），可见出血和糜烂。

慢性萎缩性胃炎分为A、B、C三型。A型胃炎又称为自身免疫性胃炎。B型胃炎又称单纯性胃炎，与幽门螺杆菌感染关系密切，可发生癌变，我国较多见（表16-1）。C型胃炎又称反流性胃炎，与肠液的化学刺激相关。

表16-1    A型与B型慢性萎缩性胃炎的比较

| 区 别 项 目 | A型萎缩性胃炎 | B型萎缩性胃炎 |
| --- | --- | --- |
| 病因及发病机理 | 自身免疫性疾病 | 与吸烟、酗酒、感染、滥用药物等有关 |
| 发病情况 | 国外多见 | 我国多见 |
| 好发部位 | 胃底、胃体 | 胃窦 |
| 血抗内因子抗体 | 阳性 | 阴性 |
| 血抗壁细胞抗体 | 阳性 | 阴性 |
| 恶性贫血 | 有 | 无 |
| $VitB_{12}$吸收障碍 | 有 | 无 |
| 胃黏膜分泌 | 分泌减少或缺乏 | 分泌减少 |
| 与癌变关系 | 不明显 | 密切 |

3. **慢性肥厚性胃炎**（chronic hypertrophic gastritis）    病变常发生在胃体和胃底部。胃黏膜肥厚，皱襞肥大呈脑回状。腺体肥大、增生，腺管延长，甚至穿入黏膜肌层。临床表现胃酸分泌增多，上腹烧灼感、反酸及胃区疼痛。

4. **其他类型胃炎**（specific forms of gastritis）    包括：①淋巴细胞性胃炎：病变组织中见大量淋巴细胞浸润。②嗜酸性胃炎：病变组织中有大量嗜酸性粒细胞浸润。③肉芽肿胃炎：病变组织中有上皮样肉芽肿形成等。④疣状胃炎：病变处胃黏膜出现许多中心凹陷的疣状突起病灶，中心凹陷部胃黏膜上皮变性、坏死、脱落，表面有急性炎性渗出物覆盖。

# 第二节    消化性溃疡病

消化性溃疡病（peptic ulcer disease）是以胃、十二指肠黏膜形成慢性溃疡为主要病变的一种常见病，又称慢性消化性溃疡。十二指肠溃疡约占70％，胃溃疡约占25％，两者并存时称复合性溃疡，约占5％。多见于青壮年，男性多于女性。患者常出现周期性上腹部疼痛、反酸、嗳气等，病情反复发作，呈慢性经过。

## 一、病因及发病机制

1. **胃液的消化作用**    消化性溃疡发生与胃酸和胃蛋白酶对胃黏膜的自我消化作用有关。当胃黏膜屏障功能减弱时，如长期服用水杨酸类药物、饮酒、过度吸烟、胆汁反流等可以使黏液分泌减少、黏膜上皮受损，胃酸中的氢离子可弥散入胃黏膜，激活胃蛋白酶原，使胃蛋白酶分泌增多，引起胃黏膜的自我消化。

2. **神经内分泌失调**    长期精神紧张等不良因素刺激大脑皮层，可引起神经内分泌功能紊乱。迷走神经兴奋性异常和肾上腺皮质激素分泌过多均能引起溃疡病发生。十二指肠溃疡病患者由于迷走神经兴奋性增高,导致胃酸和胃蛋白酶分泌增多,增强胃液的消化作用。而胃溃疡则因迷走神经兴奋性降低,胃蠕动减弱,食物在胃内潴留刺激胃窦部,导致胃泌素分泌增多,从而使胃酸分泌增多。

3. 幽门螺杆菌感染　幽门螺杆菌有促进胃泌素分泌,导致胃酸分泌增多,与胃炎、溃疡病的发生有关系。发现胃溃疡患者幽门螺杆菌的检出率约为71.9%,十二指肠溃疡患者的检出率几乎为100%。

## 二、病理变化

胃溃疡多位于胃小弯近幽门部。溃疡常单个,圆形或椭圆形,直径多在2cm之内。溃疡边缘整齐,状如刀削,底部平坦,溃疡可深达黏膜下层、肌层甚至浆膜层。溃疡边缘的黏膜皱襞因受溃疡底瘢痕组织的牵拉,放射状向溃疡处集中。镜下观,溃疡底由内向外分为四层:①渗出层:表面渗出的少量纤维素及中性粒细胞组成。②坏死层:无结构的坏死组织碎片构成。③肉芽组织层:大量新生的毛细血管、成纤维细胞构成。④瘢痕层:多量胶原纤维及少量的纤维细胞构成。溃疡底部小动脉因炎性刺激常发生增生性动脉炎,使小动脉管壁增厚、管腔狭窄及血栓形成,可致局部组织供血不足,妨碍溃疡愈合。溃疡底部的神经纤维常发生变性,甚至断裂,呈小球状增生,引起疼痛(彩图16-2)。

十二指肠溃疡的形态和胃溃疡相似。多发于十二指肠球部,前壁较多见,单个或多个,直径多在1cm之内,较胃溃疡小而浅且易愈合。

## 三、病理临床联系

1. 上腹部周期性疼痛　为溃疡病主要临床表现之一。与胃酸刺激溃疡局部神经末梢及胃壁平滑肌痉挛有关。胃溃疡疼痛常出现在两餐之间,十二指肠溃疡疼痛则多在饥饿或午夜时,进食后缓解,故称之"饥饿痛"、"空腹痛"或"夜间痛"。

2. 反酸、呕吐　因胃酸分泌增多,刺激幽门括约肌引起胃逆蠕动,胃内容物反流,引起反酸及呕吐。

3. 嗳气　因消化不良及胃幽门括约肌痉挛使胃内容物排空困难,食物发酵而产气,引起上腹部饱胀感及嗳气。

## 四、结局及并发症

1. 愈合　溃疡底部的渗出物及坏死组织逐渐被溶解、吸收或排除,肉芽组织增生填补缺损,周围黏膜上皮再生覆盖创面而愈合。

2. 出血　出血是消化性溃疡最常见的并发症,约占患者1/3。多因溃疡底的血管被胃液腐蚀破坏所致。轻者出现大便潜血,严重者可发生呕血、柏油样黑便,甚至大出血而危及生命。

3. 穿孔　约占患者5%,十二指肠溃疡因肠壁较薄更易发生穿孔。急性穿孔时,因大量胃或十二指肠内容物流入腹腔,可引起急性弥漫性腹膜炎,患者出现剧烈腹痛,甚至休克。慢性穿孔多因在穿孔前胃和十二指肠壁与周围组织粘连,故常引起局限性腹膜炎。

4. 幽门梗阻　因溃疡处充血、水肿、炎症刺激引起幽门括约肌痉挛及溃疡处结缔组织增生所致的瘢痕收缩均可导致幽门狭窄。临床主要表现为胃内容物潴留和反复呕吐。

5. 癌变　胃溃疡的癌变率约为1%,十二指肠溃疡几乎不发生癌变。

# 第三节    阑    尾    炎

阑尾炎(appendicitis)是发生在阑尾的急、慢性炎症。为青年人的一种常见病。

1. 病因及发病机制    细菌感染和阑尾腔的堵塞是引起阑尾炎的两个重要因素。各种原因引起阑尾腔阻塞或管壁痉挛所致血液循环障碍时,更易于细菌感染而发生阑尾炎。

2. 病理变化及类型    根据病程及病理变化分为急性和慢性阑尾炎两种。

(1) 急性阑尾炎:①急性单纯性阑尾炎:病变主要累及阑尾黏膜层及黏膜下层。阑尾轻度充血、水肿、失去正常光泽。黏膜上皮轻度坏死、脱落,有中性粒细胞及纤维素渗出。②急性蜂窝织性阑尾炎:又称急性化脓性阑尾炎,阑尾高度充血、水肿,表面有纤维素及大量脓性渗出物覆盖。病变深达肌层和浆膜层,各层有大量中性粒细胞浸润。③急性坏疽性阑尾炎:是一种重型阑尾炎。常因阑尾壁充血水肿、管腔阻塞、积脓,呈暗红色或灰黑色,常伴发穿孔而引起腹膜炎或阑尾周围脓肿。

(2) 慢性阑尾炎:多由急性阑尾炎转变而来,或一开始就为慢性经过。主要病变为阑尾不同程度的纤维组织增生和慢性炎细胞浸润。

3. 病理临床联系    临床表现有右下腹阑尾压痛点(麦氏点)有明显压痛、反跳痛。发热、呕吐和血中性粒细胞增多等。

4. 结局及并发症    大多数急性阑尾炎经及时治疗,预后良好。少数患者可因抵抗力低下或治疗不及时而转变为慢性阑尾炎。阑尾穿孔可引起急性弥漫性腹膜炎和阑尾周围脓肿。

# 第四节    肝    硬    化

肝硬化(cirrhosis of liver)是指多种原因引起广泛的肝细胞变性、坏死的基础上,继发弥漫性纤维组织增生和肝细胞结节状再生,这三种病变反复交替进行使肝小叶结构和血液循环途径被破坏和改建,导致肝变形、变硬。临床上晚期可出现不同程度的门静脉高压症和肝功能障碍。

国际上依据形态将肝硬化分为大结节型、小结节型、大小结节混合型及不全分割型四型;我国常结合病因、病变特点及临床表现综合分类的方法,将肝硬化分为门脉性、坏死后性、胆汁淤积性、淤血性、寄生虫性和色素性肝硬化等类型。其中门脉性肝硬化最常见,其次为坏死后性肝硬化。

## 一、门脉性肝硬化

门脉性肝硬化(portal cirrhosis)最多见,相当于小结节型肝硬化。

### (一) 病因及发病机制

1. 病毒性肝炎    慢性病毒性肝炎是我国肝硬化发生的最主要原因,尤其是乙型和丙型肝炎。据统计,肝硬化患者 HBsAg 阳性率高达 76.7% 以上。

2. 慢性酒精中毒    长期大量饮酒可导致酒精性肝病,是欧美国家肝硬化发生的主要原因,约占肝硬化患者的 60%~70% 以上。

3. 营养不良    长期摄入缺乏胆碱和蛋氨酸食物均可引起脂肪肝而逐渐发展为肝硬化。

4. 毒性物质作用    某些化学物质,如四氯化碳、砷、磷,异烟肼及黄曲霉毒素等可损害肝脏,长期接触可引起肝硬化。

### (二) 病理变化

肉眼观,早、中期肝脏体积正常或略增大,质地稍硬。晚期肝体积缩小,重量减轻,质地变硬,包膜明显增厚。表面及切面呈弥漫分布的结节状,结节大小较一致,直径多在0.5～1.0cm之间,呈黄褐色或黄绿色。结节周围被灰白色纤维组织包绕,形成较窄且均匀的纤维间隔。镜下观,①假小叶形成:由广泛增生的纤维组织将肝细胞索分割并包绕成圆形或椭圆形的肝细胞团,称为假小叶。假小叶内可见肝细胞索排列紊乱,有变性、坏死及再生现象。再生的肝细胞体积较大,核大深染,常为双核,汇管区及中央静脉缺如、偏位或有两个以上的中央静脉。②广泛的纤维组织增生,在假小叶周围形成宽窄较一致的纤维间隔,其中可见慢性炎细胞浸润、小胆管内胆汁淤积、新生的细小胆管和无管腔的假胆管(图 16-3)。

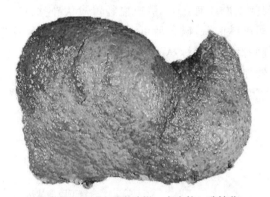

肉眼观,肝表面呈弥漫、大小较一致结节

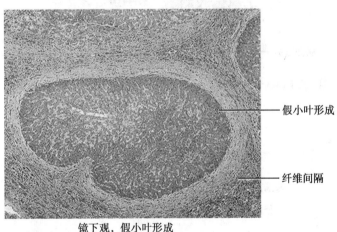

镜下观,假小叶形成

假小叶形成

纤维间隔

图 16-3　门脉性肝硬化

### (三) 病理临床联系

早期临床表现为全身乏力、食欲减退、肝轻度增大。晚期出现门脉高压症和肝功能障碍。

1. 门脉高压症　晚期门静脉压力可超过 200mmH$_2$O(正常为 110～180mmH$_2$O)。其门脉高压的产生主要原因是假小叶形成和纤维组织增生压迫了肝血窦、小叶中央静脉和小叶下静脉使其扭曲和狭窄,门静脉回流受阻;肝动脉与门静脉吻合支开放,压力高的肝动脉血直接流入门静脉,使门静脉压升高。

(1) 淤血性脾大:因门脉高压,脾静脉血回流受阻而发生淤血性脾大,一般在500g以下,少数可达1000g(正常为140~180g)。脾大常继发脾功能亢进,导致血细胞的破坏增加,引起贫血或出血。

(2) 胃肠道淤血、水肿:门静脉高压使胃肠静脉血回流受阻,引起胃肠道淤血、水肿,患者表现消化吸收障碍,食欲低下、腹胀、消化不良等症状。

(3) 腹水:腹腔内漏出液形成原因:①肝窦内压力增高,液体自窦壁漏出,部分通过肝包膜漏入腹腔;②胃肠道淤血,水肿液透过肠系膜漏入腹腔;③肝细胞合成白蛋白功能降低,低蛋白血症导致血浆胶体渗透压降低;④血中醛固酮、抗利尿素等在肝内灭活降低,引起钠、水潴留。

(4) 侧支循环形成:门静脉压升高使部分门静脉血经门腔静脉分流支绕过肝脏直接汇入上、下腔静脉回到右心。主要侧支循环有:①门静脉血经胃冠状静脉、食管静脉丛、奇静脉进入上腔静脉。常导致食管下段静脉曲张,破裂后可引起大出血,是肝硬化患者常见的死因之一。②门静脉血经肠系膜下静脉、直肠静脉丛、髂内静脉进入下腔静脉,常导致直肠静脉丛曲张,形成痔疮,破裂可引起便血。③门静脉血经附脐静脉、脐周静脉网向上经过胸腹壁静脉流入上腔静脉,或向下经过腹壁下静脉流入下腔静脉。常导致脐周浅静脉高度扩张,形成"海蛇头"现象(图16-4)。

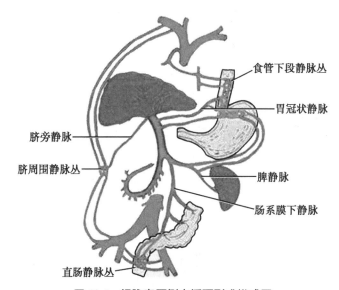

图16-4　门脉高压侧支循环形成模式图

2. 肝功能障碍

(1) 血清酶增高:肝细胞损害可使肝细胞内酶释放入血,使血清肝酶(谷丙转氨酶、谷草转氨酶)升高。

(2) 蛋白质合成障碍:肝细胞损害后合成蛋白质的功能降低,使血浆蛋白减少,血浆清/球蛋白比值降低甚至倒置(正常为1.3~2.5)。

(3) 对激素的灭活减弱:肝对雌激素灭活作用减弱,导致雌激素水平升高,外周小血管扩张形成"蜘蛛痣"和"肝掌"。男性患者还可出现睾丸萎缩、乳腺发育症;女性患者出现月经不调,不孕等。

（4）出血倾向：肝合成凝血酶原、凝血因子减少以及脾大、脾功能亢进，血小板破坏过多，患者常出现鼻出血、牙龈出血及皮下淤斑等。

（5）黄疸：肝脏胆色素处理障碍及肝内胆管阻塞而导致肝细胞性黄疸。

（6）肝性脑病：肝功能严重障碍或门腔静脉分流，血中有毒物质作用于脑组织所引起的一系列神经精神综合征。

**（四）结局**

肝硬化时，纤维组织增生，肝小叶结构已被破坏，形态结构不能再恢复。但是，肝脏有强大代偿能力，积极正确的治疗可使病变相对稳定。晚期可因肝性脑病、食管下段静脉丛破裂引起上消化道大出血、合并肝癌等死亡。

## 二、坏死后性肝硬化

坏死后性肝硬化（postnecrotic cirrhosis）在肝细胞大片状坏死的基础上形成，相当于大结节型肝硬化或大小结节混合型肝硬化。

1. 原因及发病机制 ①病毒性肝炎，主要见于乙肝，丙肝亚急性重型肝炎迁延而来，其次为慢性活动性肝炎；②化学毒物及药物中毒，如磷、砷、氯仿、四氯化碳等物质中毒，造成肝细胞广泛坏死。

2. 病理变化 肉眼观，肝脏体积缩小，质地变硬，重量减轻，表面呈结节状。结节大小不等，最大结节直径可达 5～6cm，肝左叶萎缩明显。切面上增生纤维组织间隔较宽，而且宽窄相差较大。镜下观，肝细胞广泛坏死，大小、形状不规则，肝细胞结节状再生和纤维组织增生分割肝小叶形成大小不等的假小叶，假小叶形态及大小不等，较大的假小叶内可见完整的肝小叶，假小叶间纤维间隔较宽阔而且厚薄不均匀。大量炎细胞浸润和小胆管增生。

3. 结局 病程较短，早期出现严重肝功能障碍，也可出现门脉高压症，癌变率较门脉性肝硬化高。

## 三、胆汁性肝硬化

胆汁性肝硬化（biliary cirrhosis）是指由于肝内、外胆道系统阻塞，长期胆汁淤积而发生肝硬化。

1. 原发性胆汁性肝硬化 多发生于中年妇女，临床表现为长期阻塞性黄疸、肝大和皮肤瘙痒。此病可能与自身免疫有关。肉眼观，肝大、暗绿色、肝表面可见细小颗粒性结节。镜下观，小叶间胆管上皮空泡变性和坏死，并有淋巴细胞浸润。进而纤维组织增生和小胆管破坏，纤维组织分割肝小叶，而发展为肝硬化。

2. 继发性胆汁性肝硬化 常继发于胆道阻塞，如胆结石、胆管癌、胰头癌或先天性肝外胆道闭锁等，使肝外胆道受压、闭塞。肉眼观，肝脏体积增大、表面平滑或细颗粒状、硬度增加、呈绿色。镜下观，肝细胞内有胆色素沉积，胞质疏松、透亮呈网状，核浓缩、消失，称"羽毛样坏死"，最后肝细胞坏死。胆道破裂，使胆汁溢出成"胆汁湖"，刺激纤维组织增生。

# 第五节 酒精性肝病

酒精性肝病（alcoholic liver diseases）为乙醇对肝脏毒性作用所致的脂肪肝、酒精性肝炎和酒精性肝硬化等病变。近年来有明显增加趋势。

1. 原因及发病机制　酒精可通过以下多个环节对肝细胞造成直接损害：①乙醇在乙醇脱氢酶和乙醛脱氢酶的作用下转变为乙醛、乙酸，转化过程中能使还原型辅酶Ⅰ（NADH）产生过多，从而抑制三羧酸循环作用，造成肝细胞对脂肪酸的氧化降低，导致脂质合成增加。②大量酒精在肝细胞内被细胞微粒体氧化，产生自由基可损伤肝细胞。③酒精中间代谢产物乙醛具有强烈的脂质过氧化反应，可破坏肝细胞结构及功能。④酒精可直接或通过乙醛损害肝细胞的结构。此外，嗜酒者常因饮食不平衡，导致营养缺乏（蛋白质），促进酒精的毒性作用。

2. 病理变化

（1）脂肪肝：最常见。肝细胞内脂质（主要是甘油三酯）蓄积。肉眼观，肝大而软，黄色，有油腻感。镜下观，肝细胞体积增大，胞质中有大小不等的脂滴（脂肪空泡），细胞核被大量积聚的脂滴推向细胞一侧。病变继续发展，可累及整个小叶，可出现纤维组织增生而发展为酒精性肝硬化。

（2）酒精性肝炎：主要病变是肝细胞脂肪变性；肝细胞质内可见酒精透明小体形成；变性、坏死的肝细胞周围有中性粒细胞、淋巴细胞浸润。

（3）酒精性肝硬化：为酒精性肝病的最终病变。在酒精性肝细胞变性、坏死的基础上，增生的纤维组织相互连接，导致正常肝小叶被分割而成假小叶，形成酒精性肝硬化。

# 第六节　胰　腺　炎

胰腺炎（pancreatitis）是指各种原因引起胰腺酶类异常激活所致胰腺组织自身消化破坏的一种炎症性疾病。

1. 病因及发病机制　①胆汁反流：当十二指肠壶腹部因炎症、结石、蛔虫等引起阻塞或括约肌痉挛狭窄时，胆汁反流入胰管内，将胰腺中无活性的胰蛋白酶原激活成胰蛋白酶。②胰腺分泌亢进，如暴饮暴食，特别是酒精刺激，可使十二指肠促胰液素分泌增多，引起胰腺分泌亢进，导致胰液量增多，胰管内压增高，胰腺小导管及腺泡破裂，释放出细胞内溶酶体酶而激活胰蛋白酶原。③病毒感染、外伤、药物、休克等造成胰腺腺泡细胞的损伤。

2. 病理变化及类型

（1）急性胰腺炎：主要病变为胰腺炎性水肿、出血和坏死。本病好发于中年男性，发作前多有酗酒、暴饮暴食或胆道疾病史。①急性水肿型胰腺炎：此型为早期或轻型急性胰腺炎，临床较多见。病变较轻，主要病变为间质充血水肿及中性粒细胞、单核细胞浸润，而腺泡和导管基本正常，无出血。预后好，经治疗可痊愈。②急性出血性胰腺炎：该类型发病急，病情重，临床上较少见。主要病变为胰腺组织广泛出血、坏死，胰腺肿大，质软，呈暗红色，小叶结构模糊。在胰腺表面、大网膜及肠系膜等多处可见黄白色斑点状的坏死灶。大片胰腺组织出血坏死，间质小血管出血，胰腺内外脂肪组织坏死及中性白细胞和单核细胞浸润。

急性出血性胰腺炎常伴严重的并发症，且死亡率很高。胰腺组织坏死，胰液外溢刺激腹膜产生剧烈疼痛；胰腺及腹腔内出血使血容量减少、呕吐引起的体液丧失等可引起休克；胰腺坏死及胰液外溢，常引起急性腹膜炎，患者可出现剧烈而持久的腹痛；胰腺坏死后，胰液中淀粉酶及脂肪酶被大量释放入血，经尿排出，患者血清及尿中淀粉酶及脂肪酶含量增高，可助诊断。

（2）慢性胰腺炎：多数由急性胰腺炎反复发作迁延所致。表现为胰腺的进行性破坏和广泛的纤维化。胰腺呈结节状,质硬,胰腺腺泡及胰岛发生不同程度的萎缩甚至消失,导管可有不同程度扩张,导管上皮增生,间质有淋巴细胞和浆细胞浸润。慢性胰腺炎可急性发作,临床上出现上腹部疼痛、脂性腹泻。如胰岛遭到破坏,可继发糖尿病。

# 第七节　消化系统常见肿瘤

## 一、食　管　癌

食管癌(carcinoma of the esophagus)是食管黏膜上皮和腺体发生的恶性肿瘤。是我国常见肿瘤之一,发病年龄多在 40 岁以上,男性多于女性。有明显的地域性,华北和西北地区比较多见,集中在太行山附近,河南省林县发病率最高。主要症状为哽噎和吞咽困难,祖国医学称之为噎嗝。

### (一) 病因及发病机制

1. 饮食习惯　在本病的病因中较为重要。饮酒、吸烟及过热过硬、过快的饮食习惯均与本病的发生有关。

2. 环境因素　研究发现我国食管癌高发区的土壤中缺乏钼、锌等微量元素。钼是硝酸盐还原酶成分,缺乏钼可能是食管癌发生的间接因素。一些化学致癌物,尤其是亚硝胺类化合物是食管癌发生的重要原因,在我国高发区某些粮食和水源中检出的亚硝胺含量明显高于非高发区。用亚硝胺类化合物可以选择性诱发动物食管癌。除亚硝胺类化合物有致癌作用外,食用被真菌(如黄曲霉菌)污染的食物也能诱发动物食管癌的发生。

3. 遗传因素　食管癌具有非常明显的家族聚合性和人种聚合性,提示食管癌的发生发展可能与遗传易感性相关。

### (二) 病理变化

食管癌多发生在食管三个生理狭窄处,其中以中段最多(50%),下段次之(30%),上段最少(20%)。分为早期癌和中晚期癌两类。

1. 早期癌　此期多为原位癌或黏膜内癌,部分病例癌组织可侵犯黏膜下层,但未侵犯肌层,无淋巴结转移。若能及时治疗预后较好,5 年存活率达 90% 以上。因临床症状轻微,往往不易被发现。

2. 中、晚期癌　此期患者临床上出现哽噎感和吞咽困难等症状。肉眼可分为四种类型:①髓质型:此型多见,癌组织在食管壁内呈浸润性生长,使管壁均匀增厚,管腔狭窄。切面见癌组织为灰白色,质地较软似脑髓,表面可有溃疡形成。②蕈伞型:肿瘤呈卵圆形肿块,如蘑菇状突向管腔,表面可有浅表溃疡形成。③溃疡型:肿瘤表面溃疡形成,形状不整,边缘隆起,底部凹凸不平,可深达肌层。④缩窄型:此型少见,癌组织在管壁内浸润性生长,常累及食管全周,癌组织中有较多的纤维组织增生,呈环行狭窄,狭窄近段食管腔明显扩张(图 16-5)。

组织学类型 90% 以上为鳞癌,其次为腺癌,小细胞癌,腺鳞癌等比较少见。

### (三) 扩散途径

1. 直接蔓延　癌组织可穿透食管壁侵入邻近器官和组织,如食管上段癌可侵入喉、气管及颈部软组织;中段癌可侵入气管、肺和主动脉;下段癌可侵及心包、贲门、膈肌等处。

2. 淋巴道转移　多见,上段癌可转移到食管旁、颈部及上纵隔淋巴结;中段癌可转移到食管旁和肺门淋巴结;下段癌可转移至食管旁、贲门和腹腔淋巴结。

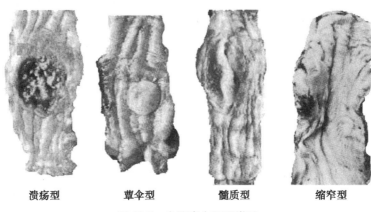

| 溃疡型 | 蕈伞型 | 髓质型 | 缩窄型 |

**图 16-5　食管癌肉眼观类型**

3. **血道转移**　晚期可通过血道转移至肝、肺、肾、骨和肾上腺等。

# 二、胃　癌

胃癌(carcinoma of stomach)是发生在胃黏膜上皮和腺上皮的恶性肿瘤,是消化系统最常见的恶性肿瘤之一。好发年龄 40～60 岁,男性多于女性。

**(一) 病因及发病机制**

1. **环境因素、生活饮食习惯**　胃癌的发生与环境因素、生活饮食习惯有密切关系,如食用熏烤食品,其中含有大量苯并芘等致癌物;食用黄曲霉菌污染的食物或含亚硝酸盐食物等。

2. **幽门螺杆菌(HP)感染**　是胃癌发生的重要危险因素,可诱发胃黏膜上皮细胞相关基因改变,使癌基因激活及抑癌基因失活,以致黏膜上皮细胞癌变。

3. **慢性萎缩性胃炎伴有大肠上皮化生、胃息肉、胃腺瘤等可发生癌变。**

**(二) 病理变化**

胃癌好发于胃窦部,尤其在胃窦小弯侧多见。可分为早期胃癌和进展期胃癌两大类。

1. **早期胃癌(early gastric carcinoma)**　无论肿瘤范围大小,有无淋巴结转移,癌组织浸润仅限于黏膜层及黏膜下层则均属早期胃癌,故也称为黏膜内癌或表浅扩散性癌。早期胃癌经手术切除治疗,预后良好。术后 5 年存活率达 90%(我国报告 82.2%),10 年存活率 75%。

肉眼可分为三型:①隆起型(Ⅰ型):癌组织向黏膜表面隆起,可呈息肉状。②表浅型(Ⅱ型):肿瘤表面较平坦,隆起不显著。本型又分表浅隆起型(Ⅱa),较周围黏膜稍微隆起,不超过黏膜厚度的 2 倍;表浅平坦型(Ⅱb),与周围黏膜几乎同高;表浅凹陷型(Ⅱc),又称癌性糜烂,较周围黏膜稍凹陷,其深度不超过黏膜层。③凹陷型(Ⅲ型):癌组织仅限于黏膜下层,有溃疡形成,此型最多见。

早期胃癌以管状腺癌最多见,其次为乳头状腺癌,未分化癌最少。

早期胃癌如不及时治疗可继续扩展。一种是在黏膜层内和黏膜下层内扩展,不向深部浸润,预后较好。另一种是向深部浸润,预后较差。

2. **中、晚期胃癌(进展期胃癌)**　癌组织浸润超过黏膜下层甚至深达浆膜,并常有扩散或转移。目前临床上发现的胃癌绝大多数属进展期胃癌,预后较差。

肉眼可将进展期胃癌分三型:①息肉型:癌组织黏膜表面生长呈菜花状、蕈状、息肉状(图16-6)。②溃疡型:癌组织部分坏死脱落形成较深的溃疡,溃疡边缘呈堤坝状隆起,呈火山口状。③浸润型:癌组织在胃壁内呈局限性或弥漫性生长,使胃壁增厚、变硬,胃腔缩小,黏膜皱襞大部消失,其质地和形态似皮革囊袋,故称"革囊胃"。组织学类型有乳头状腺癌、管状腺癌、黏液腺癌、印戒细胞癌、未分化癌等。

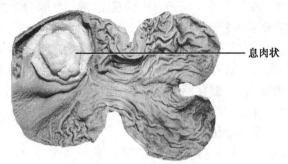

息肉状

**图 16-6　息肉型胃癌**

溃疡型胃癌与胃溃疡的区别(表16-2)。

**表 16-2　胃溃疡与溃疡型胃癌的肉眼形态鉴别**

| 区 别 项 目 | 胃 溃 疡 | 溃疡型胃癌 |
| --- | --- | --- |
| 外形 | 圆形或椭圆形 | 不规则形、火山口状 |
| 大小 | 直径<2cm | 直径>2cm |
| 深度 | 较浅 | 较深 |
| 边缘 | 整齐,不隆起 | 不整齐,呈堤坝状隆起 |
| 底部 | 平坦 | 凹凸不平,出血、坏死 |
| 溃疡周围黏膜皱襞 | 向溃疡集中 | 皱襞中断或呈结节状肥厚 |

**(三)病理临床联系**

早期胃癌患者临床症状不明显。随病变进展,可出现胃部不适、疼痛、食欲低下、呕血、便血、消瘦等临床表现。癌组织侵蚀胃壁大血管,可引起消化管大出血和黑便。癌位于幽门、贲门部位,可引起消化管梗阻症状,晚期可出现转移及恶病质。

**(四)扩散途径**

1. 直接蔓延　癌组织可侵及浆膜,直接扩散至肝、胰和大网膜等邻近器官。

2. 淋巴道转移　是胃癌的主要转移途径,首先转移到局部淋巴结,其中以胃小弯侧的胃冠状静脉旁淋巴结及幽门下淋巴结最为多见。其后可转移至腹主动脉旁、肝门、肠系膜等淋巴结,晚期经胸导管转移至左锁骨上淋巴结。

3. 血道转移　胃癌晚期,可经血道转移至肝、肺、脑及骨等器官。

4. 种植转移　癌组织侵至浆膜时,肿瘤细胞可脱落至腹腔,种植于腹壁及盆腔器官表面形成转移瘤,如种植于卵巢可形成转移性黏液癌(Krukenberg瘤)。

# 三、大 肠 癌

大肠癌(carcinoma of large intestine)是发生于大肠黏膜上皮的恶性肿瘤。包括结肠癌和直肠癌。发生率仅次于胃癌和食管癌。近年来,发病率有上升趋势。临床表现贫血、消瘦、大便次数增多、变形,黏液血便、腹块或肠梗阻等。

1. 病因及发病机制　①饮食因素:高脂肪低纤维素饮食的人群中,大肠癌的发病率较高,可能与肠蠕动减慢,肠壁长时间与食物残渣中可能存在的致癌物质接触有关。②遗传因素:家族性腺瘤性息肉癌变,遗传性非息肉病性大肠癌,其发生与错配修复基因(hMSH2,hNLH1)等基因的突变和缺失有关。③肠息肉状腺瘤、绒毛状腺瘤及慢性溃疡性结肠炎等,由于黏膜上皮过度增生而发生癌变。

2. 病理变化及类型　好发部位以直肠为最多,其次为乙状结肠,再其次是盲肠、升结肠、降结肠和横结肠。肉眼一般可分为四型。①隆起型:多发生在右侧大肠,肿瘤呈盘状、息肉状或菜花状向肠腔内突起,常继发感染、出血、坏死及溃疡形成(图16-7)。②溃疡型:多见,肿瘤表面形成溃疡,直径多在2cm以上,形态不规则,边缘明显隆起如火山口;癌组织向深层浸润,溃疡底部大且深,与周围组织分界不清。③浸润型:多发生在左侧结肠。癌组织向肠壁深层呈弥漫性浸润,常累及肠管全周,肠壁增厚,表面常无明显溃疡和隆起。伴有显著纤维组织增生时,可致肠管管腔环状狭窄(图16-8)。④胶样型:较少见,肿瘤外观呈胶冻状,半透明,预后差。

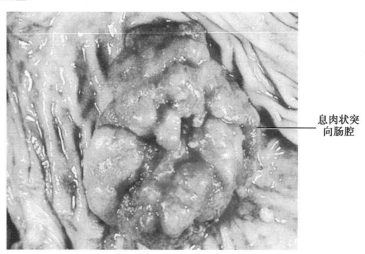

息肉状突
向肠腔

**图 16-7　结肠癌(肉眼观)(隆起型)**

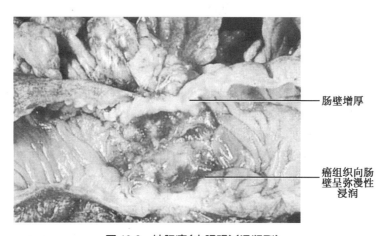

肠壁增厚

癌组织向肠
壁呈弥漫性
浸润

**图 16-8　结肠癌(肉眼观)(浸润型)**

大肠癌组织学上可见多种类型的腺癌(乳头状腺癌、管状腺癌、黏液腺癌、印戒细胞癌、未分化癌等),腺鳞癌及鳞状细胞癌。其中高分化及中分化腺癌较为多见,鳞癌少见。

3. 分期及预后　大肠癌的预后与肿瘤的分期有关。目前最简明的是 Dukes 分期(表 16-3)。

表 16-3　大肠癌分期及预后

| 分　　期 | 肿瘤生长范围 | 五年存活率(%) |
|---|---|---|
| A 期 | 肿瘤限于黏膜层 | 100 |
| $B_1$ 期 | 肿瘤侵及肌层,但未穿透,无淋巴结转移 | 67 |
| $B_2$ 期 | 肿瘤穿透肌层,但无淋巴结转移 | 54 |
| $C_1$ 期 | 肿瘤未穿透肌层,但有淋巴结转移 | 43 |
| $C_2$ 期 | 肿瘤穿透肠壁,并有淋巴结转移 | 22 |
| D 期 | 有远隔脏器转移 | 极低 |

4. 扩散途径

(1) 直接蔓延:当癌组织侵及浆膜时,可直接蔓延至邻近器官,如前列腺、膀胱、腹膜及腹后壁等。

(2) 淋巴管道转移:先转移至附近的淋巴管和淋巴结,如直肠癌,首先转移到直肠旁淋巴结;结肠癌首先转移至结肠上、旁、中间和末端淋巴结,以后可扩散至盆腔和周围淋巴结。

(3) 血道转移:大肠癌晚期可经血道转移至肝、肺、骨等处。

(4) 腹腔种植转移:癌组织穿透肠壁浆膜后,癌细胞可脱落播散,在腹腔内形成转移,常见的部位为膀胱直肠陷凹和子宫直肠陷凹部位。

# 四、原发性肝癌

原发性肝癌(primary carcinoma of liver)是由肝细胞或肝内胆管上皮细胞发生的恶性肿瘤,简称肝癌,包括肝细胞性肝癌、胆管细胞肝癌和混合型肝癌。发病年龄在中年以上,男性多于女性。我国肝癌发病率较高。

1. 病因

(1) 肝硬化:70%~90%的肝细胞肝癌发生在肝硬化的基础上,尤以坏死后肝硬化发生肝癌者最多见,其次为门脉性肝硬化。

(2) 肝炎病毒:原发性肝癌的发生与乙肝病毒和丙肝病毒的感染有密切关系。慢性乙肝病毒感染的人群中肝细胞癌的发生率是正常人群的 100 倍。而有效使用乙肝疫苗可有效降低肝细胞癌的发生率。

(3) 酒精:酒精是导致肝硬化的主要原因,肝硬化又是发生肝癌的危险因素。

(4) 黄曲霉菌毒素与亚硝胺类:可使肝癌的发生率增高。

(5) 遗传代谢性疾病:某些遗传代谢性疾病,如糖原贮积病、$\alpha_1$-抗胰蛋白酶缺乏症、遗传性酪氨酸血症等肝癌发病较正常人群高。

(6) 寄生虫感染:寄生在肝内胆管的华支睾吸虫可刺激肝内胆管上皮细胞增生,进而发展为胆管细胞癌。

2. 病理变化

（1）早期肝癌：又称小肝癌，指单个瘤结节直径在 3cm 以下，或者瘤结节数目不超过 2 个且直径总和不超过 3cm 的原发性肝癌。瘤结节呈球形或分叶型，与周围组织界限清楚，切面无出血、坏死。

（2）中、晚期肝癌：肝体积明显增大，重量增加，可呈黄绿色或棕黄色，癌组织弥漫分布或局限在一叶，大多伴有肝硬化。肉眼形态分三型：①块状型：肿瘤为一实体块状，直径大于 5cm，若直径大于 10cm 称为巨块型（图 16-9）。瘤体多位于肝右叶，质软，中心常有出血坏死。瘤体周边常有散在的卫星状瘤结节。此型较少合并肝硬化。②多结节型：最多见，瘤结节圆形或椭圆形，多个散在分布，大小不等，直径由数毫米至数厘米，可互相融合。此型多合并肝硬化。③弥漫型：癌组织弥漫分布，无明显的结节形成，此型多在肝硬化基础上发生，很少见。

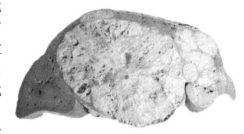

图 16-9　原发性肝癌（巨块型）

组织学类型以肝细胞癌最常见，由肝细胞发生。分化较好者异型性小，肿瘤细胞类似肝细胞，排列成条索状或呈腺管状，癌细胞间有丰富的血窦样间隙；分化较差者异型性明显（彩图 16-10），可见瘤巨细胞。胆管细胞癌较少见，发生于肝内胆管上皮，癌细胞与胆管上皮细胞相似，排列成腺管样，间质较丰富，此型较少见。混合性细胞癌很少见，由肝细胞癌和胆管上皮细胞癌两种成分组成。

3. 扩散方式　肝癌首先在肝内蔓延和扩散。癌细胞常沿门静脉分支播散，在肝内形成多个转移癌结节，还可逆行至门静脉主干，形成癌细胞栓，引起门静脉高压。晚期可通过淋巴道转移至肝门淋巴结，上腹部及腹膜后淋巴结。经肝静脉进行肺、肾上腺、脑和骨转移。

4. 病理临床联系　临床上多有肝硬化及病毒性肝炎病史。早期肝癌临床上可无明显的症状和体征，随病变进展，可出现进行性消瘦、乏力、肝大、肝区疼痛、黄疸及腹水等。临床上可以通过测定血清甲胎蛋白（AFP）的含量进行辅助诊断。原发性肝癌预后不良，平均存活期 7 个月，可因恶病质、胃肠道出血、肝功能衰竭等而死亡。

# 五、胰　腺　癌

胰腺癌（carcinoma of pancreas）为一种较少见的消化系统恶性肿瘤，患者年龄多在 40～70 岁之间，男性多于女性。

1. 病理变化　约 70％发生在胰头，25％发生在尾部，全胰癌少见。肉眼观，癌组织呈圆形或长圆形，有的边界清晰，有的弥漫浸润，与正常组织无明显分界。癌周组织常硬化。镜下观，可将胰腺癌分为管腺癌、囊腺癌、黏液癌、实性癌四种组织类型。其次为未分化癌或多形性癌，尚有鳞状细胞癌或腺鳞癌，但少见。

2. 病理临床联系　无痛性黄疸（因肿瘤压迫胆管）。体尾部癌的主要症状为深部刺痛（癌组织侵入腹腔神经丛）、腹水（侵入门静脉）、脾大（癌组织压迫脾静脉）。此外，还可见贫血、呕血、便秘等症。因不易早期发现治疗，故预后不佳，常在一年内死亡。

3. 扩散及转移　经门静脉转移至肝较常见，尤其是体尾部癌，进而侵入腹腔神经丛同淋巴间隙，继而向远处转移至肺、骨等处。胰头癌早期可直接蔓延至邻近组织，转移至胰头旁及胆总管旁淋巴结。

# 第八节　肝 性 脑 病

肝性脑病(hepatic encephalopathy,HE)是继发于严重肝脏疾病,以中枢神经系统功能障碍为主要表现的神经精神综合征。轻者表现性格改变,进而发生精神错乱、行为异常、定向障碍和扑翼样震颤,嗜睡、意识丧失、昏迷状态等。

## 一、原因及分类

1. 根据毒性物质进入体循环的途径　分为内源性和外源性肝性脑病。①内源性肝性脑病常由急性肝细胞坏死,毒性物质通过肝脏时未经解毒即进入体循环。②外源性肝性脑病多由慢性肝脏疾病(肝硬化),因门脉高压导致侧支循环建立,以致肠道吸收毒性物质经侧支循环绕过肝脏进入体循环,引起肝性脑病。

2. 按发生速度　分急性和慢性肝性脑病。①急性肝性脑病常由重症病毒性肝炎或严重急性中毒性肝炎引起。②慢性肝性脑病常继发于严重慢性肝病(肝硬化、原发性肝癌)和(或)门腔静脉分流术。由于门腔静脉间有手术分流或自然形成的侧支循环,使门静脉中的毒性物质未经肝脏解毒而进入体循环,导致中枢神经系统的功能紊乱。此型患者多伴血氨升高,相当于外源性肝性脑病。

## 二、发 生 机 制

肝性脑病的发生与多种因素有关,其发生机制有以下几种学说:

### (一)氨中毒学说

1. 血氨升高的原因

(1)氨生成增多:①门脉高压时,胃肠黏膜淤血水肿,肠蠕动减弱以及胆汁分泌减少等因素,导致肠道细菌活跃,大量分解未经消化吸收的蛋白质,使肠内产氨增多。②门脉高压可致食管下段静脉丛曲张破裂出血,血液蛋白质在肠道细菌作用下分解,产氨增多。③尿素分解产氨增多,肝功能不全时,可致肾衰竭而发生氮质血症,尿素从血液中弥散至肠腔增多,经细菌尿素酶作用分解,使肠道产氨增多。④肝性脑病患者早期狂躁不安、躁动,使肌肉活动加强,肌肉的腺苷酸分解代谢增强而产氨增多。

(2)氨清除减少:①鸟氨酸循环障碍,肝功能衰竭时,肝内酶系统受损,ATP 供给不足,鸟氨酸循环障碍,尿素合成减少使氨清除不足。②侧支循环建立,来自肠道的氨可绕过肝脏而直接进入体循环,引起血氨升高。

2. 氨对脑组织的毒性作用

(1)干扰脑细胞的能量代谢:血氨可自由通过血-脑脊液屏障,并从多个环节干扰脑细胞的能量代谢,使脑能量生成减少,消耗过多,导致脑细胞完成各种功能所需的能量严重不足,从而不能维持中枢神经系统的兴奋活动。主要包括:①氨能抑制丙酮酸脱氢酶的活性,妨碍丙酮酸的氧化脱羧过程,使 NADH 和乙酰辅酶 A 生成减少,三羧酸循环过程停滞,可使 ATP 产生减少。②氨与三羧酸的中间代谢产物 α-酮戊二酸结合,生成谷氨酸,消耗了大量的还原型辅酶Ⅰ(NADH),影响了呼吸链递氢过程,导致 ATP 生成减少。③氨与 α-酮戊二酸结合、生成谷氨酸,消耗了 α-酮戊二酸,使三羧酸循环底物减少,ATP 生成减少。④氨与谷氨酸结合生成谷氨酰胺过程中消耗了大量

ATP(图 16-11)

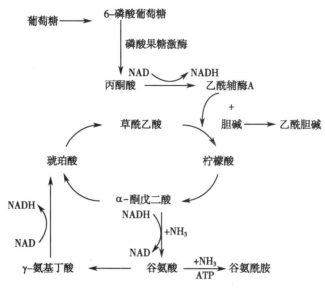

图 16-11　氨对脑毒性作用的机制

（2）氨使脑内神经递质发生改变：血氨增高可引起脑内兴奋性神经递质乙酰胆碱和谷氨酸减少，抑制性神经递质 γ-氨基丁酸和谷氨酰胺增多，使神经递质之间的调节作用失去平衡，从而导致中枢神经系统功能紊乱。①谷氨酸与氨结合生成谷氨酰胺，导致兴奋性神经递质谷氨酸减少，抑制性神经递质谷氨酰胺增多；②氨可抑制丙酮酸脱氢酶的活性，使乙酰辅酶 A 生成减少，进而使兴奋性神经递质乙酰胆碱合成减少等。

（3）氨对神经细胞膜的抑制作用：①氨可干扰神经细胞膜 Na$^+$-K$^+$-ATP 酶活性，影响细胞内外 Na$^+$、K$^+$分布，使膜电位改变和兴奋性异常。②氨与 K$^+$ 竞争向细胞内的转移，从而影响 Na$^+$、K$^+$在神经细胞膜内外的正常分布，干扰神经传导活动。

此外，研究表明，氨可刺激海马回、杏仁核为主的大脑边缘系统，出现情绪、性格与行为异常等神经精神症状。

**（二）假性神经递质学说**

1. 假性神经递质的形成　正常情况下，食物蛋白质在肠道分解成氨基酸，其中芳香族氨基酸如苯丙氨酸和酪氨酸，在肠道细菌脱羧酶的作用下生成苯乙胺和酪胺。苯乙胺和酪胺经肠壁吸收，经门静脉进入肝脏，在肝单胺氧化酶的作用下被分解。肝功能严重障碍或有门-体分流时，这些胺类物质在血中浓度增加并可通过体循环透过血-脑脊液屏障进入脑组织。在脑干网状结构的神经细胞内，苯乙胺和酪胺在 β-羟化酶作用下生成苯乙醇胺和羟苯乙醇胺。苯乙醇胺和羟苯乙醇胺的化学结构与正常神经递质去甲肾上腺素和多巴胺相似（图 16-12），但其生物活性极低，不能完成真性神经递质的功能，故称假性神经递质。

2. 假性神经递质的毒性作用　脑干网状结构中假性神经递质增多时，可竞争性取代正常神经递质而被神经末梢摄取和储存。但因其生物活性远不及正常神经递质，致使网状结构上行激活系统功能失常，传至大脑皮质的兴奋冲动受阻，以致大脑功能发生抑制，出现意识障碍乃至昏迷。如果锥体外系中的多巴胺被假性神经递质所取代，则机体运动协调障碍，可出现扑翼样震颤。

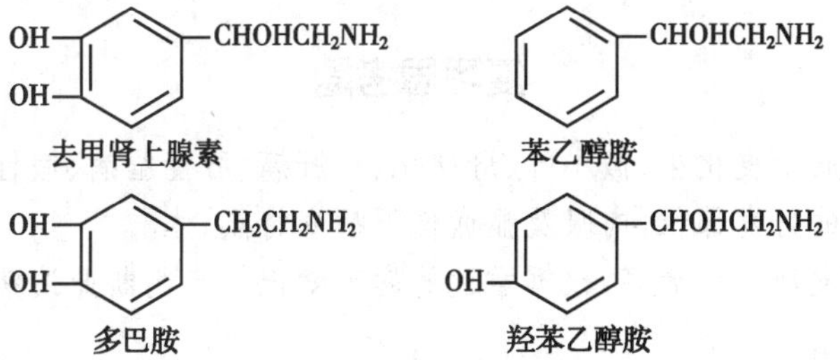

**图 16-12　正常及假性神经递质的结构**

### （三）血氨基酸失衡学说

由于肝功能障碍或门-体分流,使肝对胰岛素和胰高血糖素的灭活减弱,血浆胰岛素和胰高血糖素水平升高。其中胰高血糖素比胰岛素升高更甚。故血中胰岛素/胰高血糖素比值降低,使机体内分解代谢增强,大量芳香族氨基酸由肝和肌肉释放入血。但肝对芳香族氨基酸的降解能力降低,同时糖异生作用障碍使芳香族氨基酸转为糖的能力也降低,结果导致血中的芳香族氨基酸增高。血浆氨基酸失衡会导致:①假性神经递质生成增多:进入脑内的芳香族氨基酸尤其是酪氨酸、苯丙氨酸在脱羧酶和 β-羟化酶的作用下,分别生成苯乙醇胺和羟苯乙醇胺,干扰正常神经递质的功能。②抑制性神经递质增多:脑内增多的色氨酸,经羟化酶和脱羧酶的作用,生成 5-羟色胺。5-羟色胺是中枢神经系统中重要的抑制性神经递质,从而干扰脑细胞功能。

### （四）γ-氨基丁酸学说

γ-氨基丁酸(GABA)是抑制性神经递质,肝功能障碍或门-体分流时,肝脏对 GABA 的清除减低,使血中 GABA 增多。当肝功能衰竭时,细胞因子、自由基等能使血-脑脊液屏障通透性增加,血中 GABA 易进入脑。当脑内的 GABA 增多时,与突触后神经元的特异性受体结合,引起氯离子通道开放,氯离子进入神经细胞内增多,使神经细胞膜的静息电位处于超级化状态,从而引起突触后的抑制作用,产生肝性脑病。

除上述因素外,许多蛋白质和脂肪的代谢产物,如硫醇、短链脂肪酸、酚等对肝性脑病的发生、发展也有一定作用。其确切机制有待进一步研究。

## 三、诱 发 因 素

多数肝性脑病往往有明显的诱发因素。了解肝性脑病的诱因对其预防、治疗和评价预后具有重要意义。上消化管出血、碱中毒、感染、肾功能障碍、高蛋白饮食、药物应用不当等均可诱发肝性脑病。

## 四、预 防 原 则

1. 积极预防原发疾病　如肝炎、肝硬化等。采用高糖、多种维生素和能量合剂,严格控制蛋白质摄入量,预防消化道出血。应用肠道抗生素,如新霉素,抑制肠道菌的生长,减少产氨。

2. 改善肝性脑病　口服乳果糖,降低肠道 pH 值,减少肠道产氨和促进铵盐排出。使用降氨药,如谷氨酸、精氨酸,起到促进鸟氨酸循环和降氨的作用。应用左旋多巴,左旋多巴(L-DOPA)能透过血-脑脊液屏障进入脑组织,在脑内经脱羧酶作用后生成多巴胺,间接补充正常神经递质。

## 复习思考题

1. 名词解释　肠上皮化生、假小叶、肝硬化、小肝癌、肝性脑病、假性神经递质

2. 试述溃疡病的好发部位,肉眼及显微镜下病变特点。

3. 如果胃窦部发现一个溃疡,根据学过的病理知识初步判断此溃疡是良性溃疡还是恶性溃疡,请列表说明。

4. 试述肝硬化时门脉高压症和肝功能不全的临床表现。

5. 胃癌的扩散途径及常见的组织学类型有哪些?

6. 试述血氨增高对肝性脑病的作用机制。

（杨　红）

# 第十七章

# 泌尿系统疾病

泌尿系统由肾脏、输尿管、膀胱和尿道组成,主要功能是排泄机体代谢过程中产生的废物,调节水和无机盐类,以维持机体内水、电解质和酸碱平衡。此外,肾脏还分泌肾素、促红细胞生成素、$1,25-(OH)_2D_3$等,参与机体代谢和调节等。

肾单位是肾脏的基本功能单位,包括肾小球和肾小管。肾小球的功能是滤过作用,其滤过膜由内皮细胞、基底膜和脏层上皮细胞构成(图17-1)。

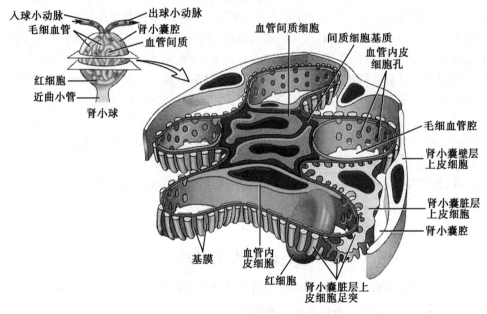

图 17-1 肾小球超微结构模式图

泌尿系统的疾病种类很多,本章主要介绍肾小球肾炎、肾盂肾炎、泌尿系统常见肿瘤和肾功能不全等常见疾病。

## 第一节 肾小球肾炎

肾小球肾炎(glomerulonephritis)是以肾小球病变为主的变态反应性炎症。肾小球疾病是以肾小球损害为主的一组疾病,又称为肾小球肾炎。可分为原发性肾小球肾炎、继发性肾小球疾病和遗传性肾炎。原发性肾小球肾炎是原发于肾脏的独立性疾病,肾是唯一或主要受累的脏器。继发性肾小球疾病是由免疫性、血管性或代谢性全身性疾病引起的肾小球病变。遗传性肾炎是指一组以肾小球改变为主的遗传性家族性肾脏疾病。本节主要讨论原发性肾小球肾炎。

# 一、病因和发病机制

1. 病因 肾小球肾炎发病的相关抗原有内源性和外源性两大类。内源性抗原包括肾小球性抗原(基膜抗原、足细胞膜抗原、内皮细胞膜抗原、系膜细胞抗原)、非肾小球性抗原(DNA、核抗原、免疫球蛋白、肿瘤抗原、甲状腺球蛋白等);外源性抗原包括病原体成分、药物、外源性凝集素、异种血清等。

2. 发病机制 主要与抗原抗体反应有关,不同的抗原物质引起不同的抗原抗体复合物形成,沉积的部位不同,肾炎的类型不同。通过循环免疫复合物沉积和原位免疫复合物形成两种方式。

(1) 循环免疫复合物沉积在肾小球:抗体与非肾小球性可溶性抗原结合在血液中形成循环性免疫复合物,随血液流经肾脏时,沉积肾小球内,引起Ⅲ型超敏反应,并常与补体结合,引发肾小球病变。免疫荧光检查可见基底膜或在系膜区出现颗粒荧光。

(2) 肾小球内原位免疫复合物形成:抗体与肾小球内固有的抗原成分或通过血液循环与植入在肾小球的抗原结合,在原位形成免疫复合物。不同的抗原可引起不同类型的肾炎。①抗肾小球基膜肾炎抗原的形成,可能是由于感染或其他因素使基膜结构发生改变,也可能由于病原微生物与肾小球基膜具有共同的抗原性而引起交叉反应。免疫荧光检查,示抗体沿基膜沉积,形成连续线性荧光。②Heymann 肾炎,肾近曲小管刷状缘成分与足突细胞基膜侧小凹面胞膜具有共同抗原性,产生的抗体会与足细胞膜上相应抗原结合,形成的肾脏病变。免疫荧光显示免疫球蛋白或补体沿基膜呈弥漫性颗粒状分布。③抗体与植入抗原的反应,植入肾小球以外的抗原(DNA、病原体的某些产物、药物、聚合的大分子蛋白等)随血液流经肾脏通过与肾小球成分的反应定位于肾小球,与抗体形成原位免疫复合物。免疫荧光检查,呈颗粒状或不规则分布的荧光。

此外,细胞免疫性肾小球肾炎的发生与细胞免疫产生的致敏的 T 淋巴细胞引起的肾小球损伤有关。抗肾小球细胞抗体或补体替代途径激活引起,也可引起肾小球损伤。下面介绍几种常见的肾小球肾炎类型。

# 二、肾小球肾炎的病理类型

常见肾小球肾炎有急性弥漫性增生性肾小球肾炎、新月体性肾小球肾炎、肾病综合征及相关的肾炎类型、IgA 肾病、慢性肾小球肾炎等。

## (一) 急性弥漫性增生性肾小球肾炎

急性弥漫性增生性肾小球肾炎(acute diffuse proliferatiive glomerulonephritis),简称急性肾炎。多数患者与感染有关,最常见的病原体是 A 族乙型溶血性链球菌中的致肾炎菌珠。另外,肺炎球菌、葡萄球菌等细菌和腮腺炎、麻疹、水痘和肝炎等病毒也可引起本病。本病的发生可能由循环免疫复合物沉积引起。多见于 5~14 岁儿童,亦可发生成人,临床表现为急性肾炎综合征。

1. 病理变化 肉眼观,双侧肾轻至中度肿大,被膜紧张,表面光滑,颜色暗红,包膜无粘连。肾表面与切面可见散在的出血点,故称大红肾或蚤咬肾。切面见皮髓质分界清晰,皮质略增厚。光镜下,肾小球体积增大,细胞数增多,增生的细胞主要为肿胀内皮细胞和系膜细胞,中性粒细胞和巨噬细胞浸润,毛细血管腔狭窄。病变严重者毛细血管壁坏死,腔内有血栓形成;部分病例壁层上皮细胞增生明显;近曲小管的上皮细胞变性,管腔内可见蛋白管型、红细胞管型、白细胞管型及颗粒管型;肾间质充血、水肿、少量炎细胞浸润(彩图17-2)。免疫荧光检查,肾小球基膜和系膜区有 IgG 和补体 $C_3$ 沉积,颗粒状分布。

2. 病理临床联系　本型发病急,主要表现为急性肾炎综合征。

(1)尿的变化:早期出现血尿,伴有蛋白尿、管型(各种管型)尿,少尿,一般于2周后逐渐恢复正常,少数病人可发展为无尿和肾衰竭。

(2)水肿:出现较早,轻者为晨起眼睑水肿,重者发生全身性水肿。主要原因是肾小球滤过率降低,水、钠潴留以及超敏反应引起毛细血管通透性增高。

(3)高血压:大部分病人出现高血压,原因可能是钠、水潴留,血容量增加,患者血浆肾素水平一般不增高。

3. 预后　儿童预后好,多数患儿肾脏病变逐渐消退,症状减轻和消失。约1‰患儿转变为快速进行性肾小球肾炎。另有1‰~2‰患儿转为慢性肾炎。成人患者预后较差,转变为慢性肾炎的比例较高,可在数年至数十年内发展为终末期肾。

### (二)新月体性肾小球肾炎

新月体性肾小球肾炎(crescentic glomerulonephritis,CrGN)为一组病情快速发展的肾小球肾炎,又称急进性肾小球肾炎。临床上表现为快速进行性肾炎综合征,故又称为快速进行性肾小球肾炎。

1. 病理变化　肉眼观,双肾体积增大,颜色苍白,皮质表面可有点状出血,切面见早期皮质增厚,晚期变薄。光镜观,50%以上肾小球球囊内有新月体形成,新月体主要由增生的壁层上皮细胞和渗出的单核巨噬细胞构成,有时可见淋巴细胞。早期新月体以细胞成分为主,称细胞性新月体;以后纤维增多,称纤维-细胞性新月体;最终新月体纤维化,称纤维性新月体。新月体形成使肾小球球囊腔变窄或闭塞,并压迫毛细血管丛,毛细血管腔狭窄,可发生肾小球萎缩、纤维化。肾小管上皮细胞变性,因蛋白的吸收导致细胞内玻璃样变。病变肾单位所属肾小管上皮细胞萎缩甚至消失。肾间质水肿、炎细胞浸润,后期发生纤维化(图17-3)。

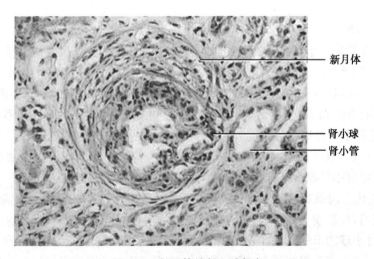

新月体

肾小球
肾小管

图 17-3　新月体性肾小球肾炎

2. 病理临床联系　常有血尿,伴红细胞管型;中度蛋白尿;迅速出现少尿、无尿和氮质血症;伴或不伴水肿、高血压。

3. 预后　本病预后极差。随病变进展,肾功能进行性损害,而最终导致肾衰竭,病死率高,5年生存率约25%。

### (三)肾病综合征及相关的肾小球肾炎

1. 膜性肾小球病(membranous glomerulopathy)　肉眼观,双侧肾脏肿大,颜色苍白,称"大白肾"。光镜观,肾小球毛细血管基底膜弥漫性增厚,基膜外侧有许多钉状突起,增厚的基膜使毛细血管管腔狭窄,引起肾小球缺血而发生纤维化,玻璃样变。近曲小管上皮细胞内含有吸收的蛋白小滴,间质炎细胞浸润。肾小球基膜上皮细胞侧出现免疫复合物的沉积,免疫荧光检查为颗粒状荧光。临床表现肾病综合征(高蛋白尿、高度水肿、高脂血症和低蛋白血症)。

2. 微小病变性肾小球肾炎(minimal chang glomerulopathy)　肉眼观,肾脏肿胀,颜色苍白,切面皮质可出现黄色条纹,肾小管上皮细胞内出现脂质沉积。光镜观,肾小球结构病变不明显,近曲小管上皮细胞内出现脂滴和蛋白小滴。电镜下,肾小球脏层上皮细胞足突弥漫性消失。临床表现肾病综合征。最早出现水肿、蛋白尿,一般不出现高血压和血尿。经治疗患儿预后良好,部分患儿可复发。

3. 局灶性节段性肾小球硬化(focal segmental glomeruloscle-rosis,FSG)　其病变特点是部分肾小球的部分小叶或毛细血管袢硬化,临床表现为肾病综合征,少数患者有蛋白尿。常伴有血尿和高血压。本病预后较差,多发展为慢性肾小球肾炎,小儿患者预后较好。

4. 膜性增生性肾小球肾炎(membranoproliferative glomerulonephritis)　病变特点是肾小球基膜增厚、系膜细胞增生和系膜基质增多。此型根据超微结构和免疫荧光的特点又可分为Ⅰ型和Ⅱ型,光镜下病变相似。临床表现肾病综合征,常有血尿。本病预后较差,绝大多数患者10年内出现慢性肾衰竭。

5. 系膜增生性肾小球肾炎(mesangial proliferative glomerulonephritis)　其病变特点是弥漫性系膜细胞增生及系膜基质增多。临床表现具有多样性,可表现肾病综合征,也可无症状蛋白尿或血尿。多见于青少年,男性多于女性。病变轻者疗效好,重者出现肾功能不全。

### (四)IgA肾病

多发生于儿童和青年,发病前常有上呼吸道感染,少数也有泌尿系统和消化系统感染,临床表现血尿、轻度蛋白尿,少数病人表现为急性肾炎综合征。病变特点是系膜细胞增生和系膜基质增多。也可表现为局灶性节段性增生或硬化,少数有较多的新月体形成。免疫荧光检查系膜区有IgA沉积,也可出现IgG和IgM。儿童患者预后较好,成人预后较差。

### (五)慢性肾小球肾炎

慢性肾小球肾炎(chronic glomerulonephritis)为各类型肾小球肾炎发展的终末阶段。病变特点因大量肾小球发生纤维化、玻璃样变,又称慢性硬化性肾小球肾炎。

1. 病理变化　肉眼观,双肾体积缩小,表面弥漫性颗粒状,质地变硬,称颗粒性固缩肾。切面见皮质变薄,皮髓质分界不清,肾盂周围脂肪增多(彩图17-4)。

光镜观,肾小球内PAS染色阳性的嗜酸性玻璃样物质增多,细胞减少。肾小球纤维化、玻璃样变,所属肾小管萎缩或消失,间质纤维化,淋巴细胞、浆细胞浸润,细小动脉管壁玻璃样变,局部肾小球相互靠拢。病变轻的肾小球、肾小管代偿性肥大及扩张,肾小管腔中可见各种管型。

2. 病理临床联系

（1）尿的改变：由于大量肾单位受损，功能丧失，血液流经残留肾单位时速度加快，肾小球滤过率增加，但肾小管重吸收功能有限，尿浓缩功能降低，使病人出现多尿、夜尿及低比重尿。

（2）高血压：由于肾小球萎缩、纤维化，肾单位严重缺血，肾素分泌增多，导致高血压，高血压引起细小动脉硬化，肾缺血加重，肾素分泌进一步增加，加重高血压，出现恶性循环。

（3）贫血：主要由于肾组织破坏，促红细胞生成素分泌减少。此外，体内代谢产物堆积可抑制骨髓造血功能。

（4）水、电解质和酸碱平衡失调：由于肾单位病变不断加重，代谢产物不能排出，引起酸中毒、水钠代谢紊乱及高钾血症等。

（5）氮质血症和尿毒症：肾功能障碍时，机体非蛋白氮含量高于正常范围甚至出现尿毒症。

（6）左心病变：长期高血压可导致左心肥大，严重者出现心力衰竭。

3. 预后　极差，如不能及时有效地血液透析或肾移植，病人多死于尿毒症或高血压引起的心力衰竭、脑出血。

## 三、预防原则

1. 预防感染，锻炼身体、增强体质，避免受凉，是预防的主要措施。

2. 注意患者卧床休息及饮食，蛋白质的摄入量。对症治疗，如利尿、降压等危重的并发症，急性肾衰竭者可采用透析治疗。

> **痛风肾：**痛风肾是长期痛风病而引起的肾脏病变和临床表现的一个综合征。包括痛风性肾炎、痛风尿路结石、肾盂积水。三个体征合并称痛风肾。

## 第二节　泌尿系统感染性疾病

### 一、病因及发病机制

病原菌种类很多，主要为大肠杆菌，其次是变形杆菌、产气杆菌、肠球菌和葡萄球菌等。感染途径有血源性感染和上行性感染两种。

1. 血源性感染　病原菌从感染病灶侵入血流，到达肾脏引起急性肾盂肾炎，细菌以葡萄球菌多见，双侧肾脏常同时受累。

2. 上行性感染　细菌沿输尿管和输尿管周围的淋巴管上行到达肾盂，引起肾盂、肾间质和肾小管的炎症，细菌多为大肠杆菌，病变可单侧，也可双侧。此外，插导尿管、膀胱镜检查等操作时将细菌带入膀胱继而引起肾盂肾炎；膀胱输尿管反流及肾内反流也可以使细菌通过输尿管进入肾盂。

### 二、肾盂肾炎

肾盂肾炎（pyelonephritis）是由细菌引起的肾盂、肾间质和肾小管的炎症性疾病。以女性多见，根据病程分急性肾盂肾炎和慢性肾盂肾炎。

1. 急性肾盂肾炎（acute pyelonephritis） 是由化脓菌感染引起的肾盂、肾间质和肾小管的急性化脓性炎症。

（1）病理变化：肉眼观，单侧或双侧肾脏体积增大，表面充血、有大小不等的黄白色脓肿，其周围有充血带，病灶可弥漫分布，也可局限某一区域，病灶相互融合形成较大的脓肿。切面可见肾盂黏膜表面有脓性渗出物，肾髓质内向皮质延伸的黄色条纹。镜下观，肾盂黏膜充血、水肿、大量中性粒细胞浸润，肾间质可见大小不等脓肿，脓肿可破入肾小管，肾小管腔内可见中性粒细胞和脓细胞，肾小球病变不明显。如上行性感染，病变先累及肾盂；血源性感染，病变先累及肾皮质并向髓质和肾盂蔓延（彩图 17-5）。

（2）病理临床联系：全身表现起病急，患者表现发热、寒战、白细胞增多等症状，并伴有脓尿、菌尿、蛋白尿、管型尿、血尿。由于急性炎症刺激膀胱和尿道，引起患者尿急、尿频、尿痛等膀胱刺激症状。肾增大被膜紧张，表现腰部酸痛和肾区叩击痛。

（3）结局：大多数患者及时正确治疗可治愈，若治疗不及时或诱因持续存在，可转变为慢性肾盂肾炎，也可并发肾乳头坏死、肾盂积脓、肾周围脓肿等。

2. 慢性肾盂肾炎（chronic pyelonephritis） 大多数由急性肾盂肾炎反复发作转变而来，也有少部分病人急性肾盂肾炎的表现不明显。多见于儿童。

（1）病理变化：肉眼观，一侧或双侧肾脏体积缩小，形状不规则，出现不规则的凹陷性瘢痕，切面肾皮髓质界限不清，肾乳头萎缩，肾盂黏膜粗糙，肾盂和肾盏因瘢痕收缩而变形。镜下观，肾盂和肾盏黏膜慢性炎细胞浸润和纤维组织增生，肾内细动脉和小动脉发生玻璃样变和硬化，肾间质有淋巴细胞、浆细胞浸润及纤维组织增生，早期肾小球变化不明显，后期肾小球纤维化和玻璃样变。

（2）病理临床联系：急性发作时，可出现急性肾盂肾炎的表现。肾小管尿液浓缩功能下降和丧失，可引起多尿和夜尿，肾组织纤维化和小动脉硬化导致肾缺血，引起高血压。晚期肾组织破坏严重时，出现肾衰竭的表现。

（3）结局：如能积极治疗，去除诱因，可控制病情的发展。若病变广泛并累及双肾，可引起高血压和肾衰竭等，预后较差。

## 三、膀　胱　炎

膀胱炎（cystitis）分为特异性和非特异性细菌感染。特异性的细菌感染是指膀胱结核。非特异性膀胱炎大多数是由化脓菌引起的，如金黄色葡萄球菌、大肠杆菌、副大肠杆菌等引起的。诱因有结石、异物、肿瘤或阻塞性病变，包括由于神经系统疾病产生的排尿功能障碍等。膀胱炎是泌尿系统最常见的疾病，尤以女性多见。可分为急性、慢性膀胱炎。

1. 急性膀胱炎（acute cystitis） 膀胱黏膜充血、水肿、出血和溃疡形成，并有脓液或坏死组织，以三角区最明显。患者临床表现膀胱的刺激症状（尿频、尿急、尿痛）等，可有肉眼血尿和血块排出。全身表现为疲乏无力、低热、耻骨联合上不适和腰背痛。

2. 慢性膀胱炎（chronic cystitis） 膀胱黏膜增生或萎缩、肉芽组织形成，并有纤维组织增生，膀胱容量减少。慢性膀胱炎与急性膀胱炎的临床症状相似，但无高热，症状持续数周或间歇性发作，患者腰腹部及膀胱会阴区不适感或隐痛。

## 四、预　防　原　则

1. 积极采取预防措施 注意个人卫生，尤其是会阴部和肛周清洁。坚持体育锻炼，避免过度劳累,增强机体的抵抗力;严格掌握尿路器械检查的指征,多饮水、勤排尿是预防尿路感染最简单而有效的措施。

2. 合理治疗　使用抗菌药物控制症状、消灭病原体;一般治疗和对症治疗。

# 第三节　尿　石　症

尿石症(urolithiasis)是由尿液内的盐类物质沉积形成的固体石块,又称尿结石。多发生于 20～40 岁的青壮年,男性多于女性。结石发生的部位是肾、输尿管、膀胱和尿道,但以肾和输尿管结石常见。

1. 原因及发病机制　①尿中晶体饱和度过高,在尿中磷酸盐、草酸盐、尿酸盐则易析出、沉淀、结聚。②尿内存在晶体聚合抑制因子,如焦磷酸盐、枸橼酸、透明质酸、镁、多糖、尿素等,这些抑制因子和晶体表面的某些特殊部位结合,抑制则易引起析出的晶体再形成和聚合。③三聚氰胺与婴幼儿泌尿系统结石发病关系密切。三聚氰胺进入人体后,发生取代反应(水解),生成三聚氰酸,三聚氰酸和三聚氰胺形成大的网状结构,可导致肾结石形成。此外,尿石症的形成诱发因素有尿路感染、尿路慢性梗阻、异物、生活环境、长期卧床等。

2. 类型　尿石症的类型有草酸盐结石、磷酸盐结石、碳酸盐结石、尿酸盐结石、胱氨酸盐结石。

3. 病理变化及其对机体的影响　尿结石大小不一,小的很小,只有针头大小,大的直径可达 10cm 以上。数量不等,形状可呈圆形、椭圆形或不规则形,表面光滑或粗糙。尿石症对机体的影响主要是引起患者血尿、输尿管结石可引发肾绞痛、肾盂积水、也可诱发泌尿系统细菌感染和肾盂肾炎。

4. 预防原则　积极采取预防措施,多饮水、预防和控制泌尿系感染;对症治疗,如用药或体外碎石,非手术治疗无效者可手术取石;有肾绞痛者可用解痉药。

# 第四节　泌尿系统常见肿瘤

## 一、肾　细　胞　癌

肾细胞癌(renal cell carcinoma)是起源于肾小管上皮细胞的恶性肿瘤。又称为肾腺癌,发生于 40 岁以上,男性多于女性。

1. 病因及发病机制　除化学性致癌物外,吸烟是引起肾癌的重要因素。其他危险因素,如肥胖(特别是女性)、高血压、接触石棉、石油产品和重金属等。

遗传性肾癌为常染色体显性遗传,发病年龄较小,常双侧、多灶性发病,但较少见,仅占肾癌的 4%。

2. 病理变化　肉眼观,圆形肿物,直径 3～15cm,切面淡黄色或灰白色,可见灶状出血、坏死、软化及钙化。肿瘤境界清楚,有假包膜形成,肿瘤表现为红、黄、灰、白等多种颜色相交错(彩图 17-6)。

镜下观,组织学分型为:①透明细胞癌:肿瘤细胞体积较大,圆形或多边形胞质丰富,透明或颗粒状,核小而深染,此型约占 70%～80%。②乳头状癌:肿瘤细胞呈立方或矮柱状,乳头样排列,约占 10%～15%。③嫌色细胞癌:肿瘤细胞大小不一,胞质淡染或略嗜酸性,核周常有空晕,约占 5%。

3. 病理临床联系  无痛性血尿是其最主要症状,常为间歇性血尿,早期仅有镜下血尿。血尿、腰痛、肾区肿块是具有诊断意义的三个症状。

4. 转移及预后  肾细胞癌容易转移,最常转移的部位是肺和骨,其次是肝、肾上腺等器官。可向肾盂、肾盏和输尿管直接蔓延,穿过肾包膜向周围组织和器官蔓延。预后差,5 年生存率约为 45%,如无转移,早期手术切除,预后较好。

# 二、膀胱尿路上皮肿瘤

膀胱肿瘤绝大多数起源于上皮组织,上皮肿瘤的成分为尿路上皮(移行上皮),也发生鳞状细胞癌、腺癌和间叶组织来源的肿瘤,但发病率较低。

1. 病因  长期接触联苯胺、苯胺和萘胺等化学致癌物质有关。此外,膀胱黏膜的慢性炎症,使膀胱黏膜上皮增生和化生,继而发生癌变。

2. 病理变化  尿路上皮肿瘤分为尿路上皮乳头状瘤、低度恶性潜能的尿路上皮瘤、低级别尿路上皮乳头癌和高级别尿路上皮乳头癌。尿路上皮癌好发于膀胱侧壁和膀胱三角区接近输尿管开口处。肿瘤大小不等,可呈乳头状或息肉状,可单发。低级别尿路上皮乳头癌的细胞形态较规则,细胞排列紧密,肿瘤由纤细、多分支和轻度融合的乳头组成,细胞核大、核仁不明显,分裂象少见。高级别尿路上皮乳头癌,细胞排列的极性紊乱、细胞异型性明显、核分裂象多见,并可出现病理核分裂象(图 17-7)。

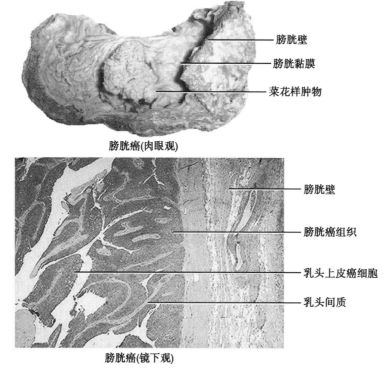

膀胱癌(肉眼观)

膀胱壁
膀胱黏膜
菜花样肿物

膀胱壁
膀胱癌组织
乳头上皮癌细胞
乳头间质

膀胱癌(镜下观)

**图 17-7  膀胱癌(移行上皮癌)**

3. 病理临床联系  膀胱肿瘤常见的症状是无痛性血尿,出现继发感染可出现尿急、尿频、尿痛等症状。如肿瘤阻塞输尿管开口,引起肾盂积水、肾盂肾炎等。

4. 预后　膀胱移行细胞起源的肿瘤术后易复发。尿路上皮肿瘤的病人预后与肿瘤分级、是否浸润有较密切的关系。

# 第五节　肾功能不全

肾功能不全(renal insufficiency)是由于各种原因引起的肾功能严重障碍,而出现的机体代谢产物、药物和毒物在体内蓄积,水、电解质和酸碱平衡紊乱,以及肾内分泌功能障碍等综合征。

肾功能不全与肾衰竭只是程度上不同,没有本质区别。肾衰竭是肾功能不全的晚期阶段,可分为急性、慢性肾功能不全。

## 一、急性肾功能不全

急性肾功能不全(acute renal insufficiency)是指各种原因引起肾泌尿功能急剧障碍,以致机体短期内出现内环境严重紊乱的病理过程。

### (一) 原因与分类

急性肾功能不全分为肾前性、肾性和肾后性三种。

1. 肾前性急性肾功能不全　常见的原因有各型休克早期、失血、重度脱水、心衰、创伤、烧伤等各种原因引起的肾血液灌流量降低导致急性肾功能不全。肾脏无器质性病变,故又称功能性急性肾功能不全。

2. 肾性急性肾功能不全　常见的原因是急性肾小管坏死和肾脏本身疾病。急性肾小管坏死的原因:①肾缺血和再灌注损伤;②肾毒物,如重金属、抗生素、磺胺类药物、有机化合物等;③严重低钾、高钙血症和高胆红素血症等。肾脏本身疾病有肾小球肾炎、恶性高血压、肾盂肾炎、肾动脉血栓和栓塞等。由肾实质器质性病变导致的急性肾功能不全,故又称器质性急性肾功能不全。

3. 肾后性急性肾功能不全　见于尿路结石、盆腔肿瘤和前列腺肥大等引起肾以下急性尿路梗阻。

### (二) 发生机制

1. 肾小球因素　肾血流减少和肾小球病变是引起急性肾功能不全发生的重要环节。肾血流减少的原因是:①肾灌注压降低:当动脉血压低于 $50\sim70mmHg$ 时肾小球滤过率下降。②肾血管收缩:由于交感-肾上腺髓质系统兴奋,儿茶酚胺增多,肾素-血管紧张素系统激活,引起肾血管收缩。③肾血管内皮细胞肿胀、毛细血管腔狭窄。④肾血管内凝血,阻塞血管。肾小球病变是由于各种肾小球肾炎引起肾小球滤过率下降。

2. 肾小管因素　由于肾缺血、毒物引起肾小管坏死,异型输血的血红蛋白,在肾小管腔形成各种管型,阻塞肾小管。此外,原尿的回漏引起肾间质水肿,压迫肾小管,导致囊内压升高,引起肾小球滤过率下降。

### (三) 机体功能及代谢变化

急性肾功能不全根据临床表现分少尿型和多尿型。因为少尿型急性肾功能不全比较常见,在下面重点描述。急性肾功能不全根据发病过程分为少尿期、多尿期和恢复期。

1. 少尿期　是急性肾功能不全的最初表现,也是病程中最危险的阶段。

(1) 尿变化:①少尿或无尿:少尿为尿量少于 400ml/24h,无尿为尿量少于 100ml/24h,肾泌尿及排尿功能障碍引起少尿、无尿。②低比重尿:尿的比重在 $1.010\sim1.020$ 之间,由于肾小管对水的重吸收功能降低,原尿浓缩、稀释功能障碍所致。③尿钠高:肾小管从吸收钠障碍,引起尿液钠含量增高。④血尿、蛋白尿、各种管型尿。

(2) 水中毒:因肾排出水减少和摄入水过多,引起钠、水潴留,低钠血症和细胞水肿。严重者出现肺水肿和脑水肿,患者可出现头痛、恶心、呕吐,发生脑疝、呼吸骤停。

(3) 高钾血症:①尿量减少,引起排钾减少;②组织损伤和分解代谢增强,使钾释放到细胞外液;③食入过多的含钾食物或药物、输入库存血;④酸中毒时细胞内钾离子外逸等。高钾血症导致心律失常、心室颤动或心脏骤停。

(4) 代谢性酸中毒:①肾小球滤过率降低,酸性代谢产物在体内蓄积。②肾小管泌 $H^+$ 和泌 $NH_3$ 的能力降低,使从吸收 $NaHCO_3$ 减少。酸中毒引起心血管系统和中枢神经系统变化。

(5) 氮质血症:血中尿素、肌酐、尿酸等非蛋白氮的含量升高,称为氮质血症。严重时出现尿毒症。

少尿期持续时间一般为 1～3 周,3 周后进入多尿期。此期持续时间愈长,患者预后愈差。

2. 多尿期　肾小球滤过率和肾血流量逐渐恢复,肾间质水肿消退,肾小管内的管型阻塞解除等因素,患者尿量增加到 400ml/24h 以上时,表明已进入多尿期,尿量可达 3 000～4 000ml/24h 或以上,后期,由于水、电解质大量排出易发生低钾血症和低钠血症,引起脱水、血容量减少、血压下降,甚至出现失液性休克。多尿期一般持续 1～2 周后进入恢复期。

3. 恢复期　一般发病一个月后进入恢复期。肾小管上皮再生、修复,肾功能逐渐恢复,患者尿量和血液成分逐渐恢复正常,氮质血症消失,水、电解质及酸碱平衡紊乱得到纠正,全身情况日渐好转,临床症状迅速改善、缓解、消失。但肾功能完全恢复需要数月至一年。少数患者由于治疗不当等原因,病变迁延不愈,转变为慢性肾衰竭。

非少尿型急性肾功能不全的肾小球滤过率下降和肾小管损伤没有少尿型急性肾功能不全严重,表现为尿浓缩功能障碍,尿量虽正常或增多,尿渗透压较低,不能充分排出溶质,各种代谢产物在体内潴留,发生进行性氮质血症和水、电解质、酸碱平衡紊乱等。其主要特点是:①无明显少尿(400～1 000ml/d 之间);②尿比重低(低于 1.020),尿钠含量低;③氮质血症;④多无高钾血症。

非少尿型和少尿型急性肾功能不全的病因相同。病程相对较短,并发症也少,预后较好。但非少尿型急性肾功能不全常因治疗不及时可转为少尿型急性肾功能不全,应引起临床高度重视。

## 二、慢性肾功能不全

慢性肾功能不全(chronic renal insufficiency)是由各种慢性肾脏疾病引起肾单位渐进性破坏,以致残存的肾单位不能充分排出体内的代谢产物和维持内环境的稳定,引起水、电解质和酸碱平衡紊乱以及毒性代谢产物潴留以及内分泌功能障碍的病理过程。

### (一) 原因和发生机制

1. 原因　最常见原因是慢性肾小球肾炎、糖尿病肾病、高血压,其次是慢性肾盂肾炎、肾结核、肾肿瘤、肾小动脉硬化等疾病。

2. 发生机制　有几种学说解释:①健存肾单位学说:是指肾单位不断地破坏,肾功能只能由健存的肾单位来承担,疾病不断地发展,健存肾单位越来越少,直到不能维持机体泌尿功能时,出现病理变化。②矫枉失衡学说:是指机体出现某些代偿反应的同时,又对其他系统产生损害性作用。如肾排磷减少,而引起血磷升高和血钙降低,机体通过矫正,产生溶骨作用,引起骨骼疾病。③肾小球过度滤过学说:肾脏疾病时,肾单位破坏,健存肾单位过度滤过,逐渐发生硬化,丧失功能。④肾小管细胞和间质细胞损伤学说:慢性肾脏疾病时,肾小管间质区损伤变化超过肾小球或血管,引起慢性间质性肾小管炎,使肾小管腔扩张,伴有管型。

### (二)发展过程

1. 代偿期(肾功能储备降低期)　此期内生肌酐清除率降至正常值的30％,虽然肾的储备功能明显降低,健存的肾单位通过适应性代偿反应仍能维持机体内环境的相对稳定,血中尿素氮和肌酐可维持在正常范围内,患者无临床症状。

2. 肾功能不全早期(肾功能不全期)　内生肌酐清除率降至正常值的25％～30％。肾脏受损程度较重,肾储备功能和代偿功能进一步下降,健存肾单位通过代偿也不能维持机体内环境的相对稳定,患者出现血中尿素氮和肌酐升高,贫血等。

3. 肾功能不全中期(肾衰竭期)　内生肌酐清除率降至正常值的20％～25％。机体内环境严重紊乱,患者出现氮质血症、酸中毒、水钠潴留、低钠血症、低钙、高磷血症及严重贫血等。

4. 肾功能不全晚期(尿毒症期)　内生肌酐清除率降至正常值的20％以下。患者出现严重的水、电解质和酸碱平衡紊乱及多脏器功能障碍。

### (三)机体功能及代谢变化

1. 尿的变化　患者常出现多尿、夜尿(正常成人每日尿量约为1 500ml,白天尿量约占总尿量的2/3,夜间尿量约占1/3。当夜间尿量和白天尿量近似,甚至超过白天尿量时,称为夜尿)、低渗尿、等渗尿,当尿渗透压为266～300mmol/L(正常值360～1 450mmol/L)和血浆晶体渗透压(280～310mmol/L)接近时,称等渗尿。尿中出现各种管型。晚期出现少尿。

2. 氮质血症　晚期出现尿素、肌酐、尿酸等非蛋白氮含量在体内蓄积,血中NPN的含量大于28.6mmol/L(40mg/dl)时,称为氮质血症。

3. 水、电解质和酸碱平衡紊乱　①水、钠代谢障碍:肾脏对水钠调节功能减退,水、钠摄入增加,则发生水、钠潴留。但过多限制水、钠的摄入,引起脱水和低钠血症。②钾代谢障碍:持续多尿、呕吐、腹泻、反复使用排钾利尿剂,则出现低钾血症。晚期,由于少尿、酸中毒、感染及溶血等引起高钾血症。③钙、磷代谢障碍:肾脏排磷减少,引起血磷暂时升高,因钙磷乘积为一定常数,故血钙降低,血钙降低则刺激甲状旁腺素分泌,甲状旁腺素抑制肾小管对磷的重吸收,使磷排出增多,血磷可维持正常。但晚期,肾小球滤过率极度下降时,继发甲状旁腺素分泌增多已经不能维持磷的排出,使血磷显著增高,同时,又加强了溶骨的过程。血钙降低除与钙磷之积是一定常数外,还与1,25-$(OH)_2D_3$合成减少有关,又影响了肠道对钙的吸收。钙磷代谢障碍,引起肾性骨营养不良。④代谢性酸中毒:肾小球滤过率减少,酸性产物不能充分排出,肾小管泌$H^+$泌$NH_4^+$减少,使$HCO_3^-$重吸收减少,导致代谢性酸中毒。

4. 肾性高血压　由于钠、水潴留引起血容量和心排出量增多,肾素-血管紧张素系统活性增强及肾脏降压物质生成减少,引起肾性高血压。

5. 贫血和出血　肾实质破坏,促红细胞生成素减少及毒物在体内蓄积,抑制血小板功能和骨髓的造血功能,引起患者出血和贫血。

# 三、尿　毒　症

尿毒症(uremia)是急、慢性肾功能不全的最严重阶段,除出现水、电解质、酸碱平衡紊乱和肾脏内分泌失调外,还出现内源性毒性物质在体内潴留而引起的一系列自身中毒症状。

## (一) 原因及发生机制

尿毒症患者的血浆中大约有 200 多种代谢产物和毒性物质,其中 100 多种的含量比正常人高,引起尿毒症症状,称尿毒症毒素。

1. 尿毒症毒素来源　正常代谢产物在体内蓄积或代谢异常生成毒性物质,如尿素、多胺、胍类化合物等;外源性毒物未经机体解毒、排泄而在体内潴留等;生理活性物质持续性升高,如 PTH 等;毒性物质经机体代谢再产生新的毒性物质。

2. 尿毒症毒素分类　根据分子量大小可分:①大分子毒素:如甲状旁腺素(PTH)、胃泌素、胰岛素等,其中以 PTH 毒性作用最强,引起肾性骨营养不良、皮肤瘙痒、贫血等。②中分子毒素:分子量在 500~5 000,多为细胞和细菌的裂解产物,可引起神经系统病变、运动失调、心室传导阻滞和脑水肿、肺水肿、腹水等。③小分子毒素:分子量小于 500,如尿素、多胺、胍类化合物等,可引起食欲缺乏、恶心、呕吐和蛋白尿,促进红细胞溶解,抑制 $Na^+$-$K^+$-ATP 酶活性,增加微血管壁通透性,促进肺水肿、脑水肿等。

## (二) 机体功能及代谢变化

1. 神经系统　患者表现头痛、头晕、烦躁不安、记忆力减退,病情严重时出现神经抑郁、嗜睡甚至昏迷,称为尿毒症性脑病。其症状发生机制:①某些毒性物质(如胍类)蓄积,使 $Na^+$-$K^+$-ATP 酶活性下降,能量代谢障碍,神经细胞膜通透性升高,造成细胞水肿。②血管痉挛,神经细胞缺血、缺氧、变性、坏死。③电解质和酸碱平衡紊乱。

2. 消化系统　患者出现食欲缺乏、厌食、恶心和呕吐或腹泻等。其症状发生机制:与消化道排出尿素增多,肠道细菌产生的尿素酶分解、产氨增多有关。

3. 心血管系统　表现为充血性心力衰竭和心律失常,晚期出现尿素性心包炎(纤维素性渗出性炎),是因血中尿素、尿酸浓度过高弥散到心包。患者常有心前区疼痛,听诊时可闻及心包摩擦音。引起心功能障碍与肾性高血压、酸中毒、高血钾、钠水潴留等因素作用有关。

4. 呼吸系统　患者酸中毒出现呼吸加深加快,呼出气有氨臭味。严重时,可出现尿毒症肺炎、纤维素性胸膜炎等。

5. 免疫系统　常伴有感染,是患者主要死因之一,可能与细胞免疫异常有关。

6. 皮肤　患者出现瘙痒、干燥、脱屑和颜色改变。是由于毒性物质刺激皮肤和甲状旁腺功能亢进引起皮肤钙沉积、尿素随汗液排出,在汗腺开口处有细小的白色结晶,称尿素霜。

7. 代谢障碍　①糖的代谢:患者出现糖耐量降低,与轻型糖尿病患者相似,可能与胰岛素分泌减少、拮抗胰岛素的物质分泌增多、肝糖原合成酶的活性降低等有关。②蛋白质的代谢:患者出现负氮平衡,表现消瘦、恶病质和低蛋白血症,与蛋白质吸收减少、毒物使蛋白质分解增加以及尿液丢失等有关。③脂肪代谢:患者出现甘油三酯含量增多,由于胰岛素的拮抗物质使机体合成甘油三酯增多和周围组织对甘油三酯清除减少。

# 四、预 防 原 则

1. 积极采取预防措施　消除导致肾功能不全的因素,如大出血、严重创伤、慢性肾小球肾炎等。

2. 治疗原则　①严格控制液体的进入量,坚持"量出为入"的原则;②处理高钾血症;③纠正酸中毒等;④有透析指征者应尽快透析治疗(血液透析或腹膜透析)等。

## 复习思考题

1. 名词解释　急性肾盂肾炎、肾小球肾炎、急性肾功能不全
2. 简述急性弥漫性增生性肾小球肾炎的病理变化。
3. 简述急性肾盂肾炎的病理变化和病理临床联系。
4. 简述慢性肾小球肾炎病理变化。
5. 简述急性肾功能不全发生的原因及少尿期机体功能代谢的变化。

（徐　虹）

# 第十八章

# 女性生殖系统疾病及乳腺疾病

## 第一节　子宫颈疾病

### 一、慢性子宫颈炎

慢性子宫颈炎(chronic cervicitis)是育龄期妇女最常见的妇科疾病,大多由急性子宫颈炎未及时治愈或反复发作而来。临床表现为白带增多,伴腰骶部疼痛、下腹坠胀等症状。

**(一) 病因及发病机制**

大多由链球菌、肠球菌和葡萄球菌引起,少数为衣原体、淋球菌、乳头状瘤病毒、单纯疱疹病毒等。其诱发因素有:①分娩、流产、机械损伤后,易引起病原菌感染。②阴道内酸性环境改变,对细菌的抑制作用减弱。③产褥期或经期不注意卫生等,有利于病原菌生长繁殖。

**(二) 病理变化**

1. 子宫颈糜烂(erosion of the cervix)　可分为真性糜烂和假性糜烂两种类型。慢性子宫颈炎时,子宫颈阴道部的鳞状上皮坏死、脱落后,形成浅表的缺损,称子宫颈真性糜烂,临床上少见。当子宫颈黏膜柱状上皮增生并向子宫颈阴道部下移,由于柱状上皮较鳞状上皮薄,上皮下的血管显露呈现红色,似无上皮覆盖,故称为"假性糜烂",临床上常见。妇科检查:可见子宫颈外口周围黏膜出现大小不等、边界清楚的鲜红色糜烂样区(图 18-1)。

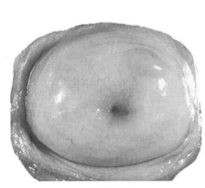
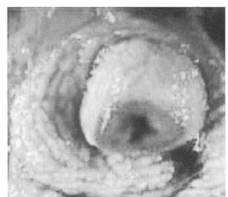

正常子宫颈　　　　　　　　　　　子宫颈外口糜烂

**图 18-1　正常子宫颈与子宫颈糜烂比较(肉眼观)**

2. 子宫颈腺囊肿　慢性子宫颈炎时,化生的鳞状上皮覆盖或阻塞腺体导管开口,使腺体分泌物潴留,腺体扩张形成囊状,称子宫颈腺囊肿,又称纳博特囊肿(Nabothian

cyst)。妇科检查:在子宫颈外口可见单个或多个大小不等的灰白色半透明囊泡,囊内含清澈的黏液。

3. 子宫颈息肉(cervical polyp)　慢性子宫颈炎时,子宫颈黏膜上皮、腺体及间质纤维结缔组织呈局限性增生,形成向黏膜表面突起的带蒂肿物,称子宫颈息肉。妇科检查:息肉呈鲜红色、质软湿润、易出血、有细蒂与子宫颈相连。子宫颈息肉为良性病变,极少恶变。

4. 子宫颈肥大(cervical hypertrophy)　由于慢性炎症长期刺激,子宫颈纤维结缔组织和腺体明显增生,导致子宫颈肥大,称为子宫颈肥大。妇科检查:子宫颈增大,呈乳白色,表面光滑,质地较硬。

> 林巧稚,女,著名妇产科专家,我国妇产科学的开拓者,中国科学院副院长。厦门鼓浪屿人,从事医学事业60多年,亲手迎接了5万多个新生命;对许多严重危害妇女和儿童的疾病进行过大量研究工作,取得了卓越成就,创办了《中华妇产科杂志》。她说:"不理解病人,不同情病人,就不算是好医生"。

## 二、子宫颈上皮内瘤变

1. 子宫颈上皮内瘤变(cervical intraepithelial neoplasia,CIN)　是指子宫颈鳞状上皮明显增生,尤其是基底层的细胞活跃增生,细胞层次增多,排列紊乱,细胞具有一定的异型性。根据细胞异型性程度分为3级:CINⅠ相当于Ⅰ级非典型增生;CINⅡ相当于Ⅱ级非典型增生;CINⅢ相当于Ⅲ级非典型增生和原位癌。子宫颈上皮内瘤变多无自觉症状,肉眼观,无特殊改变,可疑之处可用碘液染色进行鉴别,如要确诊,需进一步进行脱落细胞学或病理学检查。

2. 子宫颈原位癌(carcinoma in situ,CIS)　指异型增生的细胞累及子宫颈黏膜上皮全层,但尚未突破基膜者。原位癌细胞沿基膜侵及子宫颈腺体,取代部分腺体或全部腺体,但尚未突破腺体的基膜,称为子宫颈原位癌累及腺体,仍属于原位癌范畴。

重度非典型增生与原位癌无明显界限,病变局限子宫颈上皮层内,两者的生物学行为无显著的差异。新近的分类将子宫颈上皮非典型增生和原位癌统称为子宫颈上皮内瘤变。

## 三、子宫颈癌

子宫颈癌(cervical carcinona)是女性生殖系统最常见的恶性肿瘤。发病年龄以40~60岁多见,近年来,由于子宫颈脱落细胞学检查的推广和普及,子宫颈癌得到早期治疗,五年生存率和治愈率显著提高。

1. 病因　子宫颈癌的病因一般认为与早婚、多产、性生活紊乱、宫颈撕裂伤、配偶的包皮垢和雌激素刺激等因素有关;近年来,发现经性传播的人类乳头瘤病毒(HPV)感染是子宫颈癌发病的主要因素,其中,HPV-16型为高风险性亚型。

2. 病理变化及分类　肉眼观,子宫颈阴道部是子宫颈癌好发部位,可分为四型:①糜烂型:肉眼观与子宫颈糜烂相似,黏膜潮红、粗糙或细颗粒状,质脆易出血。②外生菜花型:癌组织主要向子宫颈表面生长,形成菜花状或乳头状,表面常有坏死和继发感染。③内生浸润型:癌组织主要向子宫颈深部浸润生长。④溃疡型:癌组织除向深部浸润外,表面形成火山口样溃疡。镜下观,鳞状细胞癌最多见,约占90%,其发展过程是原位癌-早期浸润癌-浸润癌(图18-2)。子宫颈腺癌少见,仅占子宫颈癌的5%左右,主要起源于子宫颈管黏膜的柱状上皮和腺上皮。子宫颈腺癌对放射线不敏感,转移早,预后较差。其他类型癌少见。

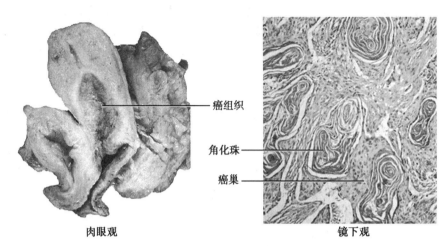

癌组织

角化珠

癌巢

肉眼观  镜下观

**图 18-2 子宫颈癌**

3. 病理临床联系　早期多无自觉症状,与子宫颈糜烂不容易区别,检查时仅见局部黏膜粗糙,触之容易出血。晚期,癌组织破坏血管,出现不规则的阴道流血。癌组织坏死或继发感染,使白带增多、腥臭味。癌组织浸润膀胱及直肠时,引起子宫膀胱瘘或子宫直肠瘘等。

4. 扩散及转移

(1)直接蔓延:癌组织向上浸润,破坏整段子宫颈,但很少累及子宫体;向下蔓延到阴道壁,向两侧侵及子宫颈旁和盆壁组织。晚期,向前可侵及膀胱,向后可累及直肠。

(2)淋巴道转移:是子宫颈癌最常见的转移途径。首先转移至子宫旁淋巴结,然后转移到盆腔淋巴结等,晚期可转移至锁骨上淋巴结。

(3)血道转移:少见,晚期患者可经血道转移至肺、肝、骨及脑等处。

5. 预防原则　①积极采取预防措施:加强防癌宣传,定期妇科普查,积极治疗子宫颈糜烂、子宫颈上皮内瘤变Ⅲ级等,消除致癌因素。②子宫颈癌早、中期以手术为主,化疗为辅。

# 第二节　子宫体疾病

## 一、子宫内膜异位症

子宫内膜异位症(endometriosis)是指正常的子宫内膜腺体和间质存在于子宫内膜以外的部位,多见于育龄期妇女。按异位的位置不同,可分为子宫内子宫内膜异位症和子宫外子宫内膜异位症。

1. 子宫内子宫内膜异位症　子宫内子宫内膜异位症是指子宫肌层内出现子宫内膜腺体和间质为特征的病变。肉眼观,可分为弥漫型和局灶型两种。①弥漫型:子宫内膜弥散于子宫肌层,子宫对称性增大,称为子宫腺肌病(adenomyosis)。②局灶型:子宫内膜在子宫肌层内比较局限,子宫不规则增大,呈结节状,多见于子宫后壁,称为子宫腺肌瘤。切面可见小出血灶,呈暗红色或巧克力色,周围呈漩涡状排列。镜下观,子宫肌层内出现子宫内膜腺体和间质,附近的肌纤维增生(图18-3)。临床表现子宫增大、变硬,子宫肌壁收缩受限,可产生痛经及月经失调等症状。

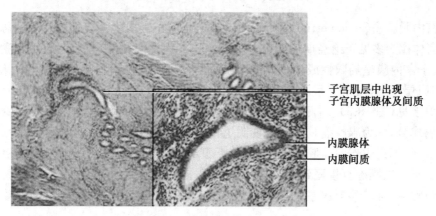

**图 18-3　子宫腺肌病(镜下观)**

2. **子宫外子宫内膜异位症**　子宫内膜组织异位于子宫以外的组织、器官。以卵巢最多见,其次见于子宫直肠窝、子宫韧带、阴道壁、膀胱、输卵管、腹壁手术瘢痕处等部位。异位的子宫内膜周期性出血可在异位局部形成囊腔,内含暗红色黏稠的血性液体,状似巧克力,称巧克力囊肿。患者表现痛经、月经失调。检查时子宫不大,但在卵巢或盆腔、腹壁等部位可扪到固定的包块,当月经来潮时包块增大并有疼痛。

## 二、子宫内膜增生症

子宫内膜增生症(endometrial hyperplasia)是由于内源性或外源性雌激素增高引起子宫内膜过度增生性疾病。临床表现为功能性子宫出血,多见于育龄期和更年期妇女。肉眼观,子宫内膜弥漫性增厚,可达 0.5~1cm,表面光滑,可呈伴有息肉形成,质地柔软。镜下分三种类型:①单纯型增生:内膜腺体增多、密集、大小较一致。②复杂型增生:腺体显著增生,相互拥挤,"背靠背"现象,腺体形状不规则,间质较少,细胞无明显异型性(图 18-4)。③非典型增生:腺体拥挤,腺腔内有乳头状增生,上皮细胞有明显的异型性,约 1/3 可发展为腺癌。临床表现子宫不规则出血。患者常因失血过多而引起贫血。由于卵巢功能紊乱而无排卵,故患病期间不能受孕。

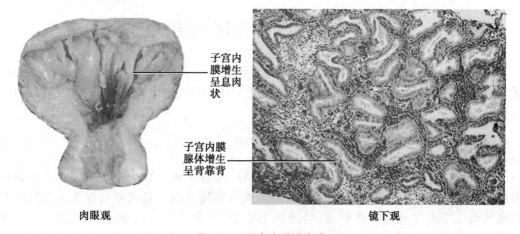

肉眼观　　　　　　　　　　　　　　　　　　镜下观

**图 18-4　子宫内膜增生症**

## 三、子宫内膜腺癌

子宫内膜腺癌(endometrial adenocarcinoma)是由子宫内膜上皮细胞发生的恶性肿瘤，又称子宫体癌。多见于绝经期后妇女，以55～65岁为发病高峰，与长期应用雌激素有关。肉眼观，子宫内膜呈局限性或弥漫性增厚，表面粗糙不平，癌组织灰白色、质脆、易坏死脱落，并向肌层浸润，致子宫呈不同程度的增大。镜下观，癌组织可分高、中、低分化，以高分化腺癌多见(图18-5)。若高分化腺癌中伴有良性化生的鳞状上皮，称为腺棘癌；腺癌伴有鳞癌成分，称为腺鳞癌。临床表现阴道不规则出血，继发感染时分泌物呈脓性，有腥臭味。晚期，癌组织侵犯盆腔神经，可引起下腹部及腰骶部疼痛。诊刮组织学检查，可早期发现。子宫内膜癌直接蔓延至子宫颈和阴道，向外侧蔓延至输卵管、卵巢和腹膜；淋巴道转移最常见，常转移至腹主动脉旁淋巴结及盆腔淋巴结；血道转移少见，可转移至肺、肝和骨骼。

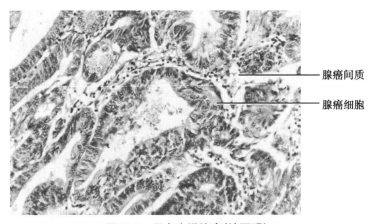

腺癌间质

腺癌细胞

图18-5　子宫内膜腺癌(镜下观)

## 四、预 防 原 则

1. 积极采取预防措施　加强防癌宣传，定期妇科普查，争取"三早"。
2. 健康教育　子宫腺肌病、子宫内膜癌手术治疗为主。

# 第三节　妊娠滋养层细胞疾病

妊娠滋养层细胞疾病包括葡萄胎、侵蚀性葡萄胎和绒毛膜癌。其共同特点是患者血液、尿液内绒毛膜促性腺激素水平高于正常妊娠，作为临床诊断、治疗效果、随访观察的辅助指标，

## 一、葡　萄　胎

葡萄胎(hydatidiform mole)又称水泡状胎块，是胎盘绒毛的一种良性病变。发病年龄多为20岁以下和40岁以上女性。病因可能与卵巢功能不足或衰退有关。在我国发病率约为1/150次妊娠。肉眼观，胎盘绒毛水肿，呈大小不等的水泡状，状似葡萄，故称葡萄胎。镜下观，葡萄胎有以下三个特点：①滋养层细胞显著增生；②绒毛间质高度

水肿;③绒毛间质内血管消失(彩图18-6)。临床表现:①子宫增大超过正常妊娠子宫(胎盘绒毛的过度增生和水肿);②滋养层细胞侵袭血管能力很强,引起子宫不规则出血;③胚胎早期死亡,故听不到胎心音,无胎动;④尿妊娠试验强阳性[滋养层细胞分泌绒毛膜促性腺激素(HCG)过多,患者血和尿内 HCG 含量明显增高],是协助诊断的重要指标。

　　葡萄胎约 80%～90% 的患者经彻底刮宫手术后可完全治愈。约 10% 的患者可转变为侵蚀性葡萄胎,2% 可发展为绒毛膜上皮癌。

## 二、侵蚀性葡萄胎

　　侵蚀性葡萄胎(invasive mole)是介于葡萄胎和绒毛膜癌之间的交界性肿瘤,又称恶性葡萄胎。多继发于葡萄胎之后,也有开始即为侵蚀性葡萄胎。其特征是水泡状绒毛侵入子宫肌层。肉眼观,子宫增大,宫腔内充满大小不等的水泡状绒毛,子宫肌层内见紫蓝色结节。镜下观,滋养层细胞增生显著并有异型性,子宫壁肌层破坏出血,其中可见水泡状绒毛。水泡状绒毛侵入子宫壁肌层是侵蚀性葡萄胎与葡萄胎的主要鉴别点。患者血、尿中 HCG 含量持续升高,阴道持续性或间断性不规则出血,因为其侵蚀力强,破坏子宫肌层血管而发生大出血。侵蚀性葡萄胎可直接破坏子宫壁肌层至子宫外,或经血管发生远处转移至肺、脑等器官,转移灶可自然消退。大多数患者对化疗敏感,预后较好。

## 三、绒 毛 膜 癌

　　绒毛膜癌(choriocarcinoma)是来自妊娠绒毛膜滋养层细胞的高度恶性肿瘤,简称"绒癌"。大多数与妊娠有关,约 50% 继发于葡萄胎,25% 继发于流产,20% 发生于正常分娩后,5% 发生于早产、异位妊娠后,以 20～30 岁多见。肉眼观,子宫不规则增大,癌结节呈单个或多个,质软,暗红色,多位于子宫体。镜下观,其特点是:①异常增生的细胞滋养层细胞和合体滋养层细胞混合组成,排列成团块状或条索状,异型性明显,可见核分裂象,癌组织无血管和间质。②出血、坏死明显。③无绒毛或水泡状结构,这是绒毛膜癌与侵蚀性葡萄胎主要鉴别点(图18-7)。患者常有阴道不规则出血、贫血,并有子宫体增大等症状。绒毛膜癌如发生肺转移可出现咯血,发生脑转移可出现头痛、呕吐等。血中 HCG 持续升高,尿妊娠试验强阳性。绒癌除直接

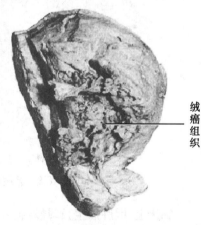

绒癌组织

图 18-7　绒毛膜癌(肉眼观)

浸润至子宫颈、子宫体、阔韧带外,血道转移是绒癌最常见的转移方式,以肺转移最常见,其次为脑、胃肠道、肝等。

## 四、预 防 原 则

　　1. 积极采取预防措施　要计划生育、减少流产、彻底治疗葡萄胎等。

　　2. 健康教育　以清宫或子宫切除为主,侵蚀性葡萄胎和绒毛膜癌以化疗为主,手术为辅。

**妇科肿瘤自查四法**：①观察出血：阴道不规则出血是女性生殖系统恶性肿瘤最常见的"信号"。②观察白带：白带是阴道分泌物，血性白带应注意宫颈肿瘤。③自摸肿块：自己发现下腹部肿块最有价值。④感觉疼痛：下腹部、腰背部、骶尾部疼痛等。

## 第四节　卵巢肿瘤

卵巢肿瘤是常见的女性生殖系统肿瘤，种类繁多，依其组织发生可分为上皮性肿瘤、生殖细胞肿瘤和性索间质肿瘤三大类。

### 一、卵巢浆液性肿瘤

卵巢浆液性肿瘤是卵巢最常见的肿瘤，分为浆液性囊腺瘤、交界性浆液性囊腺瘤和浆液性囊腺癌。

1. 浆液性囊腺瘤　见于30~40岁妇女，多为单侧。肉眼观，肿瘤呈圆形或卵圆形，大小不一，囊壁薄；切面多为单房性囊肿，囊腔内为清亮透明的浆液，囊壁多有乳头。镜下观，囊壁内面被覆单层立方上皮或柱状上皮，具有纤毛，核位于细胞中央，囊壁或乳头间质均由纤维结缔组织构成，其中可有钙盐沉积，形成圆形钙化小体，称为砂粒体（图18-8）。

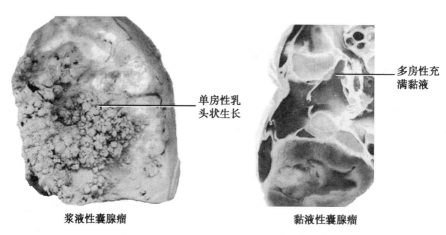

图 18-8　浆液性囊腺瘤和黏液性囊腺瘤比较（肉眼观）

临床上，因肿瘤生长缓慢，患者早期无明显症状，后期有腹胀、腹部不适等，可在下腹部触到囊性肿块。浆液性囊腺瘤约25%~50%癌变，称乳头状囊腺癌。

2. 交界性浆液性囊腺瘤　肿瘤囊壁乳头较多，常布满整个囊壁内面。乳头表面细胞层次增多，核异型性和核分裂象易见，无间质浸润。

3. 浆液性囊腺癌　是卵巢恶性肿瘤中最常见的类型，约占卵巢恶性肿瘤的40%，多见于40~60岁妇女。肉眼观，肿瘤呈囊性，大小不等，直径一般5~15cm，囊壁内见弥漫而质软脆的乳头。镜下观，乳头分支多而复杂，癌细胞多为复层排列，异型性显著，主要特征是癌细胞浸润包膜和间质，常有砂粒体。临床上，早期无明显症状，因肿瘤生长较快，短期内下腹部可触到肿块，癌组织种植到腹膜时，可产生血性腹水。

## 二、卵巢黏液性肿瘤

1. **黏液性囊腺瘤**　发病年龄与浆液性囊腺瘤相同,多为单侧性,约占卵巢肿瘤的25%。肉眼观,肿瘤表面光滑,由大小不一囊腔组成,切面为多房性,囊腔内面光滑,一般不形成乳头(图18-8)。镜下观,囊壁被覆单层高柱状上皮,细胞核位于基底部,胞浆透明,无纤毛,囊腔的间隔为结缔组织构成。临床表现有腹胀,下腹部可扪及肿块,因肿瘤蒂部扭转而致肿瘤发生出血、坏死。

2. **交界性黏液性囊腺瘤**　肿瘤囊壁增厚,囊腔内有乳头。上皮细胞呈高柱状,排列成2~3层,常有轻度至中度非典型增生,可见核分裂象,无间质浸润。

3. **黏液性囊腺癌**　多见于40~60岁妇女。肿瘤体积较大,表面光滑。切面为多房性,囊内含黏稠血性液体,可见实性区及较多乳头,有出血坏死。镜下观,癌细胞多为复层,排列紊乱,异型性明显,核分裂象多见,间质明显浸润。

## 三、畸　胎　瘤

畸胎瘤(teratoma)　是来源于生殖细胞的肿瘤,并具有向体细胞分化的潜能,包含两个或三个胚层的成分,约占所有卵巢肿瘤的15%~20%,常发生于卵巢、睾丸及纵隔等部位。

1. **成熟性畸胎瘤**　是最常见的生殖细胞肿瘤,又称良性畸胎瘤。肉眼观,肿瘤呈囊性,囊内充满皮脂样物,囊壁有结节状突起,表面有毛发、牙齿等。镜下观,由三个胚层分化成熟的组织构成,可见皮肤附件、脂肪、气管上皮、肠道上皮、骨、软骨、肌肉及甲状腺和脑组织等(图18-9)。成熟畸胎瘤约1%可发生恶性变。

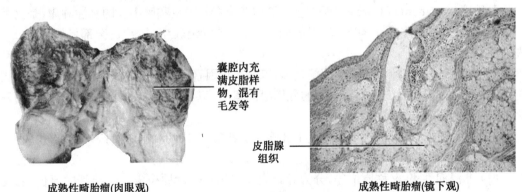

囊腔内充满皮脂样物,混有毛发等

皮脂腺组织

成熟性畸胎瘤(肉眼观)　　成熟性畸胎瘤(镜下观)

**图18-9　成熟性畸胎瘤**

2. **未成熟性畸胎瘤**　又称恶性畸胎瘤,多见于20岁以下女性,绝经后妇女几乎不发生,多为单侧性。肉眼观,肿瘤一般体积较大,表面光滑,呈实体分叶状。镜下观,未成熟的神经组织组成的原始神经管和菊形团,未成熟的骨或软骨组织。未成熟性畸胎瘤和成熟性畸胎瘤的主要区别是发现未成熟组织,预后较差。

# 第五节　乳　腺　疾　病

## 一、乳腺增生性疾病

乳腺增生性疾病是妇女乳腺常见的良性病变,多见于25~45岁妇女,其发病与卵巢内分泌失调、孕激素减少而雌激素分泌过多有关。临床表现为乳腺肿块、乳房胀痛和乳头溢液。

1. **乳腺纤维囊性变（fibrocystic change）**　以小叶末梢导管和腺泡高度扩张成囊为特征。肉眼观，常为多发性囊性肿块，囊腔大小不等，囊内充满稀薄的黏液或棕褐色血性液体，外表面呈蓝色，有蓝顶囊肿之称。镜下观，部分增生的导管扩张成囊状，囊壁上皮萎缩或增生，部分上皮呈乳头状增生而突入囊内。若乳腺囊肿伴有非典型上皮增生时，易演化为乳腺癌。

2. **硬化性腺病（sclerosing adenosis）**　在乳腺增生性病变中，以小叶间纤维组织显著增生伴小叶导管、腺泡数量增多，而无囊肿形成者，称为硬化性腺病。肉眼观，病灶灰白色，质硬，边界不清。镜下观，小叶导管上皮、腺泡上皮和肌上皮增生。小叶体积增大，腺泡数目增多，间质纤维化可使小叶导管受到挤压、变形并成细胞条索，易与乳腺硬癌相混淆。

## 二、乳腺纤维腺瘤

乳腺纤维腺瘤（breast fibroadenoma）是最常见的乳腺良性肿瘤，多见于20~30岁女性，绝经期后则少见。其发病与雌激素分泌升高有关，多为单个，好发于乳房外上象限。肉眼观，呈圆形或椭圆形结节状，有完整包膜，边界清楚；切面灰白色、质硬，略呈分叶状，有时可见散在的细小裂隙和黏液样区域。镜下观，增生的纤维结缔组织和腺体构成，两者均为肿瘤的实质。需要手术切除。

## 三、乳　腺　癌

乳腺癌（carcinoma of breast）是发生于乳腺终末导管上皮和腺上皮的恶性肿瘤，是女性最常见的恶性肿瘤，多见于40~60岁的妇女，男性乳腺癌较罕见，约占全部乳腺癌的1%左右。

1. **病因**　可能与雌激素长期分泌过多、家族遗传因素、环境因素、长时间接触大剂量放射线等因素有关。其中约5%~10%的乳腺癌患者有家族遗传倾向，乳腺癌发病与抑癌基因BRCA1点突变或缺失相关。

2. **病理变化**　乳腺癌约半数发生于乳腺外上象限，其次为乳腺中央区，其他部位较少。一般分为非浸润性癌和浸润性癌两大类。

（1）非浸润性癌：又称原位癌，分为导管内原位癌和小叶原位癌。①导管内原位癌：发生于乳腺小叶的终末导管，约占所有乳腺癌的15%~30%，导管内原位癌30%可发展为浸润性癌。②小叶原位癌：少见，癌细胞位于扩张的乳腺小叶末梢导管和腺泡内，呈实团块排列，腺泡基底膜完整，乳腺小叶结构存在。应与乳腺小叶增生鉴别。

（2）浸润性癌

1）浸润性导管癌，是由导管内癌发展而来，是指癌细胞穿破乳腺导管基底膜向间质浸润，约占70%。肉眼观，肿瘤呈灰白色，质硬，切面有砂粒感，与周围组织界限不清。镜下观，分为三型：①单纯癌：癌实质与间质大致相等。②硬癌：癌实质少，间质多而致密为特征。③髓样癌：癌实质多而间质少。

2）浸润性小叶癌：是由小叶原位癌突破基底膜向间质浸润而来，约占乳腺癌的5%~10%。

3）特殊类型：主要有髓样癌、黏液癌、小管癌、佩吉特病。

3. 病理临床联系 临床表现乳房无痛性肿块,肿块固定,检查时不易推动。位于乳头下的癌肿,伴有大量纤维结缔组织增生时,纤维组织收缩使乳头凹陷,皮肤呈典型橘皮样外观(彩图 18-10)。晚期,乳腺癌可形成巨大肿块,穿破皮肤形成溃疡合并出血、感染。

4. 扩散 ①直接蔓延:癌细胞沿乳腺导管直接蔓延至小叶腺泡或乳头、皮肤,或沿导管周围组织间隙蔓延至脂肪组织,甚至胸肌和胸壁。②淋巴道转移:是乳腺癌最常见的转移途径。可转移至同侧腋窝淋巴结,继而可转移至锁骨上、下淋巴结;位于乳腺内上象限的乳腺癌常转移至乳内动脉旁淋巴结,继而至纵隔淋巴结;少数病例通过深筋膜淋巴管转移至对侧腋窝淋巴结。③血道转移:晚期可经血道转移至肺、骨、肝、肾上腺、脑等器官。

5. 防治原则 ①开展肿瘤普查,定期做乳房检查,积极治疗癌前病变;②乳腺癌早、中期以手术为主,辅以化学或放射疗法。

## 复习思考题

1. 名词解释 子宫颈糜烂、纳博特囊肿、巧克力囊肿、宫颈原位癌累及腺体、子宫颈上皮内瘤变、子宫腺肌病、粉刺癌

2. 比较葡萄胎、侵蚀性葡萄胎、绒毛膜癌的病变特点。

3. 试述子宫内膜增生症的病理变化。

4. 简述子宫颈鳞癌发生、发展过程及病理特点。

5. 乳腺癌的扩散和转移有什么特点?

(陈光平)

# 第十九章

# 男性生殖系统疾病

## 一、前列腺增生

前列腺增生(prostatic hyperplasia)又称前列腺肥大,常见于老年人,以60～69岁最多,70岁以上男性均可不同程度地发生前列腺增生。

1. 病因及发病机制 目前认为与雄激素和雌激素平衡失调有关。前列腺内区(尿道周围的中叶及部分侧叶)对雌激素特别敏感。当雄激素水平降低,雌激素水平相对增高时,前列腺内区各种组织成分均发生增生,致使前列腺体积增大。

2. 病理变化 肉眼观,病变呈结节状,灰白色,重量增加,可达50～100g(正常约重20g)或更大。切面见筛孔样小腔形成,挤压可见乳白色分泌物溢出。结节的硬度取决于增生成分,以腺体增生为主者质软,以纤维组织或平滑肌组织增生为主者则质硬。镜下观,腺体、平滑肌和纤维结缔组织不同程度的增生,腺体增生、扩张呈囊腔,上皮呈乳头状突起,并常含有淀粉样小体,可有钙化。间质和腺体周围淋巴细胞浸润。

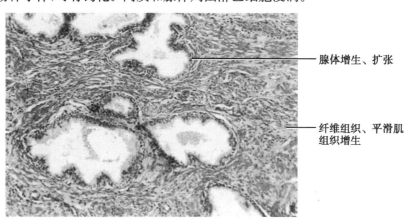

图 19-1 前列腺增生

3. 病理临床联系及预后 临床上表现排尿困难、尿潴留等。严重时,可引起双侧输尿管及肾盂扩张或积水,并可导致膀胱、肾盂和输尿管的炎症。

## 二、前列腺癌

前列腺癌(prostatic carcinoma)是来源于前列腺外区腺上皮的恶性肿瘤,多发于70岁左右的老人,属于一种老年性疾病。

1. 病因及发病机制 雄激素在前列腺癌的发病及进展中起重要作用。饮食中脂肪含量与前列腺癌的发病有关。

2. 病理变化　肉眼观，早期肿块较小，继后可呈现多个小结节，圆形、椭圆形或不规则形，癌结节境界不明显，质地较硬，呈灰白色或淡黄色。镜下观，多数为腺癌，少数为鳞状细胞癌和移行细胞癌。免疫组化：前列腺特异性抗原(PSA)和前列腺酸性磷酸酶(PAP)均阳性。

3. 病理临床联系及预后　早期无明显症状，肿块增大时可有排尿困难、尿失禁或血尿。高分化腺癌蔓延和转移较慢，预后较好。低分化及未分化腺癌蔓延和转移较早，预后较差。晚期癌组织可穿破前列腺包膜，并浸润精囊和膀胱。

## 三、阴 茎 癌

阴茎癌(carcinoma of penis)是常见的男性生殖系统肿瘤之一。中年男性多见，多数患者有包茎或包皮过长史，慢性炎症、白斑、尖锐湿疣等病变，不良的性习惯以及病毒感染与发病有关。

肉眼观，阴茎癌发生于阴茎鳞状上皮，龟头是最好发生的部位，其次是包皮内面和冠状沟等处。呈疣状、乳头状或菜花状，少数为向外突起的结节状。肿块体积较大，可穿破包皮，甚至可累及阴茎的大部分，龟头部膨大，肿块质地坚硬或松脆，表面粗糙、污秽，灰黄色；可有溃疡形成。镜下观，主要为鳞状细胞癌。基底细胞癌和其他组织学类型少见。

阴茎癌可较早发生转移，大多沿淋巴道转移，约三分之一病例就诊时已有局部淋巴结转移，血道转移较少见。

## 四、精原细胞瘤

精原细胞瘤(seminoma)是起源于睾丸原始生殖细胞，为睾丸最常见肿瘤，常为单侧性，右侧略多于左侧。临床主要表现为睾丸无痛性增大，鞘膜积液。罕见的生殖腺外精原细胞瘤可发生于纵隔、腹膜后、垂体及松果体区。隐睾患者易发病，可能与隐睾所处环境的温度较高，致生殖细胞发生异常、血液循环障碍和内分泌紊乱有关。

肉眼观，睾丸增大，可达正常体积的几倍。一般直径3～5cm。切面肿物呈灰白、乳白或淡粉色，质软均匀一致，界限清楚，可见局灶不规则的黄色坏死区。镜下观，可分为四类：①典型精原细胞瘤，最多见；②间变性精原细胞瘤，少见(图 19-2)；③精母细胞性精原细胞瘤，罕见；④滋养叶型巨细胞性精原细胞瘤。患者血清中绒毛促性腺激素异常增高。

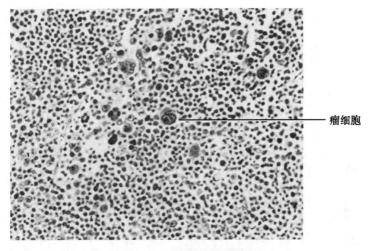

图 19-2　间变性精原细胞瘤

## 复习思考题

1. 试述前列腺增生的临床表现及形成原因。
2. 试述阴茎癌病变特点。

（陈家让）

# 第二十章

# 内分泌系统疾病

## 第一节　甲状腺疾病

### 一、甲状腺炎

甲状腺炎可分为急性、亚急性和慢性三种类型。急性甲状腺炎是由细菌感染引起的化脓性炎症,较少见;亚急性甲状腺炎多为病毒感染或感染后的变态反应所致;慢性甲状腺炎最常见,可分为慢性淋巴细胞性甲状腺炎和纤维性甲状腺炎。

1. 慢性淋巴细胞性甲状腺炎(chronic lymphocytic thyroiditis)　又称为桥本甲状腺炎(Hashimoto's thyroiditis),是一种自身免疫性疾病,多见于中年妇女。肉眼观,甲状腺弥漫性对称性增大,呈结节状,质地较硬,常有完整包膜且无粘连。镜下观,甲状腺实质广泛破坏、萎缩、大量淋巴细胞浸润及淋巴滤泡形成,晚期纤维组织增生(图 20-1)。患者临床表现甲状腺增大、功能降低、呼吸困难及声音嘶哑等症状。

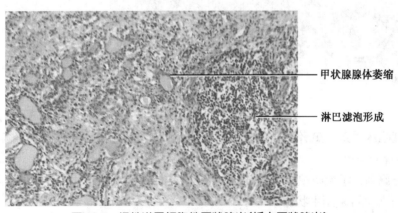

甲状腺腺体萎缩

淋巴滤泡形成

图 20-1　慢性淋巴细胞性甲状腺炎(桥本甲状腺炎)

2. 纤维性甲状腺炎(fibrous thyroiditis)　病因不清,病变累及一侧甲状腺或甲状腺的一部分,呈结节状,质地似木样,与周围组织粘连。镜下观,甲状腺滤泡萎缩、消失,大量纤维组织增生,玻璃样变,少量淋巴细胞浸润。患者临床早期症状不明显,晚期甲状腺功能低下,呼吸及吞咽困难、声音嘶哑等症状。

### 二、弥漫性非毒性甲状腺肿

弥漫性非毒性甲状腺肿(diffuse nontoxic goiter)是由于缺碘引起的甲状腺素分泌不

足,促甲状腺素分泌增多,甲状腺滤泡上皮增生,滤泡胶质堆积,引起甲状腺增大。一般不伴有甲状腺功能亢进,又称为单纯甲状腺肿。我国多见于内陆山区及半山区,全国各地均有散发,女性多于男性。

1. 病因及发病机制　缺碘是引起甲状腺肿的主要原因。①地方性水、土、食物中缺碘,青春期、妊娠期和哺乳期对碘的需求量增加,此外,水中含大量的钙和氟影响肠道对碘的吸收。②某些食物(卷心菜、木薯、菜花等)可致甲状腺肿。③某些药物(硫脲类药物、磺胺药等)抑制碘的浓集或碘的离子有机化引起。缺碘使甲状腺素合成减少,通过反馈刺激垂体促甲状腺素合成增多,甲状腺滤泡上皮增生,摄碘增强。长期缺碘,甲状腺球蛋白没有被碘化,不能被上皮细胞吸收利用,滤泡内充满胶质,引起甲状腺增大。

2. 病理变化　典型的病变发展过程一般分三期。①增生期:甲状腺对称性增大,表面光滑,滤泡上皮增生,呈立方或低柱状,胶质含量少。②胶质贮积期:甲状腺弥漫性显著增大,重量可达200～300g,表面光滑,切面呈淡褐或棕褐色,半透明胶冻状,滤泡高度扩张,腔内有大量胶质贮积,滤泡上皮变扁平(图 20-2),可有小滤泡和假乳头形成。③结节期:甲状腺结节增生,结节大小不一,境界清楚,多无完整包膜,切面可见出血、坏死、囊性变、钙化和纤维化。镜下见滤泡大小不一,腔内胶质贮积,部分滤泡上皮呈柱状或乳头样增生。间质纤维组织增生,间隔包绕形成大小不一的结节。

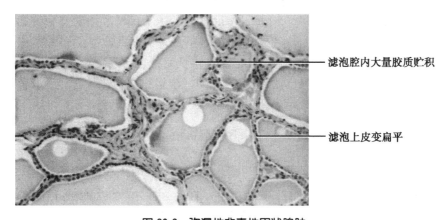

滤泡腔内大量胶质贮积

滤泡上皮变扁平

图 20-2　弥漫性非毒性甲状腺肿

3. 病理临床联系　患者主要症状是甲状腺增大,若压迫器官和喉返神经等,可引起呼吸困难和声音嘶哑等。

4. 预防原则　①预防缺碘,如多进食含碘丰富的食物,补充碘盐;②停止摄入引起甲状腺肿的物质;③也可采用甲状腺素治疗。

## 三、弥漫性毒性甲状腺肿

弥漫性毒性甲状腺肿(diffuse toxic goiter)是指甲状腺增大,甲状腺素分泌过多,作用于全身各组织的临床综合征,又称为甲状腺功能亢进症。临床表现为基础代谢率升高和神经兴奋性升高,$T_3$、$T_4$高,吸碘率高。患者临床表现为心悸、多汗、烦热、多食、消瘦、乏力、突眼等。

1. 病因及发病机制　本病是一种自身免疫性疾病,可能有多种抗甲状腺的自身抗体,具有类似 TSH 作用,如甲状腺刺激免疫球蛋白和甲状腺生长刺激免疫球蛋白,前者通过激活腺苷环化酶和磷脂酰肌醇通路而引起甲状腺素分泌过多,后者则刺激甲状腺滤泡上皮增生,两者共同作用引起毒性甲状腺肿。还可能是血中存在与甲状腺素受体结合的抗体,具有类似甲状腺素的作用。此外,也可能与遗传、精神创伤因素干扰了免疫系统有关。

2. 病理变化 肉眼观,甲状腺弥漫性对称性增大,体积可达正常 2~4 倍,表面光滑,质较软,切面灰红,分叶状,含胶质少,如肌肉状。镜下观,滤泡增生,大小不等,滤泡上皮增生呈高柱状,有的呈乳头样增生。滤泡腔内胶质稀薄,靠近上皮处胶质出现许多大小不一的吸收空泡。间质血管增生、充血并有淋巴细胞浸润和淋巴组织增生(彩图 20-3)。

3. 病理临床联系 患者出现甲状腺增大、功能亢进表现。病人基础代谢增强,可出现易激动、手震颤、脉搏加快、易饿多食、多汗消瘦、眼球突出等。

4. 预防原则 适当休息、补充热量和营养,应用抗甲状腺药物、放射性[131]I 治疗等,防治甲状腺危象,可选择手术治疗。

## 四、甲状腺肿瘤

1. 甲状腺腺瘤(thyroid adenoma) 是甲状腺滤泡上皮来源的一种常见良性肿瘤。女性多见,中、青年多发。肿瘤多为单发,圆形或类圆形,包膜完整,直径约 3~5cm,切面为暗红色或棕黄,可出血、囊性变、钙化及纤维化。甲状腺腺瘤的组织学分类为单纯型腺瘤、胶样型腺瘤、胎儿型腺瘤、胚胎型腺瘤、嗜酸细胞型腺瘤及非典型腺瘤等。

2. 甲状腺癌(thyroid carcinoma) 是甲状腺滤泡上皮、滤泡旁细胞来源的一种常见的恶性肿瘤,以 40~50 岁多见,男女之比约 2:3。各种甲状腺癌生长有很大差异,有的生长缓慢似腺瘤,有的原发瘤很小而转移瘤较大。多数患者甲状腺功能正常,仅少数患者甲状腺功能低下或亢进。主要组织学类型:①乳头状癌:女性多见,肿瘤生长慢,恶性度较低,预后较好,但局部淋巴结转移较早。肉眼观,肿瘤呈圆形,直径 2~3cm,无包膜,切面灰白,质地较硬,部分有囊腔,囊内有乳头形成。镜下观,乳头上皮可为单层或多层,癌细胞分化程度不一,乳头分支多,间质内常见同心圆状的钙化小体,即砂粒体。②滤泡癌:多见于 40 岁以上女性,早期易出现血道转移,预后较差,较少见。肉眼观,呈结节状,包膜不完整,境界较清楚,切面灰白,质软。镜下观,分化不同程度的滤泡,分化好的腺癌很难与腺瘤区别,分化差的呈实性巢状,瘤细胞异型性明显,滤泡少而不完整。③髓样癌:由滤泡旁细胞(C 细胞)发生的恶性肿瘤,属于 APUD 瘤。40~60 岁为高发年龄,部分为家族性常染色体显性遗传。90％的肿瘤分泌降钙素,患者产生严重的腹泻和低钙血症。肉眼观,单发或多发,可有假包膜,切面灰白色或黄褐色,质实而软。镜下观,瘤细胞多呈实体巢状排列,间质可有淀粉样物质沉着。④未分化癌:较少见,生长快,恶性度极高,多发生 50 岁以上,女性多见,早期就可发生转移,预后差。肉眼观,肿瘤较大,形状不规则,无包膜,切面灰白色,常有出血、坏死。镜下观,瘤细胞大小不一,形态不一,染色深浅不一,核分裂象多见。

# 第二节 胰岛疾病

## 一、糖尿病

糖尿病(diabetes mellitus)是由于胰岛素的绝对或相对不足和靶细胞对胰岛素的敏感

性降低,引起碳水化合物、蛋白质、脂肪、水、电解质的代谢紊乱的一种慢性疾病。临床表现三多(多饮、多食、多尿)一少(体重减轻)。糖尿病分为原发性和继发性两种类型。原发性糖尿病可分为胰岛素依赖型糖尿病,又称 1 型糖尿病或幼年型。非胰岛素依赖型糖尿病,又称2 型糖尿病或成年型。临床上 90%的糖尿病为 2 型糖尿病。继发性糖尿病是由炎症、肿瘤、手术和某些内分泌疾病引起的胰岛内分泌功能不足所致的糖尿病,近年来发病率呈逐渐上升趋势,多见于中老年人。本节主要介绍原发性糖尿病。

1. 病因及发病机制    病因复杂,常为多种因素共同作用引起发病,1 型糖尿病约占10%,青少年多发,在遗传易感性基础上由病毒感染等诱发的针对细胞 B 的一种自身免疫性疾病。2 型糖尿病认为与肥胖有关,胰岛素相对不足及组织对胰岛素不敏感有关。

2. 病理变化

(1)胰岛病变:1 型糖尿病:早期胰岛以淋巴细胞浸润为主的炎症性改变,后期胰岛变小,数目减少,纤维组织增生、玻璃样变,B 细胞出现颗粒脱失、空泡变性、坏死;2 型糖尿病:早期病变不明显,后期 B 细胞可减少,胰岛淀粉样变性。

(2)血管病变:可累及全身血管,随病程发展而不断加重。①毛细血管和细小动脉内皮细胞增生,基底膜明显增厚,玻璃样变性、变硬,血压升高;②大血管病变主要引起心、脑动脉粥样硬化。

(3)神经病变:周围神经因血管的病变引起缺血性损伤,出现肢体疼痛麻木、感觉丧失等。脑神经细胞也发生广泛变性。

(4)肾脏病变:表现肾小球、肾动脉硬化,肾盂肾炎和肾乳头坏死,肾小管萎缩和肾间质纤维化等。

(5)视网膜病:微小动脉瘤形成,小静脉扩张,继而渗出、水肿、出血。纤维组织增生、新生血管等,易引起白内障、失明等。

3. 预防原则    体育锻炼是预防和治疗糖尿病的一项重要措施,饮食治疗,口服药物,胰岛素治疗,预防并发症等。

> **胰岛素泵**:是一种持续皮下注射胰岛素的装置。它通过一条细小的软管将胰岛素24小时不间断地输送到病人体内,模拟正常胰腺自然地分泌胰岛素。

## 二、胰岛细胞瘤

胰岛细胞瘤(islet cell tumor)又称胰岛细胞腺瘤,好发部位依次为胰尾、体、头部,常见于20～50 岁。肉眼观,多为单个,体积较小,约 1～5cm,可重达 500g,圆形或椭圆形,境界清楚,色浅灰红或暗红,质软、均质,可继发囊性变。镜下观,瘤细胞排列形式多样,呈岛片状排列(似巨大的胰岛)或团块状。间质见毛细血管,多少不等的胶原纤维分隔瘤组织,可见黏液、淀粉样变性、钙化等。瘤细胞形似胰岛细胞,呈小圆形、短梭形或多角形,形态较一致,核分裂象少见,偶见巨核细胞。

胰岛细胞瘤多数具有分泌功能,功能性胰岛细胞瘤有胰岛素瘤、胃泌素瘤、高血糖素瘤、生长抑素瘤、血管活性肠肽瘤和胰多肽瘤。胰岛细胞瘤在 HE 染色切片上不能区别,常需特殊染色、电镜及免疫组织化学鉴别。

# 复习思考题

1. 名词解释　糖尿病、弥漫毒性甲状腺肿
2. 简述弥漫性毒性甲状腺肿的病理变化和病理临床联系。
3. 简述弥漫性非毒性甲状腺肿的病理变化及病理变化的过程分期。
4. 简述糖尿病胰岛和肾脏的病理变化。

（徐　虹）

# 第二十一章

# 传 染 病

传染病是由病原微生物感染人体后引起的具有传染性、流行性的一类疾病。具备传染源(细菌、病毒、立克次体、衣原体、螺旋体、真菌等)、传播途径和易感人群三个基本环节,其基本病变属炎症。传染病在世界各地流行,严重威胁人类健康。

本章主要介绍结核病、病毒性肝炎、伤寒、细菌性痢疾、流行性出血热、流行性脑脊髓膜炎、流行性乙型脑炎和性传播性疾病等常见疾病。

## 第一节 结 核 病

### 一、概 述

结核病是由结核杆菌引起的一种慢性肉芽肿性炎。其典型病变为结核结节形成并伴有不同程度的干酪样坏死。可累及全身各器官,以肺部为多见。

1. 病因及发病机制 病原菌是结核分枝杆菌,属革兰阳性耐酸杆菌,对人有致病作用的菌群主要是人型和牛型。主要经呼吸道传染,也可经消化道感染(食入含菌牛奶等),少数经皮肤伤口感染。菌体主要含脂质、蛋白质和多糖类致病成分:①脂质是本病的主要致病物,造成细胞损伤,磷脂保护菌体不易被巨噬细胞消化,并可刺激巨噬细胞转化为上皮样细胞,形成结核结节。②蛋白质,如结核菌素蛋白等具有抗原性,能激发自身免疫反应或与蜡质D结合,引起变态反应。③多糖类,引起局部中性粒细胞浸润。

结核病的发生、发展取决于感染细菌的数量、毒力和机体的反应性(免疫力或变态反应),免疫反应以细胞免疫为主。机体初次感染结核杆菌后,刺激T细胞致敏,当再次接触此菌时被激活,并分裂、增殖,释放多种淋巴毒素(巨噬细胞趋化因子、移动抑制因子、活化因子等),使巨噬细胞向结核杆菌移动,形成结核性肉芽肿,限制细菌运动,巨噬细胞活化、吞噬、杀灭细菌能力增强。

结核病引起的变态反应属迟发性变态反应(Ⅳ型变态反应)。接种卡介苗(无毒力的牛型结核杆菌疫苗,用它接种于未感染结核杆菌人皮内,代替初次结核菌感染,使机体获得免疫力)预防结核病(图21-1)。

2. 基本病理变化 渗出、增生、坏死三种病理变化,往往同时存在,而以某一种改变为主,也可相互转化。

(1)以渗出为主的病变:发生在结核病早期或机体抵抗力低下、细菌数量多、毒力强或变态反应较强时。病变好发于浆膜、滑膜、脑膜等处,局部表现为浆液性或浆液纤维素性炎。

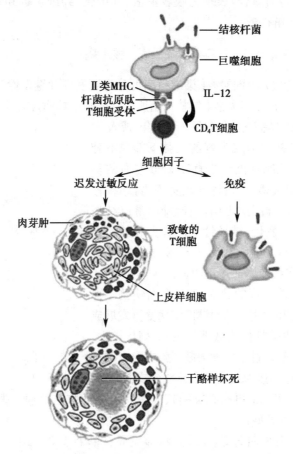

**图 21-1 结核杆菌引起的免疫反应和变态反应模式图**

早期有中性粒细胞浸润,但很快被巨噬细胞取代,在渗出物中可查到结核杆菌。渗出物可完全吸收,也可转变为增生为主的病变或恶化坏死为主的病变。

(2)以增生为主的病变:当侵入细菌量少、毒力低或机体抵抗力较强时,出现以增生为主的变化。肉眼观,单个结核结节不易察觉,3~4 个结节融合形成粟粒大小、呈灰白色半透明状的结节,有干酪样坏死时,略呈微黄。镜下观,结核结节由上皮样细胞、朗格汉斯(Langhans)巨细胞、外周数量不等的淋巴细胞及少量反应性增生的成纤维细胞构成(彩图 21-2),典型的结核结节中央有干酪样坏死;上皮样细胞由巨噬细胞转化而来,呈梭形或多边形,胞质丰富,淡染伊红色,细胞境界不清,核圆形或卵圆形,染色质甚少或可呈空泡状,核内有 1~2 个核仁;多个上皮样细胞互相融合成朗格汉斯巨细胞,直径可达 $300\mu m$,胞质丰富,胞质突起常与上皮样细胞的胞质突起相连接,核多达十几个、几十个、甚至上百个,核排列在胞质周围呈花环状、马蹄形或密集在胞体一端。结核结节形成具有诊断意义。

(3)以坏死为主的病变:当细菌入侵量多、毒力强,机体抵抗力低或变态反应强烈时,上述以渗出为主或以增生为主的病变均可发展为干酪样坏死。坏死灶质地较实,淡黄色、均匀细腻、状似奶酪,故称干酪样坏死;镜下观,红染无结构的颗粒状干酪样坏死物,含有一定量的结核杆菌,细菌播散,造成病灶恶化。

3. 转归 结核病的发展和结局取决于机体抵抗力与结核杆菌致病力等。机体抵抗力强,细菌被杀灭,病变转向愈合,表现为吸收消散、纤维化、纤维包裹和钙化;反之则转向恶化,病灶浸润扩大和溶解播散。

## 二、肺结核病

最常见。根据初次感染或再次感染结核菌可分为原发性和继发性肺结核两大类。

1. 原发性肺结核    机体初次感染结核杆菌所引起的肺结核病,称为原发性肺结核病,常见于儿童,故又称儿童型肺结核病。偶尔见于青少年、成人。

（1）病理变化:最初在通气良好的上肺下部或下肺上部(以右肺多见)靠近胸膜处形成直径1cm左右的灰白色病灶(原发灶),初次感染,机体缺乏免疫力,结核杆菌容易沿淋巴管扩散至肺门淋巴结,引起肺门淋巴结炎(淋巴结增大)。肺内原发灶、结核性淋巴管炎和肺门淋巴结炎三者称为原发综合征(图21-3)。X线检查呈哑铃状阴影,此时临床症状和体征多不明显。

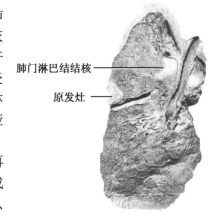

肺门淋巴结结核

原发灶

**图21-3    肺原发综合征**

（2）转归:随着细胞免疫的建立,95%左右病例不再发展,病灶逐渐纤维化和钙化。肺门淋巴结病变可发展成支气管淋巴结结核。少数抵抗力低下的患儿,病灶扩大、干酪样坏死和空洞形成,通过支气管播散到肺内形成粟粒性肺结核病或通过血道播散形成全身粟粒性结核病。

2. 继发性肺结核病    指再次感染结核杆菌所引起的肺结核病。根据其病变特点和临床经过可分为以下几种类型:

（1）局灶型肺结核:早期病变,X线显示肺尖部有单个或多个结节状病灶;病灶多位于右肺尖部,直径0.5~1cm大小,境界清楚,有纤维包裹。病变以增生为主,中央发生干酪样坏死。病人常无自觉症状,多在体检时发现。如患者免疫力较强,病灶常发生纤维化、钙化而痊愈,如免疫力降低,可发展为浸润型肺结核。

（2）浸润型肺结核:临床上最常见的活动型肺结核病,多由局灶型肺结核发展而来。常位于锁骨下肺组织,病变以渗出为主,中央为干酪样坏死灶,病灶周围有炎症包绕。X线见锁骨下边缘模糊的云絮状阴影,病人常有低热、盗汗、疲乏、咳嗽和咯血等症状,痰中可查见结核杆菌。如及早发现,适当治疗,渗出性病变可吸收。增生、坏死性病变可通过纤维化、纤维包裹、钙化而痊愈。如病人抵抗力低或未经及时合理治疗,渗出性病变和干酪样坏死区不断扩大(浸润进展),干酪样坏死物液化后经支气管排出,局部形成急性薄壁空洞,经支气管播散,可引起干酪样肺炎。急性空洞易愈合,若经久不愈,则可发展为慢性纤维空洞型肺结核。

（3）慢性纤维空洞型肺结核:多由浸润型肺结核发展而来。病变特点为:①肺内有单个或多个厚壁空洞。多位于肺上叶,大小不一,不规则。洞壁厚,可达1cm以上。②镜下洞壁内层为干酪样坏死物,其中含有大量结核杆菌;中层为结核性肉芽肿;外层为纤维结缔组织。③结核杆菌在两肺内经支气管播散,形成新旧不一、大小不等的病灶。④晚期由于肺组织严重破坏,广泛纤维化、胸膜增厚并与胸壁粘连,使肺体积缩小、变形、变硬,严重影响肺功能(图21-4)。此型肺结核,患者不断排出含有大量结核杆菌液化坏死物,成为结核病传染源,又称为开放性肺结核。如空洞干酪样坏死侵蚀大血管,可引起大咯血,空洞突破胸膜可引起气胸或脓气胸。含菌痰液咳出时可引起喉结核,咽下则可引起肠结核;肺广泛纤维化可致肺动脉高压,引起肺源性心脏病。临床上病程历时多年,病情时好时坏。

(4)干酪样肺炎:由浸润型肺结核或急、慢性空洞内干酪样坏死物液化,通过支气管播散所致。肉眼观,肺叶实变,切面黄色干酪样。镜下观,肺泡腔内有大量浆液纤维素性渗出物,内含巨噬细胞等,广泛的干酪样坏死。按病变累及范围可分为大叶性或小叶性干酪样肺炎。此型结核病病情危重,发病迅猛,病死率高。

(5)结核球(结核瘤):直径2~5cm,有纤维包裹的、孤立的、境界分明的干酪样坏死灶。病灶多为单个,常位于肺上叶,为相对静止性病变。结核球可由浸润型肺结核干酪样坏死灶纤维包裹所致。常无症状,但有潜在恶化的危险。干酪样坏死周围有纤维组织包绕,药物难以进入,故多采用手术切除,以防止病变恶化进展(图21-5)。

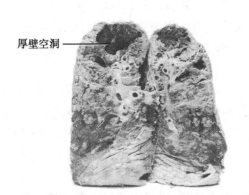

图21-4　慢性纤维空洞型肺结核

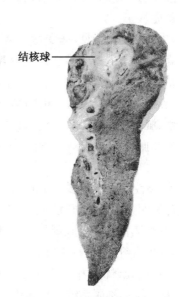

图21-5　结核球(肉眼观)

(6)结核性胸膜炎:可发生在各类结核病的各个时期,也可单独发生。按病变性质可分为两种:①渗出性结核性胸膜炎,多见于青年人,病变为浆液纤维素性炎,可引起胸腔积液。经适当治疗,渗出液可吸收痊愈,若渗出物中纤维素较多,机化使胸膜增厚粘连。②增生性结核性胸膜炎,较少见,以增生性改变为主。很少有胸腔积液。一般通过纤维化愈合,常使局部胸膜增厚、粘连。

原发性肺结核与继发性肺结核的比较(表21-1)。

表21-1　原发性肺结核与继发性肺结核的比较

| 比 较 项 目 | 原发性肺结核 | 继发性肺结核 |
| --- | --- | --- |
| 好发年龄 | 儿童 | 成年人 |
| 感染源 | 外源性(初次感染) | 内源性(再次感染)或外源性 |
| 始发部位 | 右肺上叶下部或下叶上部靠近胸膜处 | 肺尖部 |
| 机体抵抗力、病程 | 低,病程短,大多自愈 | 强,病程长、波动,需治疗 |
| 播散方式 | 淋巴道、血道为主 | 支气管播散为主 |
| 病变特点 | 原发综合征 | 病变复杂,空洞、结核球、干酪样肺炎等 |

## 三、肺外器官结核病

肺外器官结核病多为原发性肺结核病经血道、淋巴道或由吞咽带结核菌的痰液等播散到肺外器官，以肠道、淋巴结、骨、关节、肾、生殖器官等常见。

1. **肠结核病**    患者咽下大量含菌痰液所致，少数为食入含菌的食物引起。好发于回盲部，依病变特点分两型。

（1）溃疡型：较多见，结核杆菌侵入肠壁淋巴组织形成结核结节，发生干酪样坏死并融合、破溃形成溃疡。溃疡长径多与肠管纵轴垂直，边缘不整齐，底部附有干酪样坏死，其下为结核性肉芽组织，可达肌层。溃疡愈合后因瘢痕收缩而致肠狭窄。临床上常有腹痛、腹泻和结核中毒症状。

（2）增生型：较少见，病变特征是回盲部大量结核性肉芽组织增生，并引起肠壁纤维化，致肠壁高度增厚、肠腔狭窄。病灶处黏膜可有浅溃疡和息肉形成。右下腹常可触及包块，易误诊为结肠癌。

2. **结核性腹膜炎**    通常由肠结核、肠系膜淋巴结结核、输卵管结核直接蔓延引起。可分为干性、湿性和混合性，以混合性多见。其共同特点为腹膜上密布无数结核结节，也可出现草黄色和血性腹腔积液。病人表现腹部包块、腹痛、腹泻、腹胀，触诊时腹壁柔韧感等症状。

3. **结核性脑膜炎**    多见于儿童，由原发性肺结核病或肺外结核经血道播散引起。病变以脑底部最明显，脑桥、脚间池、视神经交叉等处的软脑膜和蛛网膜以及蛛网膜下腔最重。肉眼观，蛛网膜混浊、增厚、偶见细小的灰白色结核结节，蛛网膜下腔积聚大量渗出物。镜下观，渗出物内有纤维素、巨噬细胞、淋巴细胞。临床上除结核中毒症状外，常表现脑膜刺激征和颅内压增高，脑脊液内可找到结核杆菌。

4. **肾结核**    泌尿系统结核多由肾结核开始，常为单侧，主要由原发性肺结核病血道播散引起，其次为骨、关节、淋巴结、肠管的结核病血道播散的结果。病变大多起于皮质和髓质交界处或肾乳头内，由初期的结核性肉芽肿发展为干酪样坏死，一方面向皮质扩展，另一方面坏死物破入肾盂而形成空洞，随着干酪样坏死扩大，肾组织遭广泛破坏，肾内可有多个空洞形成（图 21-6），致使肾功能严重损害。干酪样坏死大量从尿排出，尿液中多有大量结核杆菌，致使输尿管、膀胱相继受累。

5. **生殖系统结核病**    男性生殖系统结核病主要发生在附睾，细菌多由泌尿系统结核直接蔓延而来。附睾肿大变硬，可见结核性肉芽肿和干酪样坏死。女性生殖系统结核主要发生在输卵管，多由肺结核病灶内的细菌通过血道播散而来，少数来自腹膜结核。输卵管结核为女性不孕症的常见原因之一。子宫内膜和卵巢结核病则常为输卵管结核病蔓延的结果。

6. **骨与关节结核**    多由血道播散所致，常见于青少年。骨结核多累及椎骨、指骨及长骨骨骺等处，早期主要形成小的结核病灶，以后骨质破坏形成干酪样坏死及死骨，坏死液化后可在骨旁形成没有红、痛、热的脓肿，故称"冷脓肿"；若穿破皮肤，可形成经久不愈的窦道。脊椎结核是骨结核中最常见的，多发生于第十胸椎至第二腰椎，椎体常发生干酪样坏死，破坏椎间盘和邻近椎体，引起椎体塌陷造成驼背（图 21-7），甚至压迫脊髓引起瘫痪，骨结核还可累及关节和滑膜，引起关节结核。

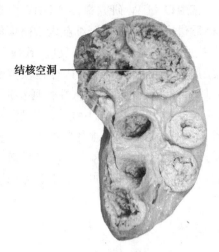

图 21-6 肾结核(肉眼观)

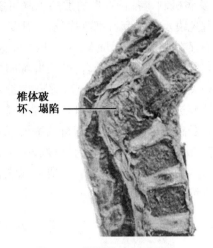

图 21-7 脊椎结核(肉眼观)

7. 淋巴结结核 颈部最为多见,其次是肺门、支气管旁和肠系膜的淋巴结。淋巴结由于炎症常粘连成大块,病灶内有结核性肉芽肿和干酪样坏死形成。坏死物液化后可穿破颈部皮肤,造成经久不愈的窦道。

> **"世界防治结核病日":** 1882 年 3 月 24 日德国著名科学家 Koch 在柏林宣读发现结核杆菌的论文,当时结核病正在欧洲和美洲猖獗流行,为消除结核病带来希望。后来至少又有约 2 亿人被结核病夺去生命。因此,1995 年年底,世界卫生组织(WHO)将每年的 3 月 24 日作为"世界防治结核病日",以提醒公众加深对结核病的认识。

# 第二节 病毒性肝炎

病毒性肝炎(viral hepatitis)是一组由肝炎病毒引起的,以肝细胞变性、坏死为主要病变的常见传染病。世界各地均有发生或流行,严重危害人类健康。

## 一、病因和发病机制

1. 肝炎病毒 经过 30 余年的研究,目前已证实肝炎病毒有 6 种,其特点(表 21-2)如下:

表 21-2 各型肝炎病毒的特点

| 肝 炎 病 毒 | 病 毒 类 型 | 潜伏期(天) | 传 播 途 径 | 是否转为慢性 |
|---|---|---|---|---|
| HAV(甲型) | RNA | 15~50 | 肠道(易暴发流行) | 无 |
| HBV(乙型) | DNA | 30~160 | 输血、注射、密切接触 | 5%~10% |
| HCV(丙型) | RNA | 15~160 | 输血、注射、密切接触 | >50% |
| HDV(丁型) | RNA | 30~50 | 输血、注射、密切接触 | <5% |
| HEV(戊型) | RNA | 10~60 | 肠道 | 无 |
| HGV(庚型) | RNA | 不详 | 输血、注射 | 无 |

2. 发病机制　各种肝炎的发病机制可能不同。其中以 HBV 研究最多。HBV 主要是通过细胞免疫反应引起肝细胞损伤。HBV 侵入人体后进入肝细胞,在肝细胞内增殖可使细胞膜表面存在 HbsAg、HbeAg 或 HbcAg,这些病毒抗原可引起机体的免疫反应,致敏 T 淋巴细胞与肝细胞表面抗原结合,造成肝细胞损伤。细胞免疫反应强弱与临床过程轻重及转归有密切关系:①免疫功能正常,感染病毒数量较少,毒力较弱时,发生急性普通型肝炎;②免疫功能过强,感染病毒数量较多,毒力较强时,则发生重型肝炎;③免疫功能不足,不能完全清除受感染的靶细胞,病毒持续感染,部分未被杀灭的病毒在未受损的肝细胞内反复复制,引起肝细胞反复损害而成为慢性肝炎;④免疫功能耐受或缺陷,使病毒与宿主肝细胞共生,持续存在,肝细胞也不受损害,成为无症状的病毒携带者。已证实,甲型肝炎病毒和丁型肝炎病毒可直接损害肝细胞。

## 二、基本病理变化

各型肝炎病理变化基本相同,以肝细胞变性、坏死为主,伴有不同程度的炎细胞浸润、肝细胞再生和纤维组织增生。

1. 肝细胞变性、坏死

(1)肝细胞变性:①肝细胞胞质疏松化和气球样变:由于肝细胞膜损伤、通透性增加、细胞内水分增多所致。肝细胞肿大,胞质疏松呈网状、半透明,称胞质疏松化(彩图 21-8);进一步发展肝细胞肿大呈球形,胞质透明,似气球状,称气球样变。②嗜酸性变:肝细胞质水分丢失、浓缩,呈强嗜酸性染色,多累及单个或几个肝细胞,存在于小叶内,颗粒消失。

(2)肝细胞坏死:①溶解坏死:最常见,肝细胞高度气球样变,胞核固缩、溶解、消失,最后细胞解体。②嗜酸性坏死:嗜酸性变进一步发展,胞核固缩、消失,形成深红色均质的圆形小体,即嗜酸性小体。③点状坏死:肝小叶内散在灶性肝细胞坏死,每个坏死灶仅累及一至数个肝细胞。④碎片状坏死:坏死的肝细胞呈片状或灶状连接,常见于肝小叶周边的肝细胞界板。⑤桥接坏死:小叶中央静脉和汇管区之间或两个小叶中央静脉之间及两个汇管区之间出现互相连接坏死带。坏死处常有肝细胞不规则再生及纤维组织增生,后期则成为纤维间隔分割肝小叶。常见于中、重度慢性肝炎。

2. 炎细胞浸润　汇管区、肝小叶内,常有不同程度的淋巴细胞、单核细胞,也可见少量浆细胞核、中性粒细胞等炎细胞浸润。

3. 间质反应性增生和肝细胞再生　①库普弗(Kupffer)细胞增生、肥大:细胞呈梭形或多角形,胞质丰富,突出于窦壁或从壁上脱入窦内成为游离的吞噬细胞。②间叶细胞及成纤维细胞增生:肝间质内存在多向分化潜能的间叶细胞,肝炎时可分化为组织细胞、成纤维细胞,引起大量纤维组织增生,导致肝纤维化及肝硬化。③肝细胞再生:肝细胞体积增大,核大深染,可有双核。在肝炎恢复期或慢性阶段更明显。可见汇管区内小胆管的增生。

## 三、常见临床病理类型

各型肝炎病毒引起的肝炎其病理变化和临床表现基本相同,常用的分类除按病因分为甲、乙、丙、丁、戊、庚 6 型之外,也可按临床病理分类为普通型和重型两型:普通型包括急性肝炎(黄疸型、无黄疸型)和慢性肝炎(轻度、中度、重度);重型肝炎(急性重型、亚急性重型)。

1. 急性(普通型)病毒性肝炎　最常见。临床上又分为黄疸型和无黄疸型两种。我国以无黄疸型肝炎居多,其中多为乙型肝炎,一部分为丙型。黄疸型肝炎的病变略重,病程较短,多见于甲型、丁型、戊型肝炎。两者病变基本相同,故一并叙述。

(1) 病理变化:肉眼观,肝体积增大,重量增加,质较软,包膜紧张,表面光滑。镜下观,肝细胞广泛变性,以胞质疏松化和气球样变为主。坏死较轻微,肝小叶内可有散在的点状坏死,嗜酸性小体少见。汇管区及肝小叶内有轻度的炎细胞浸润。黄疸型者坏死灶稍重,并可见淤胆。

(2) 病理临床联系:肝大(肝细胞弥漫性变性,炎细胞浸润、肝细胞再生);肝区疼痛和压痛(肝大,被膜紧张刺激神经末梢);血清转氨酶升高(肝细胞坏死后酶释放入血);黄疸、肝功能异常(肝细胞变性、坏死,胆红素代谢障碍)等。

(3) 结局:多数病例在半年内逐渐恢复,部分病例(乙型、丙型肝炎)恢复较慢,需半年到一年,少数病例可发展为慢性,极少数可恶化为重型肝炎。

2. **慢性(普通型)病毒性肝炎**　病程持续半年以上者,称为慢性肝炎。依其病变程度分为轻、中、重度三类。

(1) 轻度慢性肝炎:有点状坏死,偶见轻度碎片状坏死,汇管区周围纤维组织增生,肝小叶结构完整。

(2) 中度慢性肝炎:肝细胞坏死明显,除灶状、带状坏死外,中度碎片状坏死和特征性的桥接坏死;肝小叶内有纤维间隔形成,小叶结构大部分保存。

(3) 重度慢性肝炎:广泛肝细胞坏死、严重碎片状坏死及大片的桥接坏死。坏死区肝细胞不规则再生。小叶周边区与小叶内肝细胞坏死处网状纤维支架塌陷而胶原化的纤维索相连接,形成纤维间隔分割小叶结构,形成假小叶倾向。肝表面不平滑,颗粒状,质地较硬。

轻度慢性肝炎可以痊愈或病变相对静止,少数转变为中、重度慢性肝炎。慢性中、重度肝炎,及时治疗可治愈或停止进展,病程长者(一年)可过度为坏死性肝硬化。患者表现肝大、肝区痛、脾大等。重度慢性肝炎可转变为重型肝炎。

3. **重型病毒性肝炎**　为最严重的一型。根据起病急缓及病变程度分为以下两型。

(1) 急性重型肝炎:少见,起病急,病情凶险,临床称暴发型肝炎。

1) 病理变化:镜下观,广泛、大片肝细胞坏死,坏死多从小叶中央开始,向四周扩展,仅小叶周边部残留少数变性的肝细胞;肝窦明显扩张充血,库普弗细胞增生、肥大,并吞噬细胞碎屑及色素;小叶内及汇管区有淋巴细胞和巨噬细胞为主的炎细胞浸润;肝细胞再生不明显。肉眼观,肝脏明显缩小,尤以左叶为甚,重量减至 600～800g,质地柔软,被膜皱缩;切面呈黄色或红褐色,又称急性黄色肝萎缩或急性红色肝萎缩(图 21-9)。

2) 病理临床联系:黄疸、出血(皮肤或黏膜瘀点、瘀斑、呕血、便血等)、肝功能障碍,甚至发生肾衰竭,称肝-肾综合征。

3) 结局:急性重型肝炎预后极差,死亡率高,多数患者在 10 日内死亡,死亡原因是肝功能障碍、消化道大出血、肾衰竭、DIC 等。少数迁延为亚急性重型肝炎。

(2) 亚急性重型肝炎:多由急性重型肝炎迁延而来或一开始呈亚急性经过,少数可由普通型肝炎恶化而来。本型病程可达一至数月。

1) 病理变化:镜下观,大片肝细胞坏死,肝细胞结节状再生;再生的肝细胞排列紊乱,

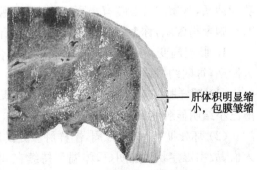

—— 肝体积明显缩小,包膜皱缩

**图 21-9　急性重型肝炎(肉眼观)**

失去原有小叶的结构;小叶内外有明显的炎细胞浸润,小叶周边部小胆管增生并有胆汁淤积形成胆栓。肉眼观,肝脏不同程度缩小,包膜皱缩,呈黄绿色(亚急性黄色肝萎缩)。

2)病理临床联系及结局:表现肝功能不全,实验室检查各项指标异常。如积极治疗,可治愈。如病程历时较长(超过1年),逐渐过渡为坏死后性肝硬化。病情严重者可死于肝衰竭。

## 四、预 防 原 则

1.积极采取预防措施 控制传染源,首先管理好无症状 HBV 和 HCV 携带者,禁止传染源献血和从事食品或托幼工作。加强医院内消毒隔离及血制品的管理,阻断母婴传播。人群接种甲肝、乙肝疫苗。

2.健康教育 强调病毒性肝炎早期治愈的重要性,采取保肝治疗、减轻肝负担等。

## 第三节 伤 寒

伤寒(typhoid fever)是由伤寒杆菌引起的一种急性传染病。病变特点是全身单核吞噬细胞系统的巨噬细胞增生,形成伤寒肉芽肿,以回肠末端淋巴组织明显。临床表现持续高热、相对缓脉、脾大、皮肤玫瑰疹和中性粒细胞、嗜酸性粒细胞减少等。儿童和青壮年多见,夏、秋季节多发。病后可获得较稳固的免疫力,很少再感染。

### 一、病因及发病机制

伤寒杆菌是革兰阴性杆菌,其菌体"O"抗原、鞭毛"H"抗原及表面"Vi"抗原均能使人体产生相应抗体,尤以"O"和"H"抗原性较强,故可用血清凝集试验(肥达反应,Widal reaction)来测定血清中抗体的增高,作为临床诊断伤寒的依据。

伤寒患者及健康带菌者为其传染源,细菌随粪尿排出后,污染食物和水源,经口感染。进入消化道的伤寒杆菌一般可被胃酸杀灭,未被杀灭的细菌进入小肠并侵入肠壁淋巴组织以及肠系膜淋巴结,在其中生长繁殖。如果机体免疫力较强可将细菌杀灭而不发病。反之,细菌及菌体崩解后释出内毒素侵入血液,引起菌血症和毒血症,造成各器官的病理变化和全身中毒症状。

### 二、病理变化及病理临床联系

病变主要累及全身单核-巨噬细胞系统,表现急性增生性炎症。巨噬细胞体积大,吞噬功能活跃,胞质内常吞噬有伤寒杆菌、红细胞、淋巴细胞和坏死细胞碎片,称为伤寒细胞,伤寒细胞聚集成团,称为伤寒肉芽肿,具有诊断意义(彩图21-10)。

1.肠道病变 主要位于回肠下段的集合淋巴小结和孤立淋巴小结。按病变发展过程分四期,每期约持续一周。

(1)髓样肿胀期:起病第一周,由于伤寒肉芽肿形成,使回肠下段淋巴小结尤其是集合淋巴小结明显肿胀,隆起于黏膜表面,色灰红,质软似脑回。

(2)坏死期:起病第二周,髓样肿胀处的肠黏膜发生坏死。由于伤寒杆菌产生的内毒素入血,故中毒症状更加明显,体温要持续在 39~40℃之间,多呈稽留热型,皮肤出现玫瑰疹(细菌栓子,栓塞皮肤毛细血管或伤寒杆菌及其毒素刺激皮肤毛细血管扩张、充血),分布于胸腹壁皮肤,直径2~4mm,压之退色,一般在数日内消失。血中抗体滴度升高,肥达反应阳性。

(3) 溃疡期:起病第三周,坏死组织脱落形成溃疡,集合淋巴小结溃疡较大,呈椭圆形,其长轴与肠管纵轴平行;孤立淋巴小结溃疡较小,呈圆形;溃疡一般深及黏膜下层,重者可深达肌层和浆膜层(图21-11)。故此期易发生肠出血、肠穿孔等并发症。此期的临床表现与坏死期大致相同。

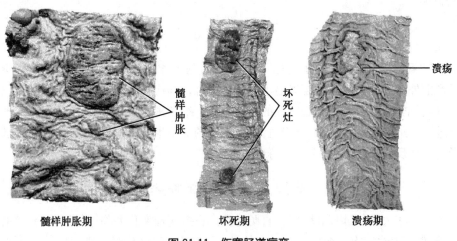

髓样肿胀期　　　　坏死期　　　　溃疡期

**图21-11　伤寒肠道病变**

(4) 愈合期:发病第四周,溃疡处肉芽组织增生将其填平,并由黏膜上皮再生覆盖而愈合。由于病灶的长径与肠管纵轴相平行,故一般不引起肠管狭窄。

由于临床上早期有效的运用抗生素,目前很难见到上述四期的典型病变。

2. 其他病变　肠系膜淋巴结、肝、脾及骨髓增大(巨噬细胞增生);心肌纤维可发生水肿,甚至坏死,出现中毒性心肌炎,患者出现相对缓脉;皮肤出现淡红色小丘疹(玫瑰疹);膈肌、腹直肌等常发生凝固性坏死(蜡样变性),临床出现肌痛和皮肤知觉过敏;胆囊虽无明显病变,但伤寒杆菌可在胆汁中繁殖并可长期存活,有的患者临床痊愈后仍有细菌不断随胆汁经肠道排出,成为重要的传染源。

## 三、结局及并发症

大多数经治疗均可痊愈,病愈后可获得较强的免疫力。少数患者在症状消失、体温正常后,可再度出现症状和病变,为复发。极少数可死于并发症:①肠穿孔:最严重的并发症,多发生于溃疡期,常在肠胀气或腹泻时发生,穿孔多为一个,也可为多个,穿孔后常引起弥漫性腹膜炎。②肠出血:常见的并发症,发生于坏死期和溃疡期,严重患者可发生出血性休克。③支气管肺炎:小儿患者多见,因抵抗力低下,继发肺炎链球菌或其他细菌感染所致,少数病例也可由伤寒杆菌直接引起。

## 四、预防原则

1. 积极采取预防措施　管理传染源,加强对粪便、水源、饮食卫生的管理,消灭苍蝇,养成良好的个人卫生习惯,提高人群免疫力。

2. 健康教育　教育病人了解带菌者是伤寒病的传染源,及时采取治疗措施。

# 第四节 细菌性痢疾

细菌性痢疾(bacillary dysentery)是由痢疾杆菌引起的一种肠道传染病。多见于夏、秋季,多为散发性,有时也可引起流行。儿童发病率较高,老年患者少见。病变主要特征是大肠黏膜大量纤维蛋白渗出,形成假膜性炎。临床表现为腹痛、腹泻,里急后重,黏液脓血便。

## 一、病因及发病机制

痢疾杆菌是革兰阴性短杆菌,包括志贺、福氏、鲍氏和宋内四个群,均能产生内毒素,志贺菌可产生外毒素。患者和带菌者是本病的传染源。痢疾杆菌从粪便中排出后可污染水源或食物等,经消化道传播,苍蝇是重要的传播媒介。细菌进入消化道后,大多数被胃酸杀灭,少部分进入肠道,当机体抵抗力下降时,进入肠道的细菌生长繁殖,侵入肠黏膜和释放毒素,引起肠壁炎性反应,毒素入血引起全身中毒症状。

## 二、病理变化及病理临床联系

主要发生在大肠,尤以乙状结肠、直肠为重。根据病理变化和临床经过分为三种:

1. 急性细菌性痢疾 初期为急性卡他性炎,表现为腺体分泌亢进,黏膜充血、水肿,中性粒细胞浸润等;病变进一步发展,黏膜浅表坏死,大量纤维素渗出,与中性粒细胞、红细胞及细菌一起形成特征性的假膜;假膜呈糠皮样,灰白色,并可逐渐脱落,形成大小不等、性状不一的"地图状"溃疡;当病变趋向愈合时,肠黏膜的渗出物及坏死组织被吸收、排出,溃疡逐渐愈合,不留瘢痕(彩图 21-12)。

临床上由于肠管蠕动增强,表现腹痛、腹泻;初为黏液稀便,后为黏液脓血便,偶尔排出片状假膜;由于炎症刺激直肠内的神经末梢及肛门括约肌,导致里急后重和排便次数增多。

急性菌痢的病程一般 1~2 周,经适当治疗大多痊愈。少数转为慢性。

2. 慢性细菌性痢疾 病程超过 2 个月以上者,称为慢性菌痢,多由急性菌痢转变而来。此时肠道病变此起彼伏,原有溃疡尚未愈合,新的溃疡又形成,新旧病灶并存。慢性溃疡边缘不整齐,黏膜常过度增生形成息肉;由于病变反复进行,致使肠壁增厚、变硬,重者可引起肠腔狭窄。

慢性炎症引起肠功能紊乱,病人出现腹痛、腹胀、腹泻或腹泻与便秘交替,炎症加剧时,可出现急性菌痢的症状,称慢性菌痢急性发作。

3. 中毒性细菌性痢疾 多见于 2~7 岁的儿童,特点是起病急骤、全身中毒症状重、急性循环障碍出现早,而肠道病变和症状轻微;发病后数小时即可出现中毒性休克或呼吸衰竭而死亡。肠道病变一般呈卡他性炎或滤泡性结肠炎,潜伏期一般为 1~3 天(数小时至 7 天),病前多有不洁饮食史。

## 三、预防原则

1. 积极采取预防措施 管理传染源,对饮食、饮水管理,消灭苍蝇,改善环境等。
2. 健康教育 了解细菌性痢疾传播途径等,采取抗生素、对症处理等综合治疗。

# 第五节　流行性脑脊髓膜炎

流行性脑脊髓膜炎(epidemic cerebrospinal meningitis)是由脑膜炎双球菌引起的脑脊髓膜的急性化脓性炎症(流脑)。冬、春季多见,好发于儿童及青少年。发病急、传播迅速,易引起大流行。临床上表现为高热、寒战、头痛、呕吐、颈项强直及皮肤瘀点等。

## 一、病因及发病机制

脑膜炎双球菌为革兰阴性球菌,具有荚膜,能产生内毒素,使小血管或毛细血管损伤,致皮肤、黏膜出现瘀点(斑)。该菌存在于病人和带菌者的鼻咽部,由飞沫经呼吸道传播。大多数人只引起局部炎症,成为健康带菌者;当机体抵抗力降低时,细菌从上呼吸道黏膜侵入血流,引起菌血症或败血症;少数可通过血-脑脊液屏障引起脑膜炎。

## 二、病　理　变　化

肉眼观,脑脊髓膜血管高度充血,蛛网膜下腔内有大量灰白色或灰黄色脓性渗出物,覆盖着脑沟、脑回,脑室也可积脓。镜下观,蛛网膜血管高度充血,蛛网膜下腔充满大量中性粒细胞、少量单核细胞、淋巴细胞及纤维蛋白(彩图 21-13),重者脑膜周围的脑实质也有炎症改变,称为脑膜脑炎。

## 三、病理临床联系

1. 脑膜刺激征　颈项强直和屈髋伸膝征(Kernig 征)阳性。由于炎症累及脊髓神经根周围的蛛网膜及软脑膜,使脊神经根在通过椎间孔处受压,当颈部或背部肌肉运动时产生疼痛,因而颈部肌肉发生保护性痉挛而呈僵硬状态,称为颈项强直。在婴幼儿,常因发生腰背部肌肉保护性痉挛而呈"角弓反张"征。当作屈髋伸膝试验时,因坐骨神经受到牵拉,引起腰神经根压痛的表现,为屈髋伸膝征阳性。

2. 颅内压升高　头痛、喷射性呕吐等,小儿常有前囟饱满。由于脑脊髓膜血管扩张充血,蛛网膜下腔渗出物堆积,因脓性渗出物阻塞而影响脑脊液吸收。

3. 脑脊液的变化　脑脊液呈混浊脓样,含大量脓细胞,蛋白增多,含糖量减少,涂片或细菌培养可查见病原菌。脑脊液检查是诊断本病的一个重要依据。

少数病例(儿童)起病急,病情危重,称为暴发性流脑。根据临床病理特点,又可分为以下两型。①暴发型脑膜炎双球菌败血症:主要见于儿童,起病急骤,迅速出现周围循环衰竭、休克和皮肤黏膜大片紫癜,双侧肾上腺严重出血及肾上腺皮质功能衰竭,称华-佛综合征(Waterhouse-Friederichsen)。而脑脊髓膜化脓性炎症病变多不明显。其发生机制为脑膜炎双球菌败血症时,大量内毒素释放到血液中引起的中毒性休克和 DIC,死亡率高。②暴发性脑膜脑炎:除脑膜炎外,软脑膜下脑组织也受累,脑组织淤血,严重发生脑水肿,使颅内压急骤升高。临床表现为突然高热,剧烈头痛,频繁呕吐,昏迷、脑疝形成,抢救不及时,可危及生命。

## 四、结局与并发症

本病及时应用抗生素等治疗,多能痊愈。如治疗不当可转为慢性。并可出现后遗症:①脑积水,由于脑膜粘连,脑脊液循环障碍所致;②脑神经受损麻痹,如耳聋、视力障碍、斜视、面瘫等；③脑底血管炎致管腔阻塞，引起脑缺血而发生梗死。

## 五、预 防 原 则

1. 积极采取预防措施　流行期间做好卫生宣传工作，保持室内通风，疫苗预防注射或药物预防等。

2. 健康教育　开展有关预防流脑知识的宣传教育，接种，早期治疗等。

# 第六节　流行性乙型脑炎

流行性乙型脑炎（epidemic encephalitis B）是由乙型脑炎病毒感染引起的急性传染病，简称乙脑。儿童多见，夏、秋（7、8、9 三个月）流行，起病急，病情重，死亡率高。临床主要表现为高热、嗜睡、抽搐、昏迷等。

## 一、病因及发病机制

乙型脑炎病毒为 RNA 病毒，传染源为病人或家畜、家禽（中间宿主）等，传播媒介为蚊子，我国主要是库蚊。当带有病毒的蚊叮咬人体吸血时，病毒进入人体内。当免疫力强，血-脑脊液屏障功能正常者，病毒不能进入脑组织致病，称隐性感染，多见于成人；反之，病毒侵入中枢神经系统，可激发机体免疫反应，导致组织损伤。

## 二、病 理 变 化

病变大脑皮质、基底核、视丘最严重，小脑、延髓及脑桥次之，脊髓病变最轻。肉眼观：软脑膜及脑实质充血、水肿，重者可见点状出血及粟粒状或针尖大小的半透明软化灶。镜下观：①神经细胞变性、坏死，轻者神经细胞肿胀、尼氏小体消失，出现空泡、核偏位等；重者神经细胞坏死，有增生的胶质细胞环绕周围，称卫星现象；若小胶质细胞包围、吞噬神经元，则称噬神经细胞现象；神经组织坏死后，可溶解液化形成圆形或卵圆形、边界清楚的筛网状的软化灶。②血管扩张、充血，血管周围间隙增宽，以淋巴细胞为主的炎细胞常围绕血管呈套袖状浸润（图 21-14）。③小胶质细胞增生明显或呈弥漫性或聚集形成小胶质细胞结节。

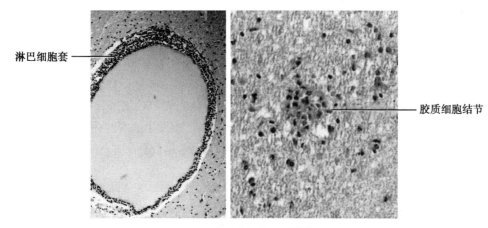

淋巴细胞套

胶质细胞结节

图 21-14　流行性乙型脑炎

## 三、病理临床联系

早期出现嗜睡、昏迷症状，脑充血、水肿引起颅内压增高，出现头痛、呕吐，重者引起脑疝，其中小脑扁桃体疝可压迫延髓呼吸中枢使呼吸骤停而致死；脑膜可有不同程度的炎症反应，出现脑膜刺激征。

经过治疗多数患者在急性期后可痊愈，部分病变较重者可出现痴呆、语言障碍、肢体瘫痪等后遗症。

流行性脑脊髓膜炎与流行性乙型脑炎的鉴别（表 21-3）。

表 21-3　流行性脑脊髓膜炎与流行性乙型脑炎的鉴别

| 区 别 项 目 | 流行性脑脊髓膜炎 | 流行性乙型脑炎 |
|---|---|---|
| 病原体 | 脑膜炎双球菌 | 流行性乙型脑炎病毒 |
| 传染途径 | 呼吸道 | 蚊子叮咬 |
| 流行季节 | 冬春季节 | 夏秋季节 |
| 病理特点 | 急性化脓性炎 | 脑实质细胞变质性炎 |
| 临床特点 | 颅内高压和脑膜刺激征为主 | 嗜睡、抽搐、昏迷为主 |
| 脑脊液特点 | 浑浊，细胞数显著增多（以中性粒细胞为主），蛋白质显著增多，糖、氯化物减少，可找到细菌 | 透明或微浊、细胞数轻度增多（以淋巴细胞为主），蛋白质轻度增加，糖、氯化物正常，无细菌 |

## 四、结局及并发症

多数病人经过适当治疗，在急性期后可痊愈；重症病人，可出现语言障碍、痴呆、肢体瘫痪及因脑神经损伤所致的吞咽困难、中枢性面瘫等后遗症。

## 五、预防原则

1. 积极采取预防措施　管理传染源，加强对家畜的管理。切断传播途径，防蚊、灭蚊是预防本病的主要措施。易感人群，乙脑灭活疫苗的接种可提高人群免疫力。

2. 健康教育　在流行季节出现高热、头痛、意识障碍，应尽快送医院治疗。

## 第七节　流行性出血热

流行性出血热（epidemic hemorrhagic fever，EHF）是一种由汉坦病毒（Hantaan virus）引起的自然疫源性急性传染病，又称肾综合征出血热。临床表现发热、出血、休克及急性的肾衰竭等。好发于冬季，流行广，病情危急，病死率高，危害极大。任何年龄和性别均可发生，以从事野外工作的男性青壮年多见。治愈后，可以获得持久而稳固的免疫力。

## 一、病因及发病机制

流行性出血热病毒属于汉坦病毒属，有 11 个血清型。属于有荚膜的 RNA 病毒。我国有 50 多种动物携带汉坦病毒。主要寄生在相关鼠体内，最常见的是黑线姬鼠，褐家鼠、长尾黄鼠、大仓鼠、黑线仓鼠等。病毒在鼠的体内增殖传代,带有病毒的鼠类排泄物(尿、粪、唾液等)污染易感染者的皮肤、伤口而感染;另外,通过吸入被污染的尘埃或是食入被污染的食物,病毒即可以经呼吸道、消化道黏膜侵入人体,直接损伤细胞,诱导的免疫反应造成组织损伤而致病。

## 二、病 理 变 化

肾髓质、右心房内膜、脑垂体前叶、肾上腺皮质最明显,表现为:①全身小血管和毛细血管广泛性损害:内脏毛细血管高度扩张、充血、腔内可见血栓形成。②多灶性出血:全身皮肤黏膜和器官组织广泛性出血,以肾皮质与髓质交界处,右心房内膜下,胃黏膜和脑垂体前叶最明显,发热期即可见到,少尿期最明显。③严重的渗出和水肿:眼球结膜和眼睑水肿,各器官、体腔都有不同程度的水肿和积液,以腹膜后、纵隔、肺及其他组织疏松部最严重,少尿期可并发肺水肿和脑水肿。④灶性坏死和炎性细胞浸润:多数器官组织和实质细胞有凝固性坏死灶,常见肾髓质、脑垂体前叶、肝小叶中间带和肾上腺皮质。病变处单核细胞和浆细胞浸润。

## 三、病 理 临 床 联 系

临床上典型病程可分为发热期、休克期、少尿期、多尿期和恢复期。

1. 发热期　由于病毒血症,患者可出现持续性高热,以稽留热和弛张热多见,发病后的1～2天,体温达到高峰,一般持续5～6天。全身表现"三痛",即头痛、腰痛和眼眶痛。皮肤和黏膜充血、水肿,呈醉酒貌,多见于眼结膜、腋下和胸背部。

全身广泛性出血是本病的突出表现之一,发病后的2～3天出现,常在皮肤、黏膜、浆膜和多器官出现点状、斑状出血点,甚至大片状出血。浆膜腔可有血性积液,呕血、咯血、尿血及便血等。

2. 休克期　发病后第4～6天出现低血压和休克,热退病重,是本期的重要特点。表现面色苍白、心慌、多汗、脉搏细速、血压下降,严重者发生休克。引起休克的原因:①血浆外渗、出血使血容量急剧减少;②病毒的毒性作用,DIC 的发生,垂体和肾上腺的病变使升压物质产生减少,血管扩张,血管容积增加;③心肌收缩性降低,使心输出量减少。

3. 急性肾衰竭　肾本身的病变和休克所致。①少尿期:主要表现为尿毒症、水电解质紊乱和肺水肿等。②多尿期:新生的肾小管吸收功能尚不完善,尿素氮等物质引起的渗透性利尿,使尿量增多。③恢复期:此期尿量逐步恢复为 2 000ml 以下。少数患者可遗留高血压、垂体功能减退、心肌损伤等。

## 四、预 防 原 则

1. 积极采取预防措施　加强对家畜的管理。切断传播途径,消灭传染源为鼠类。

2. 健康教育　向病人及家属讲明本病的传染途径,在流行季节出现发热、意识障碍应尽快送医院进行治疗。

# 第八节　严重急性呼吸综合征

严重急性呼吸综合征(severe acute respiratory syndromes,SARS)是一种因感染 SARS病毒而导致的以发热、干咳、胸闷为主要症状,严重者出现呼吸衰竭的一种呼吸道传染病。又称传染性非典型肺炎，简称 SARS。具有极强的传染性，病情快速进展，致死率极高。

## 一、病因及发病机制

SARS 病毒是一种变异的冠状病毒。以近距离空气飞沫传播为主，接触患者粪便、尿液和血液也可传染。发病机制可能是 SARS 病毒的结构蛋白（S、E、N、M 蛋白等）刺激机体产生超敏反应，引起肺组织损伤及细胞免疫功能严重破坏。

## 二、病 理 变 化

肺部炎症病变和免疫系统的迅速损伤为本病主要表现，常累及心、肝、肾等多器官。

1. 呼吸系统变化　肺是 SARS 病毒最主要的靶器官。肉眼观，肺重量明显增加，肺表面出现融合性塌陷区和纤维素性粘连区，质略硬。切面广泛实变，呈暗红或微红色出血灶及梗死灶，肺内囊状扩张，呈蜂窝肺改变，呈代偿性肺气肿。镜下观，气管黏膜充血及点状出血，腔内可见粉色黏稠液体或血性泡沫状液体。黏膜上皮坏死、脱落，黏膜下组织水肿，血管微血栓形成。多量淋巴、单核细胞及中性粒细胞浸润。

2. 淋巴造血系统变化　广泛累及脾脏、淋巴结和骨髓，表现为融合性出血坏死、萎缩，正常结构破坏，淋巴细胞数量减少，皮髓质分不清。

3. 心血管系统变化　心肌纤维嗜酸性变及灶状液化性肌溶解，间质疏松、水肿，可见散在单核、淋巴细胞浸润。多脏器小血管内皮细胞变性，管壁纤维素沉积，炎细胞浸润，管内纤维素样血栓形成。

4. 消化系统　患者合并 DIC，多伴有消化道的出血。黏膜上皮坏死、脱落，黏膜下血管扩张、出血、少量淋巴细胞浸润。肝脏体积增大，切面暗红色，肝淤血、出血，细胞不同程度的变性、坏死。

## 三、病理临床联系

SARS 的潜伏期通常 2 周，一般为 2～10 天。临床表现急性起病，主要有三类症状：①发热及相关症状：常以发热为首发和主要症状，体温一般高于 38℃，常呈持续性高热，可伴有畏寒、肌肉酸痛、关节酸痛、头痛乏力等。②呼吸系统症状：咳嗽，多为干咳、少痰。患者肺实变、少量胸腔积液，胸闷，可闻及少许湿啰音，呼吸音减低。严重者呼吸窘迫、呼吸困难和低氧血症。③部分患者出现腹泻、恶心、呕吐等消化道症状。

## 四、结局与并发症

SARS 可引起急性呼吸窘迫综合征、休克、心律失常或心功能不全，肝、肾功能损害，弥散性血管内凝血、败血症、消化道出血等，少数严重病例可因急性呼吸窘迫综合征导致死亡。

## 五、预 防 原 则

1. 积极采取预防措施　切断传播途径，消灭传染源，一旦发病，严格隔离。

2. 健康教育　向病人及家属讲明本病的传染途径，临床表现及预后，及时发现尽快送医院治疗。

# 第九节　手足口病

手足口病(Hand foot and mouth disease,HFMD)是由肠道病毒引起的传染病。多发生于婴幼儿,好发于夏、秋季节。常发生于学龄前儿童,3 岁以下婴幼儿多发,成人也可感染。潜伏期一般 3~7 天,多数病人突然起病。

## 一、病因及发病机制

病因是肠道病毒,有 20 多种(型)。其中以柯萨奇病毒 A16 型(Cox A16)和肠道病毒 71 型(EV 71)最为常见。食品卫生差,有不良个人卫生习惯的人易发病。

## 二、病理变化

主要侵犯手、足、口、臀四个部位;临床上有不痛、不痒、不结痂、不结疤的四不特征。口腔溃疡,口腔黏膜疹,初为粟米样斑丘疹或水疱,呈圆形或椭圆形扁平凸起,周围红晕,位于舌、两颊部及唇齿侧。手、足等远端部位出现或平或凸的斑丘疹或疱疹,疱疹内有混浊液体,如黄豆大小不等,皮疹不痒,斑丘疹在 5 天左右由红变暗,然后消退,愈合后不留痕迹。水疱及皮疹常在一周后消退。

## 三、病理临床联系及其对机体影响

发病急,发热,除口腔黏膜、手掌或脚掌部出现疱疹外,病毒会侵犯心、脑、肾等重要器官,引起暴发性心肌炎、无菌性脑膜炎时,表现为发热、头痛、颈部僵硬、呕吐、易烦躁、睡眠不安稳等。部分患儿可伴有咳嗽、流涕、食欲缺乏、恶心、呕吐、头疼等症状。

## 四、结局与并发症

该病为自限性疾病,多数预后良好,不留后遗症。极少数患儿可引起脑膜炎、脑炎、心肌炎、弛缓性麻痹、肺水肿等严重并发症。

# 第十节　甲型 H1N1 流感

甲型 $H_1N_1$ 流感是甲型 $H_1N_1$ 流感病毒引起的猪或人的一种急性、人畜共患呼吸道传染性疾病。以青壮年多见,好发于冬春季节。

## 一、病因及发病机制

甲型流感病毒有百余种不同亚型的流感病毒。所谓 H 和 N,是指甲型流感病毒表面的两类蛋白质。H 是血细胞凝集素(hemagglutinin),N 是神经氨酸酶(neuraminidase),能够破坏细胞的受体,使病毒在宿主体内自由传播。根据 H 和 N 的形态,甲型流感病毒可由 15 种 H 型和 9 种 N 型进行排列组合,如 $H_1N_1$ 和 $H_5N_1$ 等,主要通过呼吸道传播。

## 二、病理变化

鼻、咽、喉、气管和支气管的黏膜充血、肿胀,表面覆有黏稠的液体,小支气管和细支气管内充满泡沫样渗出液。胸腔、心包腔蓄积大量混有纤维素的浆液。肺脏的病变与周围组织界限明显,颜色由红至紫,坚实,韧度似皮革,脾大,颈部、纵隔、支气管旁淋巴结增大等。

## 三、病理临床联系及其对机体影响

潜伏期一般1～7天左右,表现发热、咳嗽、喉痛、全身疼痛、头痛、发冷和疲劳等,有些患者出现腹泻或呕吐、肌肉痛或疲倦、眼睛发红等。部分患者病情可发病迅速,突然高热,甚至继发严重肺炎、急性呼吸窘迫综合征、肺出血、胸腔积液、全血细胞减少、肾衰竭、休克等导致死亡。

## 四、结局与并发症

预后较差,病死率约为6%,易并发支气管炎、肺炎和胸膜炎等。

# 第十一节　性传播疾病

性传播性疾病(sexually transmitted diseases,STD)是指通过性接触传播为主要途径的一类疾病。病种已多达20余种。本节仅叙述淋病、尖锐湿疣、梅毒和艾滋病。

## 一、淋　　病

淋病(gonorrhea)是由淋球菌感染引起的一种性传播疾病,主要病变为泌尿生殖道黏膜的化脓性炎症。男女均可患病。

1. 病因及发病机制　病原菌为淋球菌,传染源为病人和隐性感染者,性接触感染为其主要传染途径,也可经被污染的用具间接感染,新生儿在分娩过程中可经阴道感染而患淋球菌眼炎。

2. 病理变化及病理临床联系　①男性病变:累及尿道、前列腺、精囊和附睾。主要表现急性尿道炎,尿道外口充血、水肿,有脓性分泌物流出。②女性病变:常累及尿道、尿道旁腺、子宫颈、子宫内膜、输卵管和卵巢等。临床表现病人尿道口、尿道旁腺以及前庭大腺口处红肿,并有脓性分泌物,白带增多,下腹疼痛等。脓性分泌物涂片,经革兰染色,光镜下在中性粒细胞内查到淋球菌是诊断本病的主要依据。

3. 结局　急性淋病及时合理治疗,可痊愈。如果治疗不彻底,反复发作,可转变为慢性尿道炎,引起男女不育。

## 二、梅　　毒

梅毒(Syphilis)是由梅毒苍白螺旋体感染引起的慢性传染病。临床表现复杂多样,病程漫长,危害较大。流行于世界各地。我国解放后基本消灭,近年来又有新的梅毒病例发生,并有流行趋势。

1. 病因及传播途径　病原体为梅毒螺旋体。梅毒病人为唯一的传染源,其传染途径分为两种:①后天性梅毒:主要通过性接触传染,少数因输血或接触病变部位不慎感染。②先天性梅毒:系梅毒孕妇血中的梅毒螺旋体经胎盘使胎儿感染。

2. 基本病理变化

(1) 闭塞性动脉内膜炎和小血管周围炎:小动脉内皮细胞及纤维细胞增生,使管壁增厚、血管腔狭窄闭塞。小血管周围单核细胞、淋巴细胞和浆细胞浸润。浆细胞恒定出现是本病的特点之一,此类病变见于梅毒各期。

(2) 树胶样肿(梅毒瘤):由细胞介导的迟发型变态反应引起的肉芽肿,仅见于第三期梅毒。肉眼观,病灶呈灰白色结节状,大小不一,质韧而有弹性,似树胶而得名。镜下观,中央为凝固性坏死,周围有大量浆细胞和淋巴细胞浸润,上皮样细胞和巨细胞较少;后期可被吸收、纤维化及形成瘢痕,但很少钙化,有别于结核结节。

3. 类型及病变特点

(1) 后天性梅毒:根据病程分三期:一、二期称早期梅毒,传染性强;三期梅毒称晚期梅毒,一般无传染性,但对组织器官破坏性大。

1) 一期梅毒:病变特点是硬性下疳形成(图 21-15)。梅毒螺旋体入侵机体后,经约 3 周潜伏期,在侵入处(90% 以上在外生殖器官)形成。初期表现为局部微红、逐渐变为边界清楚的无痛性硬结;继而出现水疱,破溃后形成质硬、底部洁净、边缘隆起的溃疡,称为硬性下疳;常为单个,直径约为 1cm 大小。镜下观,溃疡底部有闭塞性动脉内膜炎和小血管周围炎。硬下疳出现 1~2 周后,周围淋巴结增大,约一个月左右自然消退,局部淋巴结也消退。此期若及时治疗,螺旋体可被彻底杀灭,而不继续发展为二期梅毒。

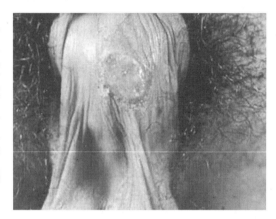

图 21-15　梅毒硬下疳

2) 二期梅毒:病变特点是出现梅毒疹。潜伏在体内的螺旋体大量繁殖,由于免疫复合物的沉积引起全身皮肤、黏膜广泛的梅毒疹和全身性非特异性淋巴结增大。梅毒疹好发于躯干与四肢,常对称分布,呈斑疹和丘疹。镜下观,典型的闭塞性动脉内膜炎和小血管周围炎,病灶内可找到螺旋体。此期梅毒血清反应强阳性,传染性大。梅毒皮疹可自行消退或发展为三期梅毒。

3) 三期梅毒:病变特点是形成树胶样肿。常发生于感染后 4~5 年,多累及皮肤、黏膜,皮肤引起树胶样肿可形成溃疡,黏膜病变主要局限在鼻、唇,引起鞍鼻和唇缺损。病变破坏内脏器官,如梅毒性主动脉瘤、主动脉瓣关闭不全、麻痹性痴呆和脊髓痨等。病灶内不易查到螺旋体,但梅毒血清反应呈阳性,一般无传染性。

(2) 先天性梅毒

1) 早发性先天性梅毒:系指胎儿或婴幼儿期发病的先天性梅毒。病变皮肤、黏膜广泛的梅毒斑疹、大疱形成和大片的剥脱性皮炎,严重者全身表皮糜烂、脱落。内脏(肝、肺、胰、肾及脾等)均可累及。淋巴细胞及浆细胞浸润、动脉内膜炎、弥漫性纤维化和发育不全等。骨的病变常见骨软骨炎,腕、肘及肩等关节软骨炎以及指、趾的骨炎和骨膜炎,引起指、趾的变形肿大及指(趾)甲变薄而弯曲。

2) 晚发性先天性梅毒:为 2 岁以后发病者,一般在 5~7 岁至青春期出现损害,患儿发育不良,智力低下。但也可血清反应阳性而无症状,称为先天性隐性梅毒。其病变与后天性梅毒基本相同,病变波及全身,但无下疳。间质性角膜炎、楔形门齿及神经性耳聋构成晚发性先天性梅毒的三大特征,具有诊断意义。

4. 结局　机体免疫力的强弱决定感染后是否痊愈、隐匿或发展为晚期梅毒。

## 三、尖 锐 湿 疣

尖锐湿疣（condyloma acuminatum）是由人乳头状瘤病毒（human papillary virus, HPV）感染引起的一种常见的性传播性疾病。好发于中、青年,20～40岁多发。

1. 病因及发病机制　病原体是 HPV,属 DNA 病毒,嗜黏膜病毒,其中 HPV 6、11、16 和 18 型有关,在上皮细胞内增殖,产生细胞病变。主要通过性接触传染,少数病例由污染物（浴巾、浴盆等）间质接触传染。潜伏期长短不一,通常为 3 个月。

2. 病理变化和病理临床联系　好发于外阴、子宫颈、尿道、肛周皮肤,偶见于腋窝、乳房、脐窝等处。肉眼观,病变呈疣状或乳头状新生物,多个小而尖的小乳头或麦芒状（图 21-16）,表面覆盖渗出物,易发生糜烂、触之易出血。镜下观,表皮角化不全,棘细胞层高度肥厚,乳头瘤样增生,表皮钉突不规则增宽和延长;棘细胞层可见多少不等的挖空细胞（胞质空泡状,细胞边缘常残存带状胞质,核大居中,圆形或椭圆形,染色深）。真皮浅层水肿、毛细血管扩张、慢性炎细胞浸润。应用免疫组织化学方法可检测 HPV 抗原,PCR 技术可检测 HPV,帮助临床诊断。

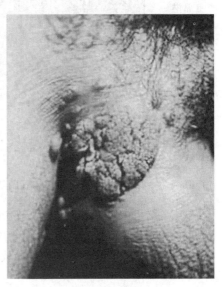

**图 21-16　尖锐湿疣**

3. 结局　多数在数月内自然消退,多年不消退如不治疗,少数病例可恶变。

## 四、艾 滋 病

艾滋病是获得性免疫缺陷综合征（acquired immunodeficiency syndrome, AIDS）的简称,是由人类免疫缺陷病毒（HIV）感染引起的以全身性严重免疫缺陷为主要特征的致命性传染病。本病传染性强,目前尚无有效治疗药物,死亡率100%。因此,大力实施各种预防措施,对防止艾滋病的流行至关重要。

1. 病因及发病机制　病原体是 HIV（HIV-1 和 HIV-2）,AIDS 病人和病毒携带者是传染源。主要传染途径有:①性接触传染,最多见（70%）,可由男→男、男→女、女→男之间传播;②静脉注射毒品或制品传染;③通过注射针头或医用器械等传染;④母体 HIV 通过胎盘或哺乳等感染婴儿;⑤器官移植等医务人员的职业感染。潜伏期长,从 HIV 感染到出现 AIDS 症状可 5 年甚至更长时间。

2. 病理变化及病理临床联系

(1) 免疫学损伤变化:严重细胞免疫缺陷。$CD_4^+$ 细胞减少,HIV 抗体阳性。

(2) 淋巴结变化:淋巴滤泡增生,生发中心活跃,有"满天星"现象,晚期,淋巴结萎缩,淋巴结结构及淋巴细胞消失,仅有残留巨噬细胞和浆细胞,呈现一片荒芜景象。胸腺、消化道和脾脏淋巴组织萎缩（图 21-17）。

(3) 机会性感染:是指在人体免疫功能严重破坏、免疫缺陷的特定条件下引起的感染。常见的有卡氏肺囊虫、刚地弓形虫、白色念珠菌、新型隐球菌等。全身各器官均可受累,其中以肺、中枢神经系统最常见。卡氏肺囊虫性肺炎是 AIDS 最常见的死亡原因之一。

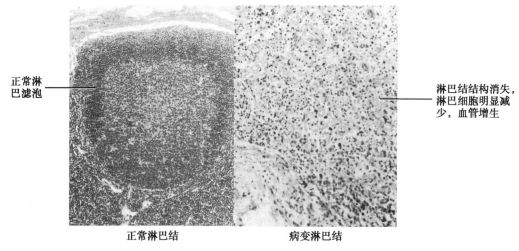

正常淋
巴滤泡

淋巴结结构消失，
淋巴细胞明显减
少，血管增生

正常淋巴结　　　　　　病变淋巴结

**图 21-17　AIDS 淋巴组织的病变**

（4）恶性肿瘤：AIDS 患者由于细胞免疫缺陷导致免疫监视功能丧失，易并发恶性肿瘤，常见死亡原因，如 Kaposi 肉瘤（血管内皮细胞的恶性肿瘤）、恶性淋巴瘤。临床上常表现为发热、体重下降、腹泻和神经系统症状等。

## 五、预 防 原 则

1. 积极采取预防措施　控制传染源，病人是性传播疾病的主要传染源，要早期发现，治疗期间应避免性生活。切断传播途径，洁身自爱，注意个人卫生与防护等。

2. 健康教育　大力宣传性病尤其是 AIDS 的预防知识，加强性道德教育，开展社区教育，在全社会营造防止性病的气氛，降低性病的发病率。

## 复习思考题

1. 名词解释　结核结节、原发综合征、干酪样肺炎、结核球、伤寒肉芽肿、神经细胞卫星现象、噬神经细胞现象、树胶肿、艾滋病

2. 比较原发性肺结核和继发性肺结核的特点区别。

3. 简述继发性肺结核的类型及病变特点。

4. 叙述肠伤寒的病变分期和各期特点。

5. 简述急性细菌性痢疾的病理变化及病理临床联系。

6. 比较流行性脑脊髓膜炎和流行性乙型脑炎的区别。

7. 简述流行性出血热的临床分期及临床表现。

8. 简述梅毒的基本病理变化。

9. 简述艾滋病的基本病理变化。

（方义湖）

# 第二十二章

# 寄 生 虫 病

## 第一节 阿 米 巴 病

阿米巴病(amoebiasis)是由溶组织内阿米巴原虫感染引起的一种寄生虫病。病变以液化性坏死为主要改变。阿米巴原虫主要寄生于人体结肠内,并引起肠溃疡,故称肠阿米巴病。因常出现腹痛、腹泻和里急后重等类似痢疾的症状,又称阿米巴痢疾。也可侵犯肝、肺、脑等器官,引起肠外阿米巴病。我国南方及北方的夏季为多发季节。乡村成年男性发病率高。

### 一、肠阿米巴病

1. 病因和发病机制

(1) 病因:为溶组织内阿米巴原虫,主要有滋养体和包囊两种形态,滋养体为致病性病原体,无传染力,包囊为传染性病原体。一旦包囊随食物或水进入胃内,它能抵抗胃酸的消化作用进入肠道。多在小肠下段经碱性肠液的消化作用,囊壁破裂释出四个小滋养体,并寄生于结肠上段,当结肠结构和功能正常时,肠腔内环境不利于滋养体繁殖,形成成熟包囊排出体外成为传染源;当人体免疫功能降低时,小滋养体借其丝状伪足运动和分泌酶的作用,侵入肠壁并吞噬红细胞,转变为直径 $20\sim40\mu m$ 的大滋养体,称为组织型滋养体,并且可溶解破坏肠壁组织,形成溃疡性病变。

(2) 发病机制:下列因素有关:①接触性溶细胞作用:大滋养体与肠黏膜上皮细胞接触时,释出膜结合酶等生物活性物质,溶解肠黏膜上皮细胞;造成肠壁组织溶解破坏。②细胞毒性作用:从阿米巴的纯培养液中分离出的一种细胞毒素(肠毒素),损伤肠黏膜并引起腹泻。③机械性损伤及吞噬功能,滋养体借伪足机械性运动损伤和破坏肠壁组织,并对坏死组织碎片和红细胞进行吞噬和降解。④免疫抑制:阿米巴原虫的凝集素等具有抗补体和降解补体作用,肠道细菌感染和功能紊乱,宿主免疫功能降低,有利于阿米巴滋养体的侵入和导致疾病。

2. 病理变化及病理临床联系 病变主要位于盲肠和升结肠,其次为乙状结肠和直肠,严重者整个结肠及回肠下段均可受累。其基本病变是以组织溶解为主的坏死性炎症,分为急性和慢性两期。

(1) 急性期病变:肉眼观,早期肠黏膜面可见多个灰黄色、略隆起的斑点,中心部有针尖大小的溃疡,周围有出血充血带包绕,随着病变发展,坏死组织液化脱落则形成口小底大,具有诊断意义的烧瓶状溃疡(彩图 22-1),甚至邻近溃疡相互沟通形成隧道,表层黏膜大块脱落,形成巨大溃疡,可引起肠出血、肠穿孔。镜下观,大量液化性无结构淡红染坏死区,肠壁组织溶解、坏死形成,溃疡边缘炎症反应轻,少数淋巴细胞、单核细胞浸润,与正常组织交界

205

处和肠壁小静脉内,可见核小而圆,胞浆含有糖原空泡或吞噬红细胞的圆形阿米巴滋养体。

临床上患者可出现腹痛、腹泻及大便次数增多,但无明显里急后重症状。大便由液化坏死组织、黏液及少量出血混合而成,成暗红色果酱样大便,有腥臭。大便检查可找到阿米巴滋养体。一般全身症状轻微,无发热。肠阿米巴病需与细菌性痢疾相鉴别(表22-1)。

表 22-1　肠阿米巴病和细菌性痢疾的鉴别

| 鉴　别 | 肠阿米巴病 | 细菌性痢疾 |
|---|---|---|
| 病原体 | 溶组织阿米巴 | 痢疾杆菌 |
| 好发部位 | 盲肠、升结肠 | 乙状结肠、直肠 |
| 病变性质 | 变质性炎 | 假膜性炎 |
| 溃疡特点 | 溃疡深,呈烧瓶状,溃疡间黏膜基本正常 | 溃疡较浅,呈地图状,溃疡间黏膜弥漫性炎症 |
| 临床表现 | 起病缓,无毒血症,不发热或有低热、腹痛、腹泻、里急后重不明显,腹部压痛、多在右侧 | 起病急,毒血症显著,多伴有发热、腹痛、腹泻重,里急后重明显,腹部压痛轻、多在左侧 |
| 粪便检查 | 次数少,量多,呈暗棕色糊状,有腥臭,镜检见大量红细胞而白细胞少,可找到阿米巴原虫 | 次数多,量少,呈黏液脓血便,镜检见大量脓细胞杂有红细胞,培养示痢疾杆菌阳性 |
| 血中白细胞 | 一般不增加 | 总数及中性粒细胞增多 |
| 并发症 | 阿米巴性肝脓肿 | 少见 |

急性期多可治愈,少数因治疗不当而转为慢性。

(2)慢性期病变:因肠黏膜坏死、溃疡形成、修复性肉芽组织增生和瘢痕形成等病变反复进行,导致肠黏膜过度增生失去正常形态,而成梁状或息肉状。肠壁因大量纤维组织增生而增厚、变硬,导致肠腔狭窄。有时肠壁因过多肉芽组织增生可形成局限性包块,称为阿米巴肿,临床上易误诊为结肠癌。

临床上患者可出现轻度腹痛、腹胀、腹泻与便秘交替出现等肠道功能紊乱症状,长期不愈者可出现营养障碍。

(3)并发症:①肠出血:最常见,出血量少,多发生于急性期;②肠穿孔:较少见,多为重症患者,溃疡过深穿透肠壁所致;③肠梗阻:少见。

## 二、肠外阿米巴病

1. 阿米巴肝脓肿(amoebic liver abscess)　是阿米巴病最常见的并发症,多发生于阿米巴痢疾发病之后1～3个月,也可见于肠道症状消失数年之后。侵入肠壁小静脉的滋养体随门静脉血流到达肝内,除引起静脉炎和静脉周围炎外,主要是造成大量肝细胞溶解破坏,导致肝组织坏死、液化和出血,形成多数小脓肿,并可相互融合成大脓肿,80%位于肝右叶,其原因可能与肝右叶占全肝五分之四,接受原虫机会较多,以及肠阿米巴病好发部位盲肠和升结肠的血液是由肠系膜上静脉-门静脉回流进入肝右叶有关。

(1)病理变化:肉眼观,脓腔内由液化性坏死物与陈旧性血液混合而成的棕红色或咖啡色果酱样物,边缘附有彻底液化坏死的汇管区结缔组织及血管、毛细胆管等(图22-2)。镜下观,坏死组织周围有少量炎性细胞浸润和纤维组织增生,脓肿边缘肝组织内可找到阿米巴滋养体。

（2）病理临床联系：患者有长期发热、肝大、右上腹痛、全身消耗等症状。如治疗不及时，病灶可进一步扩大，并向周围组织穿破，引起膈下脓肿、腹膜炎、肺脓肿、脓胸、胸膜-气管瘘和阿米巴性心包炎等。

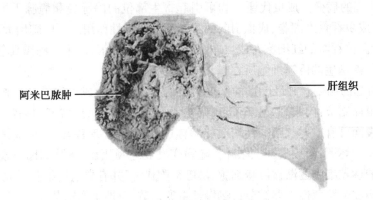

阿米巴脓肿 ——　　　　　　　　　　　　　—— 肝组织

**图22-2　阿米巴肝脓肿**

2. 阿米巴肺脓肿（amoebic lung abscess）　较少见，多由阿米巴性肝脓肿穿破横膈直接蔓延到肺。常在右肺下叶形成单个病灶，与膈下和肝内的脓肿相通。脓腔内充满棕褐色坏死物质破入支气管腔，病人咳出含滋养体的褐色脓样痰，临床上出现发热、胸痛、咳嗽、咯血等类似肺结核的症状。

3. 阿米巴脑脓肿（amoebic brain abscess）　极少见，多为肠、肝、肺病灶内的滋养体随血流进入脑内所致。可在大脑半球内引起多发性脓肿病灶。临床上可出现发热、头痛、昏迷等症状。

# 第二节　血吸虫病

血吸虫病（schistosomiasis）是由于血吸虫寄生于人体所致的地方性寄生虫病。我国主要流行于长江下游十三个省市的水稻作物区。病理特点是形成血吸虫卵结节。临床主要表现发热、腹泻、肝大，晚期发生肝硬化和门脉高压症。

## 一、病因及感染途径

病原体有日本血吸虫、曼氏血吸虫和埃及血吸虫等。我国主要是日本血吸虫。当病人和病畜的粪便排出的血吸虫卵进入水中，卵内成熟毛蚴孵化而出，钻入钉螺体发育成大量尾蚴游于水中（疫水），人、畜接触疫水时，尾蚴可借其头腺分泌的溶组织酶和机械性运动钻入其皮肤或黏膜，脱去尾部变为童虫；童虫穿入小静脉和淋巴管内到达右心，经肺循环进入大循环播散到全身。但只有抵达肠系膜静脉者才能发育为成虫并大量产卵，虫卵随门静脉入肝或逆流入肠壁，发育为成熟虫卵，并可破坏肠黏膜进入肠腔，随粪便排出体外又重复上述生活周期。

## 二、病理变化及发病机制

血吸虫发育阶段的尾蚴、童虫、成虫和虫卵等均可引起机体变态反应。其中以虫卵引起的病变最严重、危害性最大。

1. **尾蚴引起的病变**　尾蚴钻入皮肤引起尾蚴性皮炎：皮肤局部出现红色小丘疹或荨麻疹，奇痒，数日后消退。真皮毛细血管扩张充血、出血及水肿，周围伴有中性粒细胞及嗜酸性粒细胞浸润。其机制与尾蚴头腺所分泌的毒素与死后崩解产物产生变态反应有关。

2. 童虫引起的病变    童虫移行至肺部,可穿破肺泡壁毛细血管进入肺组织,引起血管炎和血管周围炎,病人出现发热、短暂的咳嗽和痰中带血丝等症状。

3. 成虫引起的病变    成虫代谢产物可引起寄生部位的静脉炎和静脉周围炎。病人出现发热、贫血(成虫吞食红细胞、成虫引起的过敏反应及毒性作用)。肝、脾增大,嗜酸性粒细胞增多等症状。被吞噬的红细胞在成虫体内,经珠蛋白酶分解,产生一种黑褐色的血吸虫色素。继而被肝、脾增生的巨噬细胞所吞噬。

4. 虫卵引起的病变    是最严重的病变。其病变特点是形成虫卵结节。按病变过程分两种:①急性虫卵结节:肉眼观,呈灰黄色、粟粒大小结节;镜下观,结节中央常见1~2个成熟虫卵,虫卵表面可有放射状嗜酸性均质棒状体(称 Hoeppli 现象)。虫卵周围大量嗜酸性粒细胞浸润,发生坏死,形成嗜酸性脓肿。随病变发展毛蚴死亡,脓肿周围出现肉芽组织增生,浸润的嗜酸性粒细胞逐渐被巨噬细胞、淋巴细胞代替,并有类上皮细胞形成,结节中央呈放射状排列,构成晚期急性虫卵结节。②慢性虫卵结节:急性虫卵结节经过10天左右,虫卵内毛蚴死亡,虫卵及结节内坏死物质被吸收或钙化,周围有许多类上皮细胞增生并形成多核异物巨细胞,伴有淋巴细胞浸润,其形态类似结核结节,故称为假结核结节(彩图 22-3)。最后结节内出现大量成纤维细胞,逐渐发生纤维化,但其中死亡、钙化的虫卵可长期存留,为病理学上诊断血吸虫病的依据。

## 三、主要脏器病理变化及其后果

1. 结肠    病变可累及全部结肠,但以直肠和乙状结肠明显。急性期肠黏膜红肿,散在分布点状出血和浅表溃疡。虫卵沉积于肠黏膜下层和固有层,形成褐色稍隆起的斑片状病灶,伴有充血、水肿,重者可坏死脱落,形成大小不等的溃疡。虫卵可排入肠腔,故虫卵大便检查阳性。临床上出现腹痛、腹泻和脓血便等痢疾样症状。慢性期由于虫卵反复沉积,形成许多新旧不一的虫卵结节,并伴有纤维化而导致肠壁增厚变硬或呈息肉状增生,严重者可致肠管狭窄或梗阻(图 22-4)。少数形成绒毛状腺瘤甚至腺癌。

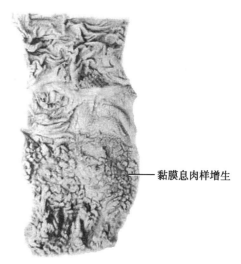

—— 黏膜息肉样增生

图 22-4    血吸虫结肠

2. 肝脏    虫卵随门静脉血流栓塞于汇管区门静脉末梢分支内,以肝左叶最明显。肉眼观,急性期肝脏轻度增大,肝脏表面及切面呈粟粒状灰白或灰黄色结节;镜下观,汇管区有许多急性虫卵结节,汇管区邻近的肝窦扩张充血,肝细胞肿胀,小灶性坏死或受压萎缩,库普弗细胞增生,并吞噬血吸虫色素。慢性者肝内可见慢性虫卵结节,继而纤维化,导致血吸虫性肝硬化(彩图 22-5),临床上较早出现腹水、巨脾和食管下端静脉曲张等症状。

3. 脾脏    早期可轻度增大,主要由成虫代谢产物引起单核巨噬细胞增生所致。晚期门脉高压引起淤血和纤维组织增生使脾脏明显增大,重量可达 1 000g 以上。肉眼观,呈青紫色,包膜增厚,质地坚韧;切面暗红色,脾小梁增粗,脾小体萎缩,可见散在的黄褐色含铁结节。镜下观,脾窦高度扩张淤血,脾髓纤维化,中央动脉管壁增厚、玻璃样变。单核巨噬细胞增生,并吞噬血吸虫色素。临床上表现脾功能亢进,出现贫血、白血病和血小板减少等。

4. 肺脏　虫卵经门-腔静脉或门-肝静脉交通支进入肺,形成急性虫卵结节,其周围可见炎症反应。常见于严重感染的早期病例。X线类似粟粒性肺结核。临床上表现咳嗽、气促、哮喘等。

5. 其他器官　脑病变主要在大脑顶叶、颞叶和枕叶。临床上可出现急性脑炎或局限性癫痫发作以及颅内压升高等症状。另外,在肠系膜及腹膜后淋巴结、胃、胰、胆囊、皮肤、心包、肾、膀胱及子宫颈等处,偶见少数血吸虫虫卵沉积。

# 第三节　丝　虫　病

丝虫病(filariasis)是由丝虫寄生于人体淋巴系统所引起的一种慢性寄生虫病。人类普遍易感。世界上流行于热带、亚热带地区,我国主要流行区域遍及中原和南方各省,以乡村居民感染率较高。病变特点为早期引起淋巴管炎及淋巴结炎,晚期出现淋巴液回流障碍,产生阴囊鞘膜积液或乳糜尿和肢体象皮肿等。

## 一、病因及发病机制

我国流行的丝虫病是由班氏丝虫(Wuchereria bancrofti)和马来丝虫(Brugia malayi)两种病原体引起。前者主要由库蚊传播,后者主要由中华按蚊传播,两者生活史基本相似。当带有感染期幼虫的蚊叮咬人吸血时,感染期蚴虫侵入人体,在淋巴系统内发育成熟。当雌雄成虫交配后其虫卵发育成微丝蚴,由淋巴液进入血液循环,白天滞留于肺等器官的毛细血管内,夜间20时至次晨4时出现在周围血液中。

丝虫病的发生、发展可能与机体对丝虫抗原性刺激的反应性、丝虫的类别和感染程度、感染次数、虫体发育和寄居部位等多种因素有关。丝虫病的急性期主要是过敏反应作用,晚期病变主要是淋巴回流受阻。

## 二、病理变化及病理临床联系

1. 淋巴管炎和淋巴结炎　多发生在较大的淋巴管,尤以下肢多见。其次是精索囊、附睾、腹腔内及乳腺等处淋巴管和淋巴结。肉眼观,急性期浅表淋巴管炎呈一条红线自近端向远端蔓延,形成所谓离心性淋巴管炎。镜下观,淋巴管扩张,内皮细胞肿胀增生,管腔内蛋白成分和嗜酸性粒细胞增多,可相互黏附凝聚成栓子,虫体死亡后引起局部组织凝固性坏死和大量嗜酸性粒细胞浸润,形成嗜酸性脓肿。慢性期在脓肿周围出现由上皮样细胞、多核巨细胞和巨噬细胞组成的肉芽肿。随着死亡虫体的钙化和肉芽肿纤维化,使淋巴管管壁增厚、管腔闭塞,导致淋巴回流障碍。引起腹股沟、腘窝及腋窝等处淋巴结增大。

2. 淋巴系统阻塞引起的继发性病变

(1) 淋巴窦及淋巴管扩张:多累及腹股沟淋巴结,其淋巴液中可找到微丝蚴。阻塞远端的淋巴管可因淋巴液淤滞而曲张,常见于精索、阴囊及大腿内侧,造成局部组织水肿。当阻塞发生于肠干淋巴管入口的上方或主动脉前淋巴结时,小肠吸收后的乳糜液不能回流至乳糜池,乳糜液经侧支循环反流至泌尿系统淋巴管内并使其肿胀、破裂,乳糜液溢入尿中形成乳糜尿。乳糜液通过肠系膜淋巴管进入腹腔形成乳糜腹水。

（2）象皮肿（elephantiasis）：是晚期丝虫病最突出的病变，多发生在下肢（约占90%）、阴囊、女阴等处，其次为手臂及女性乳房。皮肤由于淋巴液淤积的长期刺激，使皮肤和皮下组织增生，皮皱加深，皮肤增厚变硬粗糙，并可有棘刺和疣状突起。肉眼观，皮肤似大象皮，故名象皮肿。镜下观，表皮角化过度和棘细胞肥厚，真皮和皮下致密纤维结缔组织极度增生，淋巴管和小血管周围有少量淋巴细胞、浆细胞及嗜酸性粒细胞浸润等。

## 复习思考题

1. 名词解释　嗜酸性脓肿、假结核结节、阿米巴肿
2. 简述血吸虫性肝硬化特点。
3. 区别肠阿米巴病和细菌性痢疾。
4. 简述丝虫病时淋巴管阻塞引起的继发病变。

（马海芬）

# 主要参考文献

1. 郎志峰. 病理学. 北京：人民卫生出版社,2003.

2. 丁运良. 病理学基础. 北京：高等教育出版社,2004.

3. 王斌. 病理学. 第6版. 北京：人民卫生出版社,2009.

4. 李玉林. 病理学. 第7版. 北京：人民卫生出版社,2008.

5. 金惠铭,王建枝. 病理生理学. 第7版. 北京：人民卫生出版社,2008.

6. 王振隆. 病理学. 第2版. 北京：中国科学技术出版社,2005.

7. 丁运良. 病理学学习指导. 北京：人民卫生出版社,2004.

8. 丁运良. 病理学. 郑州：河南科学技术出版社,2005.

9. 陈杰,李甘地. 病理学. 北京：人民卫生出版社,2008.

10. 丁运良. 病理学实验指导. 上海：第二军医大学出版社,2006.

11. 陈家让. 临床病理诊断基础. 北京：人民卫生出版社,2000.

12. 丁运良. 病理学基础. 北京：人民卫生出版社,2001.

13. 陈主初. 病理生理学. 北京：人民卫生出版社,2008.

14. 丁运良. 病理学. 修订版. 西安：第四军医大学出版社,2009.

15. 王迪浔,金惠铭. 人体病理生理学. 北京：人民卫生出版社,2008.

16. 陈命家. 病理学. 北京：人民卫生出版社,2004.

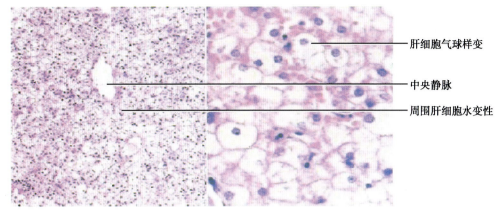

低倍镜下观        高倍镜下观

图 2-5 肝细胞水肿

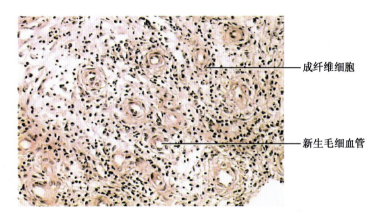

图 2-13 肉芽组织(镜下观)

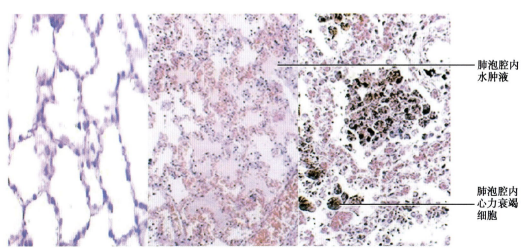

正常肺组织      肺水肿      肺泡腔内心力衰竭细胞

图 3-1 正常肺组织与肺淤血比较(镜下观)

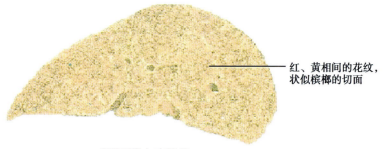

红、黄相间的花纹,
状似槟榔的切面

慢性肝淤血(肉眼观)

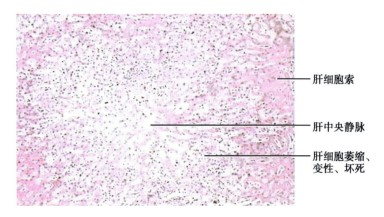

肝细胞索

肝中央静脉

肝细胞萎缩、
变性、坏死

慢性肝淤血(镜下观)

图 3-2　慢性肝淤血

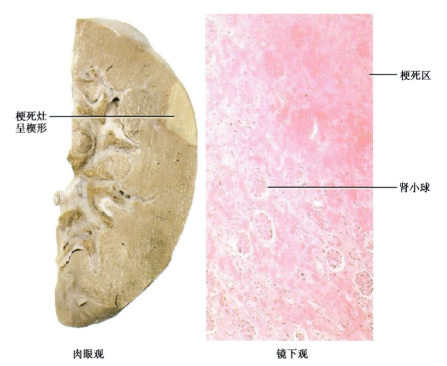

梗死区

梗死灶
呈楔形

肾小球

肉眼观　　　　　　　　　　　镜下观

图 3-9　肾贫血性梗死

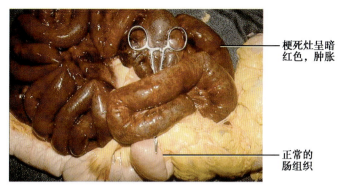

梗死灶呈暗
红色，肿胀

正常的
肠组织

图 3-10　肠出血性梗死

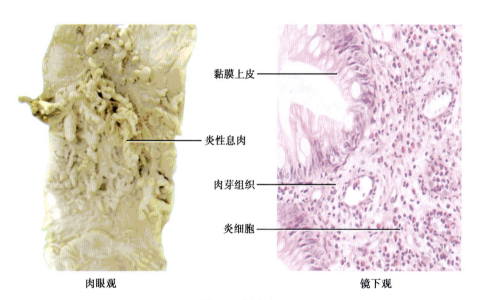

黏膜上皮

炎性息肉

肉芽组织

炎细胞

肉眼观　　　　　　　　　　　　镜下观

图 5-9　肠息肉

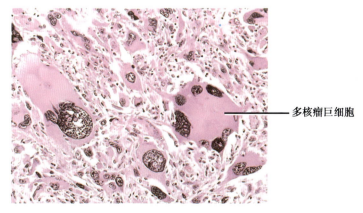

多核瘤巨细胞

图 13-2　横纹肌肉瘤，示多核瘤巨细胞

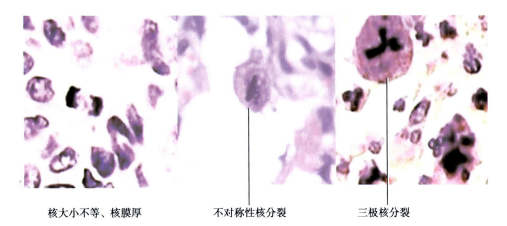

核大小不等、核膜厚　　　　不对称性核分裂　　　　三极核分裂

图 13-3　肿瘤细胞病理性核分裂

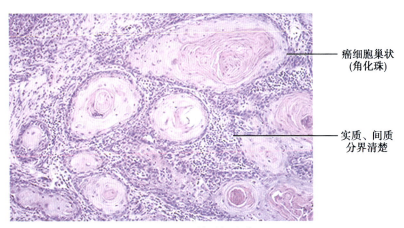

癌细胞巢状
(角化珠)

实质、间质
分界清楚

图 13-9　鳞状细胞癌

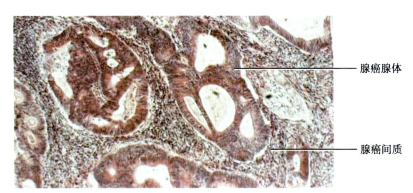

腺癌腺体

腺癌间质

图 13-10　大肠腺癌

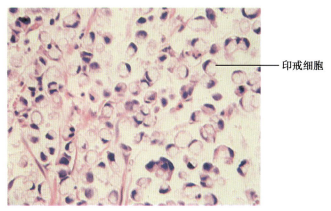

印戒细胞

图 13-11　印戒细胞癌

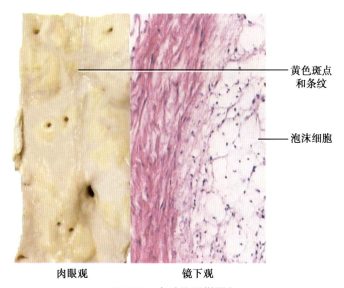

黄色斑点
和条纹

泡沫细胞

肉眼观　　　　　　　镜下观

图 14-2　主动脉粥样硬化

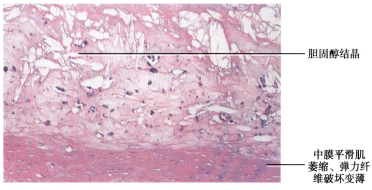

胆固醇结晶

中膜平滑肌
萎缩、弹力纤
维破坏变薄

图 14-3　大动脉粥样斑块

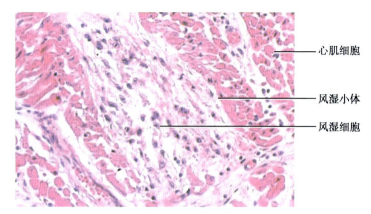

图 14-8　风湿小体

心肌细胞
风湿小体
风湿细胞

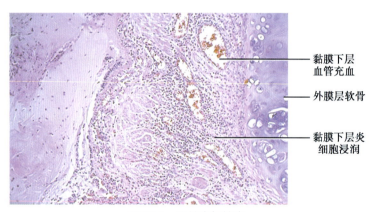

图 15-1　慢性支气管炎

黏膜下层
血管充血
外膜层软骨
黏膜下层炎
细胞浸润

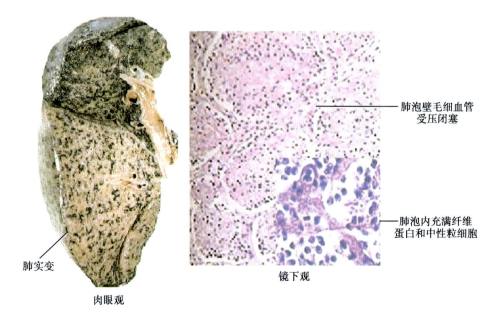

肺实变

肉眼观

肺泡壁毛细血管
受压闭塞

肺泡内充满纤维
蛋白和中性粒细胞

镜下观

图 15-8　大叶性肺炎(灰色肝变期)

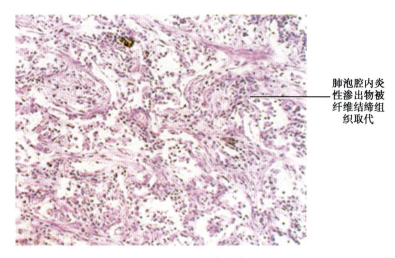

肺泡腔内炎
性渗出物被
纤维结缔组
织取代

图 15-9 肺肉质变

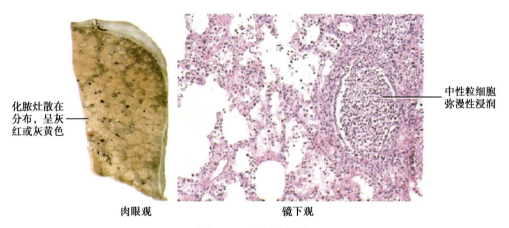

化脓灶散在
分布，呈灰
红或灰黄色

中性粒细胞
弥漫性浸润

肉眼观　　　　　　　　　　镜下观

图 15-10 小叶性肺炎

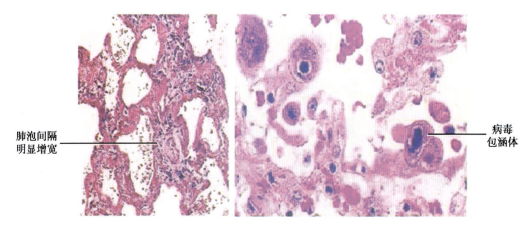

肺泡间隔
明显增宽

病毒
包涵体

图 15-11 病毒性肺炎

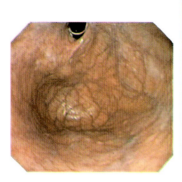

图 16-1　慢性萎缩性胃炎
黏膜下血管清晰可见,
有时见出血和糜烂

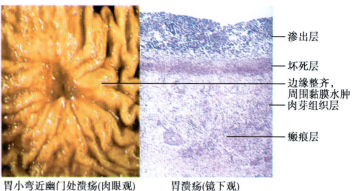

渗出层
坏死层
边缘整齐,
周围黏膜水肿
肉芽组织层
瘢痕层

胃小弯近幽门处溃疡(肉眼观)　　胃溃疡(镜下观)

图 16-2　胃溃疡

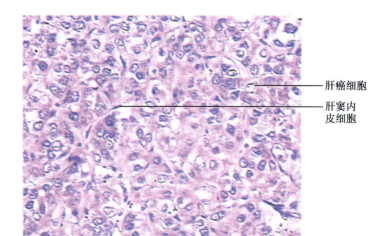

肝癌细胞
肝窦内
皮细胞

图 16-10　肝细胞性肝癌(镜下观)

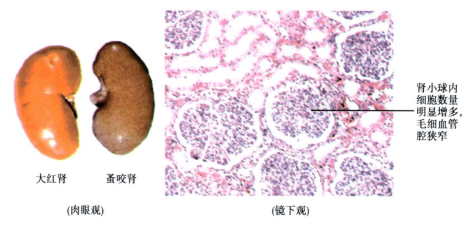

大红肾　　蚤咬肾

(肉眼观)

肾小球内
细胞数量
明显增多,
毛细血管
腔狭窄

(镜下观)

图 17-2　急性弥漫性增生性肾小球肾炎

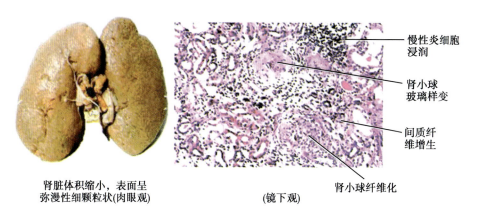

肾脏体积缩小，表面呈
弥漫性细颗粒状(肉眼观)

(镜下观)

慢性炎细胞
浸润

肾小球
玻璃样变

间质纤
维增生

肾小球纤维化

图 17-4　慢性肾小球肾炎

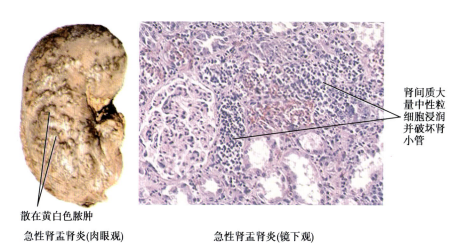

散在黄白色脓肿

急性肾盂肾炎(肉眼观)

急性肾盂肾炎(镜下观)

肾间质大
量中性粒
细胞浸润
并破坏肾
小管

图 17-5　急性肾盂肾炎

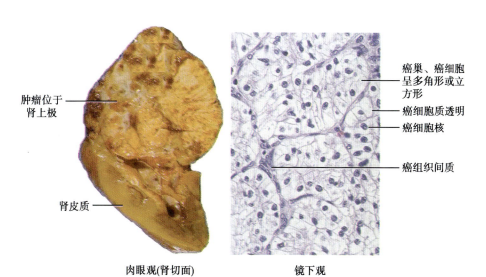

肿瘤位于
肾上极

肾皮质

肉眼观(肾切面)

镜下观

癌巢、癌细胞
呈多角形或立
方形

癌细胞质透明

癌细胞核

癌组织间质

图 17-6　肾细胞癌(透明细胞型)

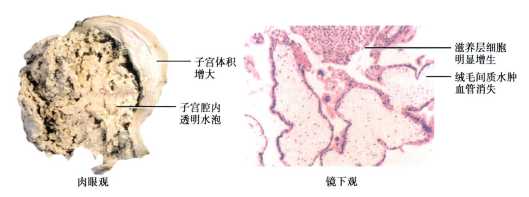

图 18-6　葡萄胎

子宫体积
增大

子宫腔内
透明水泡

滋养层细胞
明显增生

绒毛间质水肿
血管消失

肉眼观

镜下观

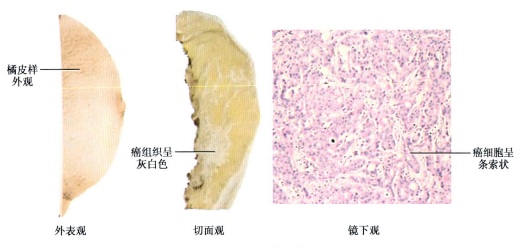

图 18-10　乳腺癌

橘皮样
外观

癌组织呈
灰白色

癌细胞呈
条索状

外表观

切面观

镜下观

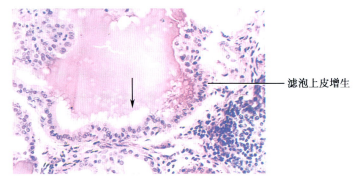

图 20-3　弥漫性毒性甲状腺肿(甲亢)
↓示滤泡内胶质出现吸收空泡

滤泡上皮增生

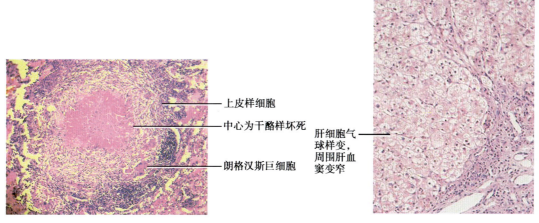

图 21-2　结核结节

上皮样细胞
中心为干酪样坏死
朗格汉斯巨细胞

图 21-8　急性病毒性肝炎

肝细胞气球样变，周围肝血窦变窄

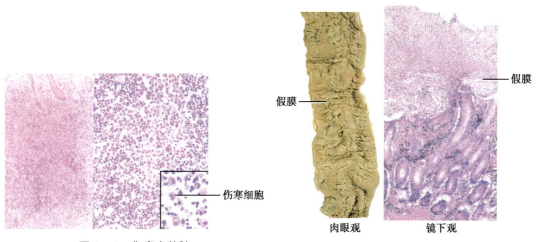

图 21-10　伤寒肉芽肿

伤寒细胞

图 21-12　细菌性痢疾

假膜
假膜
肉眼观
镜下观

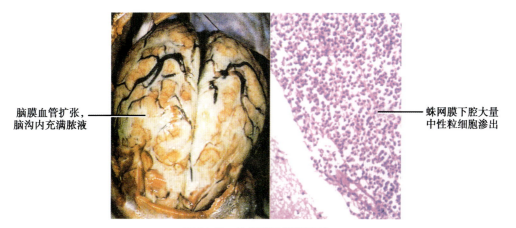

图 21-13　流行性脑脊髓膜炎

脑膜血管扩张，脑沟内充满脓液

蛛网膜下腔大量中性粒细胞渗出

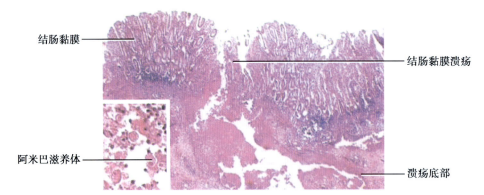

结肠黏膜

结肠黏膜溃疡

阿米巴滋养体

溃疡底部

图 22-1　结肠阿米巴溃疡

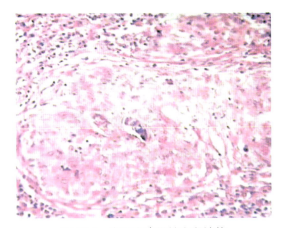

图 22-3　血吸虫病慢性虫卵结节

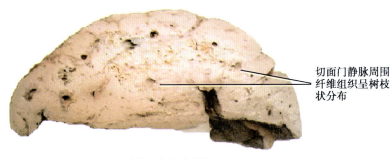

切面门静脉周围
纤维组织呈树枝
状分布

肝脏体积缩小(肉眼观)

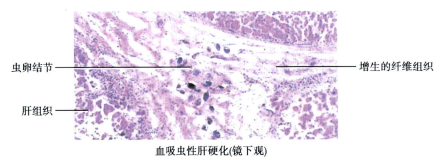

虫卵结节

增生的纤维组织

肝组织

血吸虫性肝硬化(镜下观)

图 22-5　血吸虫性肝硬化

08